Leben ohne Ärzte

Autor und Verlag haben größte Aufmerksamkeit darauf verwendet, alle Aussagen und Tatsachen aktuell und korrekt darzulegen. Wissenschaftliche Erkenntnis unterliegt jedoch der ständigen Weiterentwicklung und Veränderung. Es kann daher keine Haftung hierfür übernommen werden.

Die Wirksamkeit vieler der hier beschriebenen Heilmethoden wird von der Schulmedizin und der medizinischen Wissenschaft für nicht möglich gehalten. Die Wahl von Behandlungsmethoden und die Anwendung von Medikamenten oder Substanzen liegt daher ausschließlich in eigener Verantwortung. Insbesondere wird davor gewarnt, laufende ärztliche Behandlungen abzubrechen bzw. ohne Konsultation des behandelnden Arztes hier beschriebene Heilmethoden anzuwenden. Autor und Verlag können für etwaige Folgen keine Haftung übernehmen.

Die Verantwortung für die Recherche der Angaben, Fakten, personellen und zeitlichen Ansiedlungen liegt beim Autor.

Leben ohne Ärzte

Die Kraft der Natur
Was will und was kann alternative Medizin?
Ein Überblick

von

Ferry Hirschmann

gebr.mai

Impressum

1. Auflage, 2006

Bildnachweis:
Katy Otto: Titelfoto, 31, 33, 39,
46, 47, 48, 49, 50, 51, 55, 61, 67, 77, 78,
106, 107, 235, 238, 239, 271, 275, 277
Naturwissen GmbH & Co. KG:
97, 98, 99, 101, 105, 177
Rayonex Schwingungstechnik GmbH:
86, 87, 88, 90
Autor: Schutzumschlag innen links, 93, 138
Hans Robus: 150, 151, 152, 153
Herbert & Breves Bioaktiv GmbH: 185
Joachim M. Wagner: 237
Marcus Born: 155, 263

Lektorat: Verlagsteam B
Redaktionelle Beratung und Satz:
Klaus Böhm, Berlin und Brodowin
Druck und Bindung:
Jütte-Messedruck Leipzig GmbH

ISBN 3-9809143-1-3

www.maiverlag.de

»Allein meine eigenen Praxiserfahrungen
bestätigen den Erfolg des sanften Heilverfahrens.
Die Homöopathie hat einen Anspruch
auf einen anerkannten Platz
im deutschen Gesundheitssystem.
Für den Erfolg der Homöopathie werde ich
bis an mein Lebensende kämpfen.«

Dr. Veronika Carstens

Inhaltsverzeichnis

Vorwort

Lieber Leser,

kaum ein Thema interessiert uns mehr als die eigene Gesundheit. Trotz wachsendem Wohlstand, zivilisatorischem Fortschritt und rasanter medizinisch-technischer Entwicklung ist Gesundheit noch lange keine Selbstverständlichkeit. Im Gegenteil: Immer mehr Menschen spüren die Grenzen der im derzeitigen Gesundheitssystem möglichen Medizin.

Trotz angeblicher Überversorgung sitzen Tag für Tag viele Menschen in den Wartezimmern der Ärzte und verschwenden Zeit – im Glauben, sich Rat, Hilfe und Hoffnung zu holen. Viele »Götter in Weiß« wissen, dass sie nicht immer helfen können, aber doch so tun müssen, als täten sie genau das. So ist es nur zu verständlich, wenn immer mehr Menschen sich nach Alternativen umsehen und sich für sanfte Heilmethoden interessieren.

Inzwischen wird sehr viel darüber geschrieben. Fast jedes bunte Blatt berichtet über schier unglaubliche, ja nahezu an Wunder grenzende Heilerfolge alternativer Medizin. Nicht selten wird der Eindruck erweckt, man könne nunmehr mit diesen Methoden – eins, zwei, drei – die Gesundheit wieder zurück holen. Leider bleibt seriöse Information oft auf der Strecke, und Scharlatanerie ist nicht weit. Wenn Sie sich fragen: »Sind solche Heilerfolge überhaupt möglich? Was verbirgt sich dahinter? Kann das auch etwas für mich sein?« ... dann liegen Sie mit diesem Buch richtig.

Das Anliegen des Verlages ist es, sachliche Informationen zu diesem Thema zu liefern und Klarheit in einen schon kaum mehr überschaubaren Wust von Literatur über einzelne Naturheilverfahren oder über die Behandlung von Krankheiten mit sanften Heilmethoden zu bringen. In diesem Buch erfahren Sie, auf welche Grundlagen sich die Alternativmedizin beruft, erhalten einen Überblick über die verschiedenen Methoden natürlichen Heilens und werden den inneren Zusammenhang zwischen den einzelnen Methoden erkennen. Weil der menschliche Körper ein Gesamtorganismus ist, sollte auch alternative Medizin in ihrer Wirkung auf den menschlichen Organismus in seiner Ganzheitlichkeit betrachtet werden.

Es ist durchaus möglich, dass eine bestimmte Methode bei Ihnen keinen oder nur einen geringen Erfolg zeitigt. Deshalb lernen Sie mit diesem Buch die Mannigfaltigkeit kennen und werden aufgefordert, herauszufinden, was Ihnen gut tut und was Ihnen hilft.

Mit dem Buch *Leben ohne Ärzte* wollen wir nicht die aufopferungsvolle Arbeit der allermeisten Ärzte und Schwestern in Abrede stellen. Unsere volle Hochachtung verdienen Tausende von Medizinern, die sich Tag und Nacht voller Hingabe für ihre Patienten einsetzen und ihren hippokratischen Eid leben, die beachtliche Heilerfolge erzielen und spektakuläre Operationen vollbringen. Doch das Gesundheitssystem lässt es nicht zu, dass sich Ärzte immer ausreichend Zeit für ihre Patienten nehmen und einen sanfteren Weg der Behandlung gehen (sprich: abrechnen) können. Selbst, wenn sie es wollten, sie können oder – besser – dürfen nicht.

Aber auch ein kritisches Wort an uns Patienten selbst: Wie häufig geht man erst zum Arzt, wenn man nicht mehr anders kann und man erwartet, dass er in Minutenschnelle »heilt«, sprich: ein Mittel verschreibt, das die Symptome bekämpft. Darum möchten wir Sie auffordern, Ihre eigene Verantwortung für Ihre Gesundheit, für Ihren Körper und für Ihr gesamtes Leben wahrzunehmen.

Der Autor plädiert leidenschaftlich für gesundheitliche Selbsterfahrung und die Weckung der eigenen Selbstheilungskräfte. Ganz ohne eigenes Zutun geht es nicht, aber lassen Sie sich nicht abschrecken von der Vielzahl der Empfehlungen und Ratschläge, die Ihnen der Autor gibt. Bewahren Sie Gelassenheit: Sie sollen jetzt nicht nur noch für die Gesundheit leben, Askese walten lassen oder sich gar jeden Genuss verbieten: das könnte depressiv machen – und der Schuss ginge nach hinten los. Leben soll auch weiterhin Spaß machen, man soll auch weiter genießen, aber eben *genießen*. Nicht die Menge schafft den Genuss, sondern die Qualität und das Besondere, die Seltenheit. Ein Einwohner des Karibikparadieses Barbados wurde einmal in einer TV-Sendung gefragt, warum er denn seine glückselige Heimat verlassen wolle. Seine Antwort: »Ich möchte mich nicht immerzu von Fisch, Meeresfrüchten und Ananas ernähren!«

Lassen Sie mich Ihnen viel Freude und Wissensgewinn beim Lesen wünschen und mit der Weisheit des Volksmundes schließen: »Es ist eine teuere Gesundheit, die man sich beim Arzt erkauft«.

Wolfgang Mai
Verlagsleiter

Erstes Kapitel

Alternative Medizin auf dem Vormarsch

Seit nunmehr über 40 Jahren befasse ich mich mit alternativer Medizin und mit Naturheilverfahren und wende sie bei mir, bei Freunden und Bekannten an. In dieser Zeit habe ich viel Erfahrung sammeln können und bin Zeuge der zunehmenden Akzeptanz und Anerkennung der auch mitunter »Komplementärmedizin« genannten Heilmethoden geworden.

Wenn ich zurückblicke, sind wir, die wir die Alternativmedizin propagiert haben, häufig nicht nur belächelt worden, sondern wurden oft auch in eine Ecke gestellt, in der uns fauler Zauber, Unwahrheit und nicht selten Schlimmeres unterstellt wurde.

Das passiert auch heute noch ab und an. Doch hat sich ein deutlicher Wandel vollzogen: sanfte Medizin und Naturheilverfahren sind zu einem Trend geworden. Rund 70 Prozent der Bevölkerung der Bundesrepublik nutzen alternative Medizin. Die Wirksamkeit von Naturheilverfahren wird von 65 Prozent der Frauen und von 50 Prozent der Männer bejaht. (Diese Zahlen stammen aus einer Studie, die Prof. Stefan Willich von der *Berliner Charité* im Jahr 2005 der Öffentlichkeit vorgestellt hat.)

Auch eine Trendstudie der Allensbacher Meinungsforscher bestätigt dieses Bild. Danach wenden zwei Drittel der Bevölkerung Naturheilmittel an.

Noch deutlicher wird eine Emnid-Umfrage des Pharmaunternehmens Pascoe vom Juli 2004. Wie ich der *Ärzte-Zeitung* vom 3. Dezember 2004 entnehmen kann, haben 87 Prozent der über 1000 Befragten »sehr gute« (20 Prozent) oder »eher gute« (67 Prozent) Erfahrungen mit der Wirkung von Naturmedizin gemacht.

Dennoch bleibt vielen vieles unklar über die Wirkungsmechanismen alternativer Heilmethoden – und es bleibt ein Hauch des Mystischen. Wie soll man sich auch erklären, dass nach erfolgloser Behandlung durch die Schulmedizin bei einem erst drei Monate alten Baby, bei dem 14 Löcher in der Herzscheidewand diagnostiziert wurden, nach einem Jahr intensiver Anwendung alternativer Heilverfahren zwölf der Löcher in der Herzscheidewand zugewachsen waren? Oder dass bei einem 54-jährigem Mann aus Hessen die vom Arzt erkannten Gallensteine durch die Alternativmethode »Orgonschwingungen« nach und nach auf natürlichem Weg abgingen? Der Operationstermin wurde abgesagt. Bis heute lebt der Mann beschwerdefrei, verträgt alle Lebensmittel und fühlt sich rundum wohl.

Alles nur Geschichten? Wunderheilung? Nein – alle von mir in diesem Buch erwähnten Fälle sind mir aus meiner langjährigen Erfahrung und aus Vorträgen seriöser Therapeuten oder von Kongressen und Symposien über alternative Heilmethoden bekannt und von mir überprüft. Doch dazu später mehr.

Erfreulich ist, dass sich heute fortschrittliche Vertreter der Schulmedizin der Komplementär- und Alternativmedizin öffnen und nähern. Vor zehn oder gar zwanzig Jahren waren diese Themen ein Tabu – und Alternativmediziner und Heilpraktiker wurden nicht selten regelrecht bekämpft, wenn auch »nur« verbal oder rechtlich.

Heute haben bereits zehn Prozent der Ärzte eine nach der entsprechenden Weiterbildungsordnung gültige naturkundliche Zusatzbezeichnung. Immerhin praktizieren schon über 4000 homöopathische Ärzte in Deutschland.

Bei einem Markt von jährlich zwei Milliarden Euro für ärztliche Behandlungen nach komplementärmedizinischen Verfahren in Deutschland werden diese Zahlen sicher weiter wachsen. Auch ökonomische Fakten fördern wohl das Nachdenken.

Es gibt aber inzwischen auch verbesserte Methoden zum Nachweis der Wirksamkeit alternativer Heilmethoden, die es den Schulmedizinern erleichtern, diese Verfahren als wertvolle therapeutische Ergänzung anzusehen. So gibt es mittlerweile über 300 kontrollierte klinische Studien, die die Wirksamkeit von Homöopathie zu rund 60 Prozent bestätigen. Nicht zuletzt die Tatsache, dass die gesetzlichen Krankenkassen jetzt in bestimmten Fällen sanfte Therapieverfahren wie Akupunktur und Homöopathie in ihren Leistungskatalog aufgenommen haben, spricht für die zunehmende Erkenntnis der Wirksamkeit von Naturheilverfahren.

Und es gibt noch einen ganz erstaunlichen Fakt, den ich Ihnen nicht vorenthalten will, wenn es um die Frage der Wirksamkeit alternativer Heilmethoden geht: Mit großem Erfolg wird Homöopathie in der Tierhaltung angewandt! Anstelle von Antibiotika werden homöopathische Mittel eingesetzt, um Tiere zu heilen und besser verkaufen zu können. Beim Einsatz von Homöopathie gibt es nämlich weder Rückstände noch Nebenwirkungen – so ist Homöopathie in der Tierhaltung heute absolut üblich.

Was aber macht die alternative Medizin aus Sicht der Ärzte für den Patienten attraktiv?

Vielleicht haben Sie, lieber Leser, schon Ihre eigenen positiven Erfahrungen gemacht. Dennoch ist es interessant, was auf einem Symposium des Bundesverbandes »*Managed Care*«, einer Vereinigung aller Akteure des Gesundheitswesens, festgestellt wurde: Alternative Heilmethoden sind im Vergleich zur Schulmedizin attraktiv aufgrund der stärkeren Zuwendung des Arztes, der ganzheitlichen Betrachtung des Patienten, der Wahrnehmung seiner Wünsche und Ängste. Alternativmedizin bindet den Patienten stärker in die Behandlung ein, fördert Heilungsprozesse und stärkt die Patientensouveränität. Das druckte im April 2005 die *Ärzte-Zeitung*.

Ich war sprachlos, als ich das las, und fragte mich, warum die Ärzteschaft und das gesamte Gesundheitswesen daraus nicht weitergehende logische Schlussfolgerungen ziehen. Besser lässt sich der Wert alternativer Medizin und ihre gleichberechtigte Stellung zur Schulmedizin doch wohl nicht zum Ausdruck bringen.

Mit diesem Buch möchte ich zu dieser Gleichberechtigung beitragen und Ihnen, lieber Leser, Begleiter auf dem Weg zu Ihrer Souveränität als Patient sein.

In den fünfzehn Kapiteln werden Sie viel über die unterschiedlichsten alternativen Behandlungsmethoden erfahren. Sie werden über die gängigsten Methoden informiert und Kenntnis von weniger bekannten oder neuen Behandlungsmöglichkeiten erhalten, die in ihrer Anwendung sehr erfolgreich sind.

Sie sollen aber auch die Wirkungsweise alternativer Medizin kennen lernen. Darin liegt nämlich oft der Grund für die zwiespältige Haltung einiger unserer Mitbürger, die sich einfach nicht vorstellen können, wie alternative Therapien funktionieren, und sie deshalb ablehnen. Es sind aber keine Phantastereien oder Wunder, wenn über Heilerfolge bei Aids oder Krebs geschrieben wird. Es sind Tatsachen. In einer europaweiten Befragung von etwa 1000 Krebspatienten wurde festgestellt, dass rund ein Drittel der Befragten komplementäre und alternative Medizin nutzt, um ihre körpereigenen Abwehrkräfte zu stärken und ihr Wohlbefinden zu verbessern (*Ärzte-Zeitung* vom 3. Februar 2005).

Wenn wir uns nun gleich mit den Grundlagen alternativer Medizin befassen, dann möchte ich Sie bitten, auch Gedanken zuzulassen, die Sie möglicherweise bisher von sich gewiesen haben. Zu viele Leute halten ihre Gewohnheiten für die Grundregeln der Welt. Nur, was sie sehen, anfassen oder riechen können, ist für sie glaubhaft.

Wissenschaftliche Erkenntnis ist allerdings nicht immer so gradlinig, wie es uns beigebracht wurde. Vieles ist auch Intuition, wie zum Beispiel *Der Spiegel* in seiner Ausgabe 15/2006 eindrucksvoll darstellte: Der menschliche Geist speichert nicht nur gigantische Informationsmengen im Unterbewusstsein ab, sondern es führt vom Unterbewusstsein ein direkter Kanal in die motorischen Steuerzentren des Gehirns. Von dort werden die Muskeln, ebenfalls unbewusst, mit feinsten Kontraktionen gesteuert. »Die Muskeln nähern sich automatisch guten Dingen und ziehen sich von schlechten Dingen zurück«, wird einer der Wissenschaftler zitiert. Heute ist das der Stand neuester wissenschaftlicher Forschungen. Wer vor einigen Jahren davon sprach und es nicht beweisen konnte, wurde belächelt oder für unglaubwürdig befunden. Aber wissenschaftliche Erkenntnis hört nie auf! Woran wir heute noch zweifeln, das wird morgen schon wissenschaftlich nachweisbar sein.

Es lässt sich in der Wissenschaft auch nicht immer ein klarer Zusammenhang zwischen Ursache und Wirkung finden. Eine Feststellung, die in der Physik schon lange tief verankert ist. Darauf macht der Medizinhistoriker Robert Jütte, Leiter des *Instituts für Geschichte der Medizin an der Robert-Bosch-Stiftung* in Stuttgart, aufmerksam. Vorsichtig kommt er in einem Interview mit der *Ärzte-Zeitung* vom April 2005 zu einer verblüffenden Erkenntnis: Mit Blick auf das Wirkprinzip der Homöopathie stellt er fest, dass Naturwissenschaftler viel eher als Mediziner vom kausalen Denken loskommen. Mediziner erweisen sich, so Jütte sehr zurückhaltend, als konservativer. Die entscheidenden Erkenntnisse kamen denn auch vielmehr von den Physikern.

Das wird bestätigt, wenn man sich die Geschichte der Alternativmedizin vergegenwärtigt. Ich gehe am Anfang bewusst auf die historische Entwicklung ein, weil man erst dann versteht, warum sich die Alternativmedizin nur langsam Anerkennung verschaffen konnte. In der damaligen Zeit hat man noch viel weniger als heute begriffen, was sich beim alternativen Heilen vollzieht. Daraus resultierten dann Ablehnung, Ausgrenzung, Unterstellung von Unglaubwürdigkeit und Mystifizierung.

Auch wenn wir heute schon viel weiter sind, so ist es doch für das Verständnis sanfter Medizin notwendig zu wissen, welche Erkenntnisse ihr zugrunde liegen.

Gottlob hat Gesundheit für jeden von uns einen hohen Stellenwert. Wir, die wir ungern krank sind, werden immer an Dingen und Ideen interessiert sein, die unser körperliches, geistiges und seelisches Wohlbefinden steigern, uns gesund erhalten oder gesund machen. Der Wissensdurst nach den Belangen unseres Wohlergehens ist unendlich – und das ist gut so: denn für viele gilt immer noch, dass man Gesundheit erst bemerkt, wenn man sie nicht mehr hat.

Zweites Kapitel

Orgon – Heilkraft des Universums

Wir beschäftigen uns hier mit einer Kraft, die bei allen im Buch aufgeführten Heilmethoden eine große Rolle spielt, die jeder für sich nutzen kann und die permanent vorhanden ist. Orgon ist nichts anderes als die uns ständig umgebende Energie aus dem Kosmos.

Das ist nicht neu, denn das wussten schon die Chinesen vor Tausenden von Jahren, sie nannten diese Universalenergie Chi. Eine der bekanntesten chinesischen Therapiemethoden, die Akupunktur, basiert auf der Lehre vom Chi. Je nach Herkunftsland bezeichnet man diese Lebensenergie z.B. auch als Bio-Energie, kosmische Energie, Bioplasma, Prana, Od oder Vitalenergie.

Wir werden in diesem Buch durchgängig bei dem Begriff Orgon bleiben. Es sei denn, die anderen genannten Begriffe sind an historische Entwicklungen oder Forscher gebunden und zur speziellen Erklärung einer Situation notwendig.

Einige deutsche Forscher haben entdeckt, dass man diese Lebensenergie sichtbar machen, dass man sie mit Hilfe bestimmter Geräte gleichsam bündeln und zur Heilung von Menschen, Tieren und Pflanzen nutzbar machen kann: Diese genialen Männer möchte ich Ihnen vorstellen, ehe ich Sie mit der Orgontherapie und anderen Methoden der Schwingungs-Medizin und des sanften Heilens vertraut mache.

Karl Freiherr von Reichenbach

Alles auf dieser Erde besitzt eine Eigenfrequenz, schwingt in einer ganz bestimmten, sagen wir, persönlichen Frequenz. Um schwingen zu können, bedarf es jedoch einer Energie, einer universellen Kraft. Der Mann, der diese Energie entdeckte, war Karl Freiherr von Reichenbach (1788–1869). Dieser bemerkenswerte, stets nach Neuem forschende Gelehrte, Chemiker und Naturwissenschaftler entdeckte u.a. das Paraffin, auch das Kerosin, und verdiente damit ein Vermögen. Dieses setzte er für seine weiteren Forschungen ein und schloss aus seinen zuerst an Chemikalien gemachten Beobachtungen, dass Menschen, Tiere, Pflanzen und Kristalle eine Art von Strahlung aussenden, die man im Dunkeln wahrnehmen kann.

Von Reichenbach nannte dieses Phänomen Od.

Er selbst war, wie die meisten Menschen, nicht in der Lage, diese Ausstrahlung zu sehen, daher engagierte er in über zwanzig Jahren geradezu verbissener Forschungsarbeit Hunderte von Menschen, die er »Sensitive« nannte. Sie waren in der Lage, diese Naturerscheinung zu sehen und zu beschreiben.

Begeistert von der übereinstimmenden Beschreibung der Sensitiven schwärmte er: »Alles leuchtet, alles, alles! Wir sind in einer Welt voll leuchtender Materie ... es ist eine allgemeine Beigabe der ganzen Natur, es durchdringt und erfüllt das Weltgebäude im Kleinsten wie im Größten!«

Die Forschungsarbeiten des Freiherrn wurden damals nicht begriffen. Seine Gegner diffamierten und verhöhnten ihn. Nur der berühmte schwedische Chemiker Jöns Jakob Berzelius (1779–1848) – er entwickelte die noch heute gültigen Atomgewichtsbestimmungen und gestaltete die Symbole der chemischen Elemente – war von den Entdeckungen des Forschers begeistert. Er bestärkte ihn, unbedingt weiter zu forschen. Berzelius starb leider früh, und so gerieten seine und Reichenbachs Beobachtungen und Experimente in Vergessenheit.

Moderne Wissenschaftler, die sich der Orgonforschung widmen, stellen mit Recht die Frage, ob die gesamte Physik nicht einen anderen Weg gegangen wäre, hätte Berzelius länger gelebt.

Durch Zufall geriet ein Bändchen seiner »Odisch-magnetischen Briefe« in meine Hände. Ich lade Sie ein, mit mir ein wenig in diesen vergilbten Blättern zu schmökern. Sie werden staunen!

Karl von Reichenbach, durch und durch Gegner des Okkultismus und jeglicher Scharlatanerie, erahnte die Vorteile für die Heilkünste, die aus seiner Entdeckung zu ziehen sind.

Er konnte nicht wissen, dass er auch die Grundlagen der modernen Klangtherapie entdeckte. Er stellte nämlich fest, dass nicht nur Organismen und Mineralien Od aussenden, sondern auch Klänge und Farben. In einem Experiment schlug er in seiner Dunkelkammer eine Glocke an. Sobald sie erklang, wurde sie leuchtend und sichtbar. Je stärker der Anschlag, desto heller das Leuchten, so dass sich im ganzen Raum ein heller Schein verbreitete, den alle Sensitiven sahen. Auf einer angestrichenen Violine wurde der ganze Resonanzboden leuchtend. Er verglich die lichte Helle um die klingenden Körper mit mehreren Heiligenscheinen.

Ein weiteres Experiment: Näherte sich ein Sensitiver einem Bergkristall bis auf etwa einen halben Meter, so wehte seiner Hand von der Spitze des Kristalls ein feiner, kühler Hauch entgegen, aus der unteren Bruchfläche aber etwas Lauwarmes, von einer widrigen, fast ekligen Empfindung begleitet.

Von Reichenbach stellte 1844 einen großen Bergkristall in einen völlig abgedunkelten Raum. Ein besonders sensitives Mädchen wurde hereingeführt. Sie sagte aus, dass der ganze Körper des Kristalls in einem feinen Lichte durch und durch erglühe und dass über seiner Zuspitzung eine handgroße Leuchte empor ströme – blau, in beständig wogender Bewegung, mitunter tulpenförmig, sich oben in einen feinen Dunst verlierend.

Über dem stumpfen Ende des Kristalls sah das Mädchen, wie sich ein dumpfer, rotgelber Rauch erhob.

Aus diesem Phänomen zog der Freiherr den Schluss, dass die geheimnisvolle Kraft zwischen Magnetismus, Elektrizität und Wärme einzuordnen sei. Von Reichenbach: »In dieser Verlegenheit habe ich es einstweilen mit dem Worte Od bezeichnet.«

Um die »odische Wirkung« noch genauer nachzuweisen, stellte der Forscher ein Glas Wasser vor die Spitze, ein anderes vor das stumpfe Ende eines Bergkristalls. Seine sensitiven Versuchspersonen stellten übereinstimmend fest, dass das Wasser, das von der Spitze bestrahlt wurde, lieblich und feinsäuerlich schmeckte – und das vom stumpfen Ende ekelhaft, bitterlich und herb. Wasser, von Sonnenlicht bestrahlt, war wohlschmeckend, vom Mondlicht bestrahlt hingegen lau und widrig.

Karl von Reichenbach schloss daraus, dass Od eine Kraft sei, die das gesamte Weltall umspannt. Der geschmackliche Unterschied des Wassers könne nicht mit chemischen Reagenzien erreicht werden, er sei auf den Einfluss des geheimnisvollen Od zurückzuführen.

Ähnlich waren von Reichenbachs Versuche mit Stabmagneten: Die Sensitiven sahen an beiden Enden unterschiedliche Lichterscheinungen.

Nach diesen ersten Schritten auf der Suche nach dem geheimnisvollen Od stellte von Reichenbach Blumen, Katzen, Hunde, Pferde, Vögel und sogar Schmetterlinge in seine Dunkelkammer. Übereinstimmend bestätigten alle Versuchspersonen, dass sie jeweils eine Aura erblickt hätten. Die Aura ist eine Art Strahlung, die den Körper wie ein Lichtschimmer umgibt. Je nach Gesundheitszustand des

Lebewesens unterscheidet sich die Aura in Farbe, Dichte und Schwingung.

Ein Professorenkollege, ebenfalls sensitiv, erkannte in der totalen Finsternis sogar eine Gloxinie und beschrieb genau ihre blauen Blüten.

Ins Schwärmen geriet der Forscher, als ihm die Sensitiven beschrieben, wie sie das Od von Menschen sahen: Ein ungestalter weißlicher Schneemann, bald wie ein Geharnischter mit hohem Helm, endlich furchtbar wie ein leuchtender Riese. Die Hand erscheint länger, als sie wirklich ist, an jedem Finger befindet sich eine leuchtende Verlängerung, am hellsten sind die letzten Glieder der Finger.

Etwa hundert Jahre nach diesen Experimenten erfand das russische Forscher-Ehepaar Kirlian eine fotografische Methode, mit der das Od nachgewiesen werden kann. Sie nannten es Aura-Fotografie. Die Beschreibung des Freiherrn von Reichenbach stimmt verblüffend mit den Kirlian-Aufnahmen überein.

Ein anderes Experiment: Von Reichenbach schüttelte Wasser in verschlossenen Flaschen so lange, bis es von den Sensitiven als »leuchtend« gesehen wurde.

Aber der forschende Freiherr ging noch einen Schritt weiter und nahm Erkenntnisse neuzeitlicher Wasserforscher wie Viktor Schauberger, Johann Grander oder Wilfried Hacheney vorweg: »Wenn geschütteltes Wasser Od in Bewegung setzt, könnte fließendes Wasser nicht vielleicht Gleiches tun? Es ist ebenfalls Wasser in Reibung.«

So goss von Reichenbach Wasser durch eine Glasröhre. Die Versuchspersonen sahen dabei wieder ein Leuchten. Bereits beim bloßen Durchlaufen einer Röhre entwickelte das Wasser Od. Er führte sodann eine Sensitive durch seinen Garten. Die Person konnte genau angeben, wo sich eine in der Erde liegende Wasserleitung befand.

Dieser Versuch wurde auch mit anderen Sensitiven noch ein paar Mal mit demselben Erfolg durchgeführt. Von Reichenbach schloss aus diesem Ergebnis, dass der Ausschlag einer Wünschelrute auf eben diese Od-Ausstrahlung zurückzuführen sei. Entgegen der Meinung Unwissender, die damals schon die Arbeit der Pendler und Rutengeher belächelten und bekämpften, sprach er die Hoffnung aus, »dass das Wünschelrutengehen von nun an ein aller Welt enthülltes Gemeingut werde. Dies ist kein Wunder, sondern nichts als ein rein physiologischer Einfluss der odischen Ausstrahlung auf das menschliche Nervengebäude – und da haben wir vollends die letzten Geheimnisse der Wünschelrute!«

Wilhelm Reich

Freiherr von Reichenbach und seine wichtigen Erkenntnisse gerieten in Vergessenheit. Es dauerte fast ein ganzes Jahrhundert, bis sich ein anderer Mann der Erforschung dieser geheimnisvollen allgegenwärtigen kosmischen Energie widmete und sie erstmals für Menschen, Tiere und Pflanzen nutzbar machte: Dr. Wilhelm Reich (1897–1957), Arzt, Psychoanalytiker und Erfinder, Schüler und Mitarbeiter des weltberühmten Wiener Psychiaters Dr. Sigmund Freud.

Reich nannte diese kosmische Kraft nicht Od, sondern Orgon. Sein Schicksal war noch tragischer als das des Karl von Reichenbach. Mich persönlich erschüttert es immer wieder, mit welchem Fanatismus jene Forscher, die sich diesem Phänomen zuwandten, von der etablierten Schulmedizin verfemt worden sind.

Wilhelm Reich wurde wegen seiner revolutionären Entdeckungen auf dem Gebiet der Orgon-Heilmethode zeitlebens verfolgt. Zuerst von den Nazis, nach seiner Emigration in die USA auch dort von den amerikanischen Justizbehörden (Bücherverbrennung, Zerstörung seiner Erfindungen). Er wurde 1956 wegen angeblicher Kurpfuscherei verhaftet und starb unter bis heute nicht geklärten Umständen bald nach seiner Verhaftung 60-jährig in einer Gefängniszelle.

Richter John D. Clifford, der das Skandalurteil gesprochen hatte, erklärte lakonisch: »Es gibt keine Orgonenergie!«

Prof. Dr. James DeMeo, Orgon-Forscher und wohl der profundeste Reich-Kenner (er promovierte über Wilhelm Reich an der University of Kansas) stellt in seinem Buch »Der Orgonakkumulator« fest: »Ganz eindeutig ist ein Hauptgrund für die Ohnmacht der modernen Medizin gegenüber den degenerativen Krankheiten die Tatsache, dass sich die etablierte Medizin polizeistaatlicher Maßnahmen bedient hat, um wichtige Entdeckungen und ihre Anwendung durch unorthodoxe Ärzte zu verbieten – selbst wenn wissenschaftliche Belege für ihre Wirksamkeit vorliegen. Tatsächlich wurden die am besten dokumentierten und wirksamsten alternativen Therapien am schärfsten angegriffen. In stillschweigendem Einverständnis arbeiteten Schulmedizin, Pharmaindustrie, korrupte Journalisten, voreingenommene Akademiker, puritanische Richter und Regierungsbürokraten zusammen, um viele, ja sehr viele Erfolg versprechende Therapieansätze verbieten zu lassen – natürlich nicht zu ihrem finanziellen Schaden.«

Dr. Wilhelm Reich entwickelte 1940 in den USA seinen Orgonakkumulator, eine mit verschiedenen Metallen ausgekleidete Kammer, in der er erstmals die kosmische Energie Orgon sammeln und damit Tiere und Menschen heilen konnte, sogar Krebskranke. Bei kranken Versuchstieren wuchsen die Tumore nicht weiter und bildeten sich sogar zurück. Reich, zunächst selbst erstaunt über die biologischen Wirkungen, schrieb: »Dieses Staunen erlebten wir, nachdem für uns die Wirkung selbstverständlich geworden war, an vielen Besuchern des Laboratoriums. Sie suchten nach elektrischen Drähten und komplizierten Maschinen, und sie konnten nicht begreifen, dass ein einfacher, innen mit Metall bekleideter Kasten Krebs zu beeinflussen vermag.«

Dr. Reich sagte über Orgon, man könne es sehen, fühlen, messen und fotografieren, es sei eine reale physikalische Energie, keine Hypothese. Als einige der wesentlichen Eigenschaften der Orgonenergie nannte er:

- Sie ist überall vorhanden.
- Sie ist massefrei, kosmisch.
- Sie durchdringt alle Materie.
- Sie hat eine starke Affinität zu Wasser.
- Sie wird von lebendigen Organismen mit der Nahrung, dem Wasser, dem Atem und durch die Haut aufgenommen.
- Sie bewirkt ein verstärktes Keimen, Knospen, Blühen und Fruchttragen bei Pflanzen.
- Sie führt zu einem schnelleren Gewebewachstum und verbesserter Wundheilung.
- Die Bildung von Tumoren erfolgt langsamer oder unterbleibt sogar.

Ermutigt durch erste Erfolge, behandelte der Forscher immer mehr Menschen mit seinem Gerät. Die Blutwerte der Patienten verbesserten sich unter dem Einfluss der Orgonbestrahlung schnell. Blutarmut (Anämie) ließ sich innerhalb weniger Wochen heilen. Die Neigung zu Schnupfen und Erkältungskrankheiten verringerte sich. Bluthochdruck ging deutlich zurück. Schwächezustände aller Art konnte der Aufenthalt im Orgonakkumulator schnell beseitigen. Selbst schwere Arthritis heilte.

Über die Heilung eines mit ihm befreundeten, an Prostatakrebs erkrankten 70-jährigen Trappers und Fischers berichtet Dr. Wilhelm Reich: »Die Ärzte gaben dem schmerzgepeinigten Mann nur noch etwa sechs Monate zu leben. Der Tod war in Kürze zu erwarten, und die Ärzte hatten nicht die geringste Hoffnung gelassen. Er wollte nicht mehr in die Klinik zurück ... Als ich ihn eines Tages fragte, ob er an Gott glaube, sagte er: ›Natürlich, er ist überall, in mir und um uns herum. Schauen Sie bloß dahin‹, und er zeigte ins Blau vor den fernen Bergen. ›Ich nenn' es Leben, aber die Leute würden mich auslachen, und deshalb spreche ich nicht gern darüber.‹

Als er mir nun sein Geheimnis verriet und das Blau in der Atmosphäre ›Leben‹ nannte, gab ich auch mein Geheimnis preis. Ich sagte ihm, dass er Recht hatte. Was er ›Leben‹ nannte, sei tatsächlich die von mir entdeckte biologische Energie, Orgon genannt. Man könne sie auch konzentrieren und sie blitzen sehen.

Mit großer Anstrengung brachte ich ihn dazu, zweimal täglich je eine Stunde im Akkumulator zu sitzen. Nach wenigen Tagen hörte der Schmerz auf. Die mikroskopische Untersuchung des Harns zeigte zerfallende Krebszellen. Er sollte eigentlich längst tot sein. Er lebt in Frische und fast schmerzfrei ohne Narkotika.«

Es gäbe noch eine Fülle von eindrucksvollen Heilungsbeispielen des Dr. Reich, doch wir wollen wieder in die Gegenwart zurückkehren und uns ansehen, wie den Kranken heute mit der Orgonenergie geholfen werden kann. Nach den spektakulären Heilerfolgen Dr. Reichs ist mehr als ein halbes Jahrhundert vergangen. Nach seinem tragischen Tod war Orgon offenbar kein Thema mehr für die Forschung. Und das, obwohl 17 bekannte US-Ärzte bereits 1949 in einer gemeinsamen Erklärung an die American Medical Association die Entdeckung Reichs als »eines der größten Ereignisse der Menschheitsgeschichte« bezeichnet hatten. Ein prominenter US-Mediziner, Dr. Thomas P. Wolfe, schwärmte 1948: »Der Orgonakkumulator ist die wichtigste Erfindung in der Geschichte der Medizin – ohne jede Einschränkung.«

Es darf jedoch nicht unerwähnt bleiben, dass es möglicherweise noch eine andere Ursache gibt, weshalb Wilhelm Reich mit solcher Vehemenz verfolgt wurde. Im Laufe seiner Orgonforschung stieß er auf ein Phänomen. Er stellte fest, dass Orgon und Radioaktivität eine tödliche Mischung ergeben, das von ihm so bezeichnete DOR (Deadly Orgon Energy). Jedes Atomkraftwerk strahlt in seine unmittelbare

Umgebung Radioaktivität aus, die mit dem überall vorhandenen Orgon diesen fatalen Cocktail ergibt. Vielleicht kommt es daher in Reaktornähe überdurchschnittlich oft zu Fällen von Leukämie und anderen Krebserkrankungen. Es wird vermutet, dass auch die Atom-Lobby hinter der Verfolgung Reichs steckte, weil er drauf und dran war, die Öffentlichkeit damals schon auf die Gefahren hinzuweisen, die von Atomkraftwerken ausgehen.

Arno Herbert

Der Orgonakkumulator war ein erster Versuch – und wie die meisten Erstversuche noch nicht ganz ausgereift. Inzwischen geht die Zahl der Orgon-Anwender längst weltweit in die Tausende. Möglich gemacht hat das Arno Herbert, ein deutscher Erfinder aus Bayern. Ihm gelang es, dass heute die universelle heilende Orgonenergie jedem Menschen, jedem Tier, jeder Pflanze in reiner, konzentrierter Form allzeit zur Verfügung steht. Ich übertreibe nicht, wenn ich behaupte: Mit den Möglichkeiten der Orgonübertragung kann sich auch der Laie eine nahezu vollständige Universal-Hausapotheke zulegen. Jeder Mensch kann für sich und andere die jeweils richtige heilende Schwingung herausfinden und damit körperliche und seelische Probleme beseitigen oder zumindest verringern.

Auch Arno Herbert ging davon aus, dass auf dieser Erde alles in einer bestimmten Frequenz schwingt. Materie ist eine Form von Energie mit unterschiedlicher Frequenz. Wir alle senden ein bestimmtes Schwingungsmuster aus. Krankheit entsteht, wenn dieses Muster in Unordnung gerät. Der Orgonstrahler ist imstande, die harmonische Ordnung wiederherzustellen – ein Prinzip, das auch die Grundlage jeder homöopathischen Behandlung ist.

Und hier kommen wir zum Hauptanliegen des Buches. Ich möchte Ihnen den Unterschied zwischen mechanistisch-schulmedizinischer und alternativ-energetischer Behandlung aufzeigen, u.a. mit der universellen Orgonenergie, da diese kosmische Kraft allem innewohnt. Jede alternative Heilmethode hat damit mittelbar oder unmittelbar zu tun. Dieses immense Potenzial für sich zu entdecken heißt, dass Sie zukünftig weitgehend ein Leben ohne Ärzte führen können.

Arno Herberts in jahrelanger Forschungsarbeit entwickelter Orgonstrahler besteht aus einem 24 cm langen Aluminiumrohr mit einem Durchmesser von ca. 2 cm. Die hohle Spitze an der Vorderseite enthält kleine frequenzprogrammierte Bergkristalle. Durch die einfallende

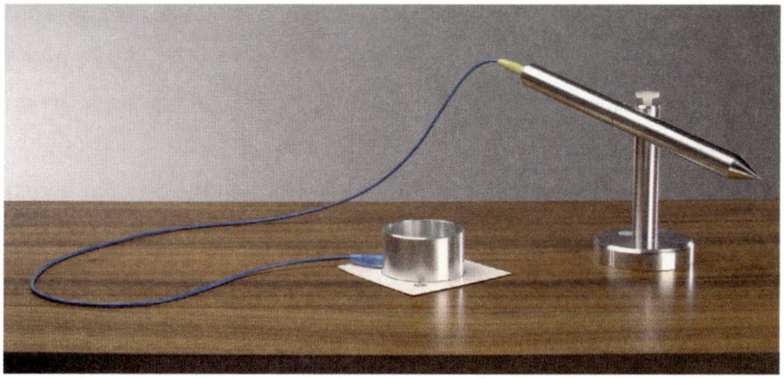

Der Orgonstrahler in der Grundausführung

Orgonenergie wird ein Schwingkreis in eine hohe Eigenschwingung versetzt, wodurch an der Spitze des Stabes ein ganzes Spektrum bioenergetischer Energieschwingung aufgebaut wird und dabei eine gebündelte stehende Welle entsteht. Diese Welle ist messbar. Befinden sich nun beim bestrahlten lebenden Objekt Energieblockaden, so werden diese abgebaut und der Energiewert erhöht sich.

Der fest verschlossene hintere Teil des Orgonstrahlers ist ebenfalls mit Kristallen gefüllt, die vom Hersteller in einem besonderen Verfahren programmiert wurden. Sie dienen der Aufbereitung der zu übertragenden Energie. Der Orgonstrahler arbeitet nicht mit Strom oder Batterie, sondern mit einem luftelektrischen Gleichfeld (das zwischen negativer Erdoberfläche und Ionisationsschicht der Atmosphäre eine Spannung von bis zu 20 kV entwickelt) und einem offenen Schwingkreis. Man kann ihn sich, ähnlich wie Reichs Akkumulator, als Sammellinse für die kosmische Energie vorstellen. Doch im Gegensatz zu Reichs Orgonakkumulator sendet dieser Strahler die universelle, heilende Energie konzentriert und unbeeinflusst von schädigenden Umgebungseinflüssen auf Mensch, Tier, Pflanze, Wasser, Edelsteine usw. aus.

Der Strahler ist durch ein Kabel mit einem Metallbecher verbunden. In diesen Becher werden vor allem Ampullen gestellt, in deren Kochsalzlösung durch Bestrahlung spezifische Schwingungsmuster eingegeben worden sind. Es handelt sich dabei um Heilinformationen, die z. B. gegen Bakterien, Viren, Grippe und andere Krankheiten wirken. Die Heilinformationen werden dann dem Patienten in homöopathischen Dosen eingestrahlt.

Durch den Strahler wird die Wurzel der Krankheit behandelt, nicht, wie zumeist in der Schulmedizin, das Symptom. In erster Linie wird dem Körper Lebensenergie zugeführt, Energieblockaden werden aufgelöst. Die in Resonanz schwingenden Körperzellen nehmen die Heilimpulse (aus informierten Ampullen, Blütenessenzen, Edelsteinen usw.) auf und löschen auf dem Wege der Interferenz krankmachende Störschwingungen.

Ich werde Ihnen gleich von eindrucksvollen Heilungsfällen berichten.

Seit mittlerweile einem Vierteljahrhundert wird der Orgonstrahler von Ärzten, Heilpraktikern und natürlich auch von Laien mit großem Erfolg zu Heilzwecken eingesetzt. Es gibt seit Jahren einen Verein zur Förderung der Orgonenergie (VFO) mit so genannten Selbsthilfegruppen in derzeit rund 50 deutschen Städten, ferner in der Schweiz, in Österreich, Italien, Frankreich und sogar in Südafrika. Die wichtigsten Adressen finden Sie im Anhang. Es handelt sich dabei um Anlaufstellen für alle Personen, die sich über die praktischen Nutzungsmöglichkeiten der Orgonenergie informieren möchten.

Wie nicht anders zu erwarten, wurde auch Arno Herbert ein Opfer einzelner Widersacher aus der etablierten Schulmedizin.

Zwar stürmten keine Schlägertrupps mit Äxten in seine Laboratorien, doch es fand sich in Deutschland ein Richter, der aufgrund eines negativen Gutachtens 1997 ein Ermittlungsverfahren gegen Arno Herbert einleitete. Über 150 Anwender des Orgonstrahlers wurden befragt, ob sie sich durch den Kauf des Gerätes in irgendeiner Weise geschädigt oder betrogen fühlten. Allerdings förderte die aufwändige Befragung zu Tage, dass die Anwender allesamt mit dem Strahler zufrieden waren. Auch angesehene Wissenschaftler und Mediziner empörten sich über das Gutachten, das zu der Anklage geführt hatte.

Es ist aufschlussreich zu erfahren, wer dieses Gutachten erstellt hat. Frau Dr. Irmgard Oepen, pensionierte Medizinerin, erzkonservativ – und möglicherweise etwas durcheinander: sie verdammte bereits vor Jahren voll Häme und Unsachlichkeit in einem Abwasch die wichtigsten alternativen Heilmethoden. Die mittlerweile millionenfach bewährte Bachblütentherapie bezeichnete sie als »obskur« und »nicht belegt«. Farbtherapie, Homöopathie, Akupunktur, Fußreflexzonentherapie, Erdstrahlen, Pendeln und natürlich auch die Orgontherapie entbehren nach ihrer Meinung jeder wissenschaftlichen Grundlage.

Dazu möchte ich den amerikanischen Chemiker und zweifachen Nobelpreisträger Linus Pauling (1901–1994) zitieren, einen der größ-

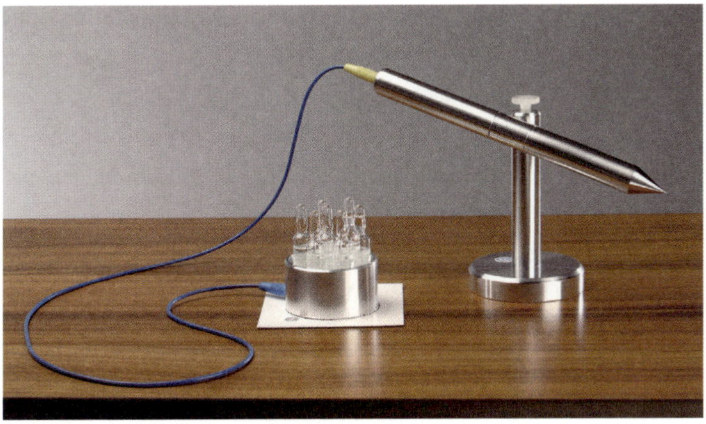

Orgonstrahler mit Ampullen zur Informationsübertragung

ten Wissenschaftler der Neuzeit: »Wissenschaft ist Irrtum auf den letzten Stand gebracht.«

Das Gutachten von Frau Dr. Oepen gipfelte in dem Resümee: »Orgonenergie gibt es aus physikalischer Sicht nicht!«

Wir erinnern uns: Fast wörtlich sagte das Gleiche der US-Richter Clifford vor über 60 Jahren, ehe er die Laboratorien von Dr. Wilhelm Reich verwüsten ließ.

Im Deutschland des Jahres 1997 war es nicht wesentlich anders: Die Staatsanwaltschaft beschlagnahmte sämtliche Orgonstrahler und andere Orgongeräte, ebenso das Informationsmaterial. Außerdem wurde der Verkauf weiterer Produkte verboten.

Die recht betagte Irmgard Oepen hat sich kein einziges Mal in Experimenten von der Wirksamkeit der begutachteten Geräte überzeugt. Sie hat auch mit keinem Anwender der Orgon-Geräte gesprochen. Ihr genügte allein die Annahme, dass Wirkungen dieser Geräte ausschließlich und nur dann möglich sind, wenn sie sich mit den herrschenden schulwissenschaftlichen Theorien erklären lassen.

Diese moderne Inquisition löste eine Welle der Entrüstung aus. Die Staatsanwaltschaft wurde mit Protestbriefen von Orgon-Nutzern, Heilpraktikern und sogar von Ärzten überschüttet, mit dem Erfolg, dass die Beschlagnahmung aufgehoben und das Verfahren eingestellt wurde. Einen kleinen Triumph gab es für die Orgon-Gegner dann aber doch, denn bis auf weiteres muss im Informationsmaterial zu den Geräten folgender Satz stehen: »Die Wirkung ist wissenschaftlich nicht erwiesen«.

Der britische Arzt Dr. Vernon Coleman spricht mir aus der Seele, wenn er in seinem Buch »Wie Sie Ihren Arzt davon abhalten, Sie umzubringen« schreibt: »Das medizinische Establishment tendiert dazu, alle Neuerungen abzulehnen, die den Status quo in Frage stellen. Diese Arroganz und Ablehnung, über etwas Neues nachzudenken, grenzen an Betrug und professionelle Rücksichtslosigkeit, insbesondere, wenn es dabei um so ernste und schlecht behandelte Krankheiten wie Krebs geht.«

Der Autor scheibt weiter: »Ärzte sind inzwischen eine öffentliche Bedrohung von phänomenalem Ausmaß. Jährlich sterben viermal mehr Menschen durch ›medizinische‹ Unfälle als durch Verkehrsunfälle. Durch eine Mischung aus Ignoranz, Unfähigkeit, Vorurteilen, Unehrlichkeit, Faulheit, Bevormundung töten Ärzte mehr Menschen als sie retten und verursachen mehr Krankheiten als sie lindern. Es hat in der Geschichte wohl keine Zeitspanne gegeben, in der Ärzte mehr schadeten als heute. Ich bezweifle, dass irgend jemand abschätzen kann, welche Schäden dem menschlichen Immunsystem allein durch die massive Verordnung von Medikamenten und Impfungen zugefügt werden.«

Doch Resignation wäre die falsche Einstellung. Wir leben in einem neuen Jahrtausend. Zwar wird der Erdtrabant Mars mit sündhaft teuren Geräten erforscht, doch ein Heilmittel gegen Krebs gibt es noch immer nicht. Die Kranken, nur allzu oft von den Methoden der mechanistischen Schulmedizin und einer profitorientierten Pharmaindustrie enttäuscht, wenden sich immer häufiger alternativen Heilmöglichkeiten zu.

Im Juli 2004 wurde in einer Nachrichtensendung des Senders n-tv berichtet, dass jährlich in Deutschland etwa 70 000 Menschen an den Folgen der Einnahme von Medikamenten sterben, die ihnen der Arzt verschrieben hat, die Dunkelziffer sei aber vermutlich weit höher.

In den USA sind es Hunderttausende!

Da bekommt der flott gesprochene Nachsatz bei Arzneimittelwerbungen – »Zu Risiken und Nebenwirkungen fragen Sie Ihren Arzt oder Apotheker« – einen makabren Beigeschmack.

Vierzig Prozent aller Menschen, denen Medikamente verschrieben werden, tragen unangenehme, gefährliche oder sogar potentiell tödliche Nebenwirkungen davon. Es scheint so, als ob Ärzte und Pharmaunternehmen die Öffentlichkeit für einen fortlaufenden Massenversuch benutzen. Es ist eine schreckliche Wahrheit, dass sehr viel mehr Menschen durch rezeptpflichtige Medikamente getötet werden als durch Heroin oder Kokain.

In einem der Briefe aus den Reihen der Orgon-Anwender an die Staatsanwaltschaft, die den Prozess gegen Arno Herbert führte, heißt es: »Sie sollten akzeptieren, dass es neben den verifizierbaren naturwissenschaftlichen Heilmethoden auch eine Erfahrungsheilkunde gibt, die nicht nur sehr viel älter ist, sondern meistens schonender und nicht zuletzt kostensenkender. Ich befasse mich mit der Orgontherapie seit langem und kann bezeugen, dass man mit dieser Methode sehr zielsicher diagnostisch und therapeutisch arbeitet. Seit ich diese Methode anwende, habe ich einen viel rascheren Erfolg bei meinen Patienten, vor allem bei schweren chronischen Krankheiten, aber auch bei akuten Erkrankungen.« (Zitat aus der Zeitschrift *Medea,* September 1997)

Hier sind wir wieder bei der Frage: Was ist überhaupt »wissenschaftlich«?

Dazu der deutsche Chemiker und Physiker, Nobelpreisträger Walter Nernst: »Alle unsere so genannten ›Naturgesetze‹, die unsere Physiker gefunden haben, haben provisorischen Charakter, den sie auch niemals verlieren werden. Bisher ist noch jedes Naturgesetz an Grenzen gelangt, wo es uns merklich im Stich gelassen hat. Es ist wahrscheinlich, dass alle Naturgesetze im Wesentlichen nur statistischen Charakter haben. Wir haben uns in den statistischen Charakter dieser Gesetze hineingefühlt und glauben, darin stabile, unumwerfliche, dogmatische Gesetzmäßigkeiten zu sehen. Aber über keines der so genannten Naturgesetze sind die Akten jemals geschlossen worden.«

Arthur Schopenhauer hat einmal eine Erkenntnisregel formuliert, die man ohne weiteres auf die Orgonstrahlen-Forschung anwenden könnte: »Jede Erkenntnis durchläuft drei Phasen. In der ersten wird sie verlacht, in der zweiten bekämpft, und hat sich die Sache einmal durchgesetzt, hört man den Vorwurf: Warum wurde das nicht schon früher erkannt?«

Wir, lieber Leser, sind auf dem besten Wege der Erkenntnis – und auch wir werden die Akten noch nicht schließen.

Positive Energieübertragung

Ich habe mit Silvia Breves, der Tochter Arno Herberts, gesprochen. Sie hat nach dem plötzlichen Tod ihres Vaters, gemeinsam mit ihrem Mann Achim Breves, dessen Erfindungen nicht nur verwaltet, sondern kongenial weiterentwickelt. Sie ist selbst Heilpraktikerin und eine international anerkannte, mehrfach ausgezeichnete Orgon-Expertin. Vom *Indian Board Of Alternative Medicines* wurde sie für den Alternativen Medizinpreis nominiert.

Der Orgonstrahler ist ein medizinisch-therapeutisches Gerät, das zu jeglicher Art positiver Energieübertragung eingesetzt werden kann. In einem Buch zum Orgonstrahler heißt es: »Der Strahler kann bei allen körperlichen, seelischen und geistigen Krankheiten zur Balancierung eingesetzt werden. Ganz hervorragende Ergebnisse konnten bei folgenden Erkrankungen erzielt werden: Allergien, Krebs, Virenerkrankungen, bakterielle Erkrankungen, Pilzerkrankungen, Vergiftungen, Augen- und Lungenerkrankungen, Bronchien-, Herz-, Knochen- und Gelenkserkrankungen, Zahnerkrankungen und bei allen Organerkrankungen. Ferner wurden ausgezeichnete Ergebnisse bei psychischen Erkrankungen wie Depressionen, Schizophrenie und Ähnlichem erzielt. Auch bei schweren Krankheitsbildern wie Mukoviszidose, Diabetes und Morbus Bechterew konnten erstaunliche Verbesserungen des Gesundheitszustandes verzeichnet werden.«

Ich kann das nur bestätigen und würde meine Glaubwürdigkeit als Autor aufs Spiel setzen, hielte ich nicht, abgesehen von eigenen positiven Erfahrungen, eine Fülle von Erfolgsberichten in Händen, dokumentiert durch fortschrittliche Ärzte, Heilpraktiker und Orgon-Selbsthilfegruppen.

So ist es nicht verwunderlich, dass dank der kaum noch überschaubaren Fülle an Heilungserfolgen die Zahl der Orgon-Nutzer täglich wächst.

Hier für Sie eine kleine Auswahl an Therapiererfolgen:

Ein erst drei Monate altes, an Lungenentzündung erkranktes Baby wurde vergeblich mit Antibiotika behandelt. In ihrer Verzweiflung versuchen es die Eltern mit dem Orgonstrahler. Bereits am nächsten Tag geht es dem Kind besser, nach wenigen Tagen ist die Entzündung verschwunden.

Nach einer Brustoperation stellt sich bei einer 68-jährigen Frau eine Entzündung ein, begleitet von derartigen Schmerzen, dass die Patientin an Selbstmord denkt. Die Ärzte sind machtlos. Die Brust ist eine einzige große Wunde. Nach drei Tagen Orgonbestrahlung gehen die Schmerzen zurück und verschwinden nach zwei Wochen ganz. Die Wunde verheilt.

Eine kaum 30-jährige Frau entdeckt an ihrem linken Unterarm eine etwa linsengroße Hautverfärbung. Im Laufe der Zeit wird dieser Fleck immer größer und fängt an zu bluten. Der Hautarzt diagnostiziert ein Basaliom, einen gering bösartigen Hautkrebs. Er rät zu einer sofortigen großflächigen chirurgischen Ausschneidung. Die junge Frau erbittet sich Bedenkzeit und wendet sich an eine Heilpraktikerin, die sie in den folgenden Monaten mit verschiedenen Orgonschwingungen behandelt. Das Ergebnis: Der Hautfleck wird zunächst eitrig, doch dann verkleinert er sich mehr und mehr, die Rötung verschwindet, und nach einem Jahr ist die Haut völlig normal. Es ist nichts mehr zu sehen.

Ein junger Bullterrier namens George wurde scheinbar ohne ersichtlichen Grund immer kraftloser, so dass er manchmal sogar einfach umfiel. Zahllose Arztbesuche folgten, der Hund wurde mit Antibiotika, Cortison und Tabletten abgefüllt. Nichts half. George wurde immer dicker, konnte kaum noch gehen. Eine Bekannte machte die Hundebesitzerin auf den Orgonstrahler aufmerksam. George wurde nun täglich mit dem Gerät bestrahlt. Nach drei Monaten wurde die letzte Tablette abgesetzt. George bekam wieder eine normale Figur.

Ich führe Beispiele mit Tieren besonders gern an, weil Tiere nicht mental beeinflussbar sind. Sie reagieren immer natürlich und können mit dem Begriff »Placebo« nichts anfangen.

Ich selbst konnte meinen drei Hunden und fünf Katzen schon wiederholt mit dem »Wunderstrahler« und ausgetesteten homöopathischen Mitteln helfen.

Wir leben auf Mallorca und nahmen uns des Dackelmischlings Chico an, der von spanischen Besitzern an einer kurzen Kette ohne Wetterschutz zurückgelassen worden war.

Ab und zu warfen mitleidige Nachbarn einen Knochen über den Zaun. Ehe wir Chico nach Monaten des Martyriums retteten, hatte der kleine Kerl auch noch die nicht ungefährliche Krankheit Leishmaniose bekommen, die von bestimmten Mücken übertragen wird. Sein Ohr begann zu schwären, der Tierarzt gab ihm äußerst schmerzhafte Injektionen. Die Wunde heilte erst nach etwa einem halben Jahr ab. Doch dazu kamen Tabletten mit unangenehmen Nebenwirkungen wie Mattigkeit und Appetitlosigkeit. Ich stoppte eines Tages diese Therapie und gab dem Hund fortan homöopathische Globuli (kleine

Kügelchen aus Milchzucker), die ich mit dem Orgonstrahler herstellte. Placebo? Chico fühlt sich jedenfalls wieder dackelwohl.

Auch meine beiden Pointer-Damen (englische Jagdhundrasse) bekamen von mir gegen ihre durch Medikamente nicht in den Griff zu bekommende Inkontinenz ein individuell ausgetestetes und hergestelltes homöopathisches Präparat. Seit ich ihnen das von Zeit zu Zeit zwischen die Lefzen schiebe, sind sie trocken.

Schließlich noch ein Beispiel für die Wirkung der Orgonenergie auf Pflanzen. Bei einem Zitronenbäumchen in unserem Garten, das zunächst prächtig gedieh, wurden auf einmal immer mehr Blätter löchrig und verschrumpelt. Ein Besprühen mit chemischem Gift kam nicht in Frage. Ich nahm zwei dieser Blätter und legte eines vor den Orgonstrahler, das andere in den Becher des Strahlers. (Diese Art der Orgon-Behandlung werde ich noch genauer erklären.) Es war verblüffend: Bereits nach wenigen Tagen hatte das Bäumchen keine kranken Blätter mehr.

Ermutigt von diesem Erfolg, wiederholte ich dieselbe Prozedur bei einem von Läusen befallenen Rosenstrauch. Auch hier dauerte es keine drei Tage, bis die Schädlinge verschwunden waren.

Ehe ich noch weitere Heilungsbeispiele beschreibe, möchte ich festhalten, dass diese Schilderungen nur der Anregung dienen sollen, einmal selbst alternative Heilmethoden auszuprobieren, vor allem dann, wenn bei Ihren gesundheitlichen Problemen bis jetzt nichts anderes geholfen hat. Keinesfalls sollten Sie eine laufende Behandlung durch Ihren Arzt oder Heilpraktiker abbrechen – schon gar nicht, wenn Sie zufrieden sind. Der Idealfall wäre natürlich, wenn z. B. die Therapie mit einem Orgonstrahler mit Wissen und sogar mit Unterstützung des Arztes oder Heilpraktikers erfolgen könnte. Es gibt mittlerweile schon eine ganze Reihe von Heilberuflern, die die Schwingungstherapie zum Wohle ihrer Patienten anwenden. Im Anhang dieses Buches finden Sie einschlägige Adressen von Orgon-Selbsthilfegruppen, an die Sie sich jederzeit wenden können.

Universelle Heilungsmöglichkeiten

Auf Grund der vielen bisher erwähnten Beispiele kann man erkennen, dass es sich bei den Heilerfolgen nach Anwendung dieser Lebensenergie wohl kaum um einen Placeboeffekt handeln kann. Die Zeitschrift für Naturwissenschaft »Pulsar« zum Beispiel schrieb über den Orgonstrahler: »Der Placebobegriff greift hier mit Sicherheit nicht.

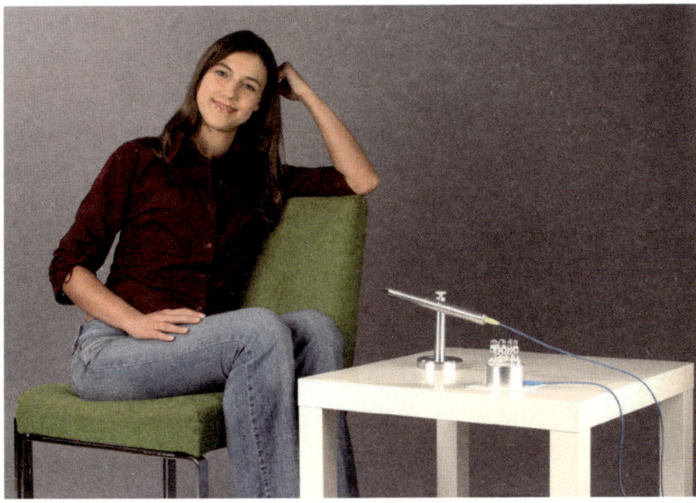

Der Orgonstrahler bei der Anwendung mit einer Person

Auch jederzeit wiederholbare Pflanzenversuche zeugen davon. Gänzlich unfassbar erscheint zunächst die immense Bandbreite, auf der dieses Ding eingesetzt wird. Etwa die Möglichkeit, damit auf bisher ganz ungewohntem Wege homöopathische Mittel herzustellen und sogar Fernwirkungen auf nicht anwesende Personen zu erzielen.«

Das mag absurd oder zumindest verblüffend klingen – doch im nächsten Kapitel werde ich Sie damit vertraut machen.

Der Artikel weist auf die Erkenntnisse des französischen Physikers Georges Lakhovsky hin, der bereits 1936 feststellte, dass sich Krankheit durch gestörte Zellschwingung manifestiert. Jede Materie schwinge in einer ganz bestimmten Frequenz, so auch Zellen, Bakterien, Viren, Pilze. Diese Forschungen waren die Grundlage, auf die auch Arno Herbert zurückgriff, um nach 20-jähriger experimenteller Arbeit seinen Orgonstrahler MEDEA 7 bauen zu können.

Um Ihnen, lieber Leser, zu zeigen, wie vielseitig dieser Strahler eingesetzt werden kann, noch ein paar weitere Fälle. Danach werde ich Ihnen Beweise zur Wirksamkeit der Orgontherapie aufzeigen. Noch in diesem Kapitel erfahren Sie, was es mit Heilschwingungen auf sich hat und wie die Anwendung des Orgonstrahlers erfolgt.

Prostata-Operation verhindert – Ein 69-jähriger Rentner hatte jahrelang Probleme mit der Prostata. Er sollte operiert werden. Man setzte den Orgonstrahler ein und bestrahlte ihn täglich dreimal sieben Minuten mit den Schwingungen Prostatavergrößerung sowie Licht und Heilung. Er trank Heilwasser, das aus den obigen Schwingungen hergestellt wurde. Nach einem halben Jahr war alles wieder in Ordnung. Das zeigt, wie hilfreich Konsequenz bei der Therapie ist.

Offenes Bein – Eine 60-jährige Hausfrau aus Bayern litt seit drei Jahren an einem offenen Bein und immer wiederkehrenden sehr schmerzhaften Venenentzündungen. Trotz ärztlicher Betreuung wurde die Wunde immer größer. Obwohl sie sich nicht viel davon erwartete, bestrahlte sich die Frau mit dem Orgonstrahler –mit dem Ergebnis, dass die Schmerzen bereits nach einer Woche verschwanden. Die acht Zentimeter große Wunde war nach drei Monaten total verheilt. Zusätzlich zur Bestrahlung mit Orgon wurde auch eine Creme mit verschiedenen Schwingungen bestrahlt und auf die Wunde aufgetragen. Diese beiden Maßnahmen führten schließlich zu vollständiger Heilung.

Darmpolyp – Ein 70-Jähriger, bei dem der Facharzt einen operativ nur schwer zu entfernenden Darmpolyp festgestellt hatte, bekam den ärztlichen Rat, vorerst jedes halbe Jahr eine Darmspiegelung vornehmen zu lassen, um zu beobachten, ob der Polyp bösartig wird. So ging das ganze sechs Jahre lang. Auch dieser Mann besorgte sich einen Orgonstrahler und ließ sich von der Leiterin einer Selbsthilfegruppe unterweisen, wie man das Gerät benutzt.

Bei der routinemäßigen Darmspiegelung nach einem halben Jahr spielte sich nach Angaben des Patienten folgender Dialog ab:

Arzt: »Ich weiß nicht, was da los ist. Der Darmpolyp ist weg.«

Patient: »Ich habe mich selbst mit einem Orgonstrahler behandelt.«

Arzt: »Orgonstrahler? Dessen Wirkung ist wissenschaftlich nicht bewiesen.«

Patient: »Wenn aber jetzt der Polyp weg ist, dann hatte ich doch den tollsten Erfolg mit dem Orgonstrahler.«

Arzt: »Ja, das meinen Sie vielleicht. Aber der Polyp wäre sicher auch so verschwunden.«

Ich weiß, dass Geschichten von offenen Beinen und Darmpolypen für manchen nicht sehr appetitlich klingen. Doch wir unterhalten uns über wichtige und helfende gesundheitliche Belange. Über Rezepte für leckere Hors d'œuvres schreibe ich vielleicht in meinem nächsten Buch.

Schmerzen im Handgelenk – Wer kennt nicht den gemeinen Schmerz, der plötzlich vom Handgelenk bis in den Daumenballen schießt? Alles, was man gerade in der Hand hält, möchte man fallen lassen, jeder Handgriff wird zur Qual. Hierbei handelt es sich um das Karpaltunnelsyndrom.

Dominique L. testete verschiedene Schwingungen aus, stellte Tropfen her, die sie dreimal täglich einnahm, außerdem übertrug sie die Schwingungen mit dem Strahler auf ein Stück Alufolie von der Größe einer Münze, das sie auf der schmerzenden Stelle am Handgelenk befestigte. Nach relativ kurzer Zeit verschwanden die Schmerzen.

Orgon für alle Erkrankungen

Die Orgontherapie kann grundsätzlich bei allen Erkrankungen eingesetzt werden, bei denen das körpereigene Immunsystem in der Lage ist, eine Linderung oder Heilung herbei zu führen.

Dr. med. Csaba Glashütter ist Arzt und Präsident des ungarischen orgontherapeutischen Vereins. In einer von ihm und anderen Ärzten zwischen 1989 und 1994 durchgeführten Fünf-Jahres-Studie über 23 verschiedene Krankheitsbilder, bei denen die Orgon- und Schwingungstherapie eingesetzt wurde, kam es in 21 Fällen zu einer Besserung oder Heilung, in zwei Fällen wurde die Therapie abgebrochen.

Im Einzelnen nur die wichtigsten Erkrankungen:

– *geheilt:*	Angina Pectoris
	Hüftgelenkabnutzung
	Myome an Eierstöcken
	Ohrenentzündung
– *stark gebessert:*	Asthma bronchiale
	Diabetes
	Hautekzeme
	Herzkranzverengung
	Wasser in der Lunge
	Leukämie
	Lungenerweiterung
	Wundheilung
– *gebessert:*	Grauer Star
	Herzrhythmusstörungen
– *kein Erfolg:*	Tinnitus

Dr. Glashütters als sensationell bezeichnete Ergebnisse sprachen sich rasch herum, so dass heute eine Vielzahl ungarischer Heilpraktiker und auch Ärzte ihre Patienten mit dem MEDEA 7-Strahler behandeln.

Ferner liegt mir eine Studie der medizinischen Fakultät der Universität der Demokratischen Republik Kongo vor. Dreiunddreißig Patienten waren von der klassischen Medizin austherapiert, d.h. ihr Zustand konnte mit schulmedizinischen Mitteln weder geheilt noch stabilisiert werden.

Die darauf erfolgte Orgontherapie führte zu folgenden Ergebnissen: In 20 der aussichtslosen Fälle konnte eine Heilung, Besserung, Linderung oder Normalisierung erreicht werden. In acht Fällen kam es zu keinem Erfolg und in fünf Fällen gibt es keinen Bericht, was man negativ werten muss. Der positive Anteil liegt dennoch bei über 60 Prozent.

Heilung bzw. Linderung erfolgte u.a. bei Asthma, Bluthochdruck, Diabetes mellitus, Ekzemen, Epilepsie, Herzerkrankung, Parkinsonsyndrom, schweren Wunden, Verhaltensstörung.

Beeindruckt haben mich auch Laborversuche, die mit Hilfe eines Orgonstrahlers beliebig oft nachvollziehbar sind. Von einer Placebowirkung kann da jedenfalls keine Rede sein. Bei diesem Versuch wurde je eine genaue Anzahl von Weizenkörnern mit Orgonenergie und Schwingungen behandelt, eine zweite Gruppe blieb unbehandelt. Der Versuch dauerte insgesamt 17 Tage. Danach wurden Wurzelwachstum, Stängelwachstum und die Keimungsfähigkeit der beiden Proben untersucht. In allen drei Kategorien waren die Ergebnisse bei den mit Orgonenergie behandelten Weizenkörnern um bis zu 80 Prozent besser als bei den unbehandelten.

Mit Orgon weniger Wechseljahresbeschwerden

Eine wissenschaftliche Studie (veröffentlicht in der angesehenen Fachzeitschrift *Erfahrungsheilkunde – Acta Medica Empirica*) wurde zwischen August 2001 und Januar 2002 an der renommierten *Universitätsklinik Heidelberg* durchgeführt. Darin gehen zwei Ärztinnen, Frau Dr. Elisabeth Weigelt und Frau Prof. Dr. Ingrid Gerhard (sie bekam mittlerweile das Bundesverdienstkreuz), der Frage auf den Grund, ob es möglich ist, mit Hilfe von Orgonenergie und feinstofflichen Schwingungen die in den Wechseljahren auftretenden Beschwerden wie Hitzewallungen, Schlafstörungen, Nervosität, Sexualprobleme und Reizbarkeit deutlich zu reduzieren – und dies wissenschaftlich zu belegen!

An der Studie nahmen 20 Patientinnen mit Wechseljahresbeschwerden im Alter zwischen 48 und 61 Jahren teil. Während der Studie durften keine Präparate eingenommen werden, die einen Einfluss auf das Hormonsystem oder die Psyche hätten haben können, auch keine homöopathischen oder pflanzlichen Mittel. Eine Hormonersatztherapie musste mindestens vier Wochen vor Beginn der Orgonstudie beendet werden.

Bei den Teilnehmerinnen handelte es sich nicht um Orgonanwenderinnen. Deswegen verfügten sie auch nicht über einen Orgonstrahler. Es musste also eine Möglichkeit gefunden werden, die dennoch eine Zuführung von Orgonenergie und feinstofflichen Schwingungen in ausreichendem Maße sicherstellte. Man entschied sich dafür, die Frequenzen der Schwingungs-Komposition Wechseljahre mittels Strahler auf Milchzucker-Globuli zu übertragen. Die Patientinnen erhielten dieses Mittel mit der Anweisung, während der gesamten Studie dreimal täglich drei Kügelchen einzunehmen. Morgens nüchtern, mittags und abends vor dem Schlafengehen sollten die Globuli unter die Zunge gelegt werden, damit sie dort langsam zergehen konnten.

Die Hormonwerte sowie die ausgefüllten Fragebogen wurden nach streng schulwissenschaftlichen Kriterien ausgewertet. Ergebnisse: Die Wechseljahresbeschwerden aller Patientinnen verbesserten sich eindeutig. Im Durchschnitt sanken die mittleren bis starken Beschwerden um 50 Prozent, die sehr starken Beschwerden sogar um 62 Prozent. Die völlige Beschwerdefreiheit stieg im Durchschnitt um 82 Prozent. Alle erhobenen typischen Begleiterscheinungen der Wechseljahre verbesserten sich durch die Orgontherapie statistisch signifikant bis hoch signifikant – und das völlig nebenwirkungsfrei.

Bei herkömmlichen Hormonersatztherapien verändern sich die Hormonwerte stark. Der Körper wird künstlich in einer hormonellen Situation gehalten, die weitgehend der Zeit vor den Wechseljahren entspricht. Konsequenterweise müsste diese künstliche Hormonsituation bis ans Lebensende durch die Einnahme künstlicher Hormone aufrecht erhalten werden – und dies ist auch, sehr zur Freude der Pharmaindustrie, das übliche Vorgehen. Dass damit erhebliche Gesundheitsrisiken verbunden sind, ist leider noch kein Allgemeinwissen.

Um zu beweisen, dass die Hormonersatztherapie (HET) ungefährlich sei, wurde seitens der Schulmedizin Mitte der Achtzigerjahre in den USA eine der größten Untersuchungen zur Frauengesundheit gestartet: 16 000 Frauen im Alter von 50 bis 79 Jahren sollten acht Jahre lang beobachtet werden, wobei die eine Hälfte Hormonpräparate bekam, die andere Hälfte Scheinpräparate, so genannte Placebos.

Zu Beginn der Studie wurde noch heftig diskutiert, ob es ethisch überhaupt zu vertreten sei, den 8 000 Frauen, welche die Scheinpräparate erhielten, den Schutz der Hormonpräparate vorzuenthalten. Auf Grund von alarmierenden Zwischenergebnissen wurde die Studie jedoch vorzeitig abgebrochen. Was war geschehen? Ausgerechnet in den Bereichen, in denen die Hormonersatztherapie einen zusätzlichen Gesundheitsschutz bieten sollte, traten häufiger Erkrankungen auf als bei Frauen, die lediglich Scheinpräparate erhielten.

So erhöhte sich das Risiko einer Thromboembolie (Verstopfung eines Blutgefäßes) um 100 Prozent! Das Risiko von Schlaganfällen nahm um 41 Prozent zu, das von Herzinfarkten um 29 Prozent. Das Risiko, an Brustkrebs zu erkranken, stieg um 26 Prozent, das Risiko von Herzkreislauferkrankungen nahm um 22 Prozent zu.

Was bewirkt diese von den meisten Ärzten so hoch gepriesene Hormonersatztherapie denn nun wirklich? Statt Körper und Psyche die Möglichkeit zu geben, sich an geänderte Hormonwerte anzupassen, werden diese durch HET künstlich auf einem Niveau gehalten, das nicht mehr der biologischen Situation entspricht. Bei der Orgontherapie geschieht genau dies nicht. Die Hormonwerte werden dabei nicht verändert, d.h. der natürliche Verlauf der Hormonentwicklung wird nicht künstlich beeinflusst. Lediglich die Beschwerden, die mit dem geänderten Hormonspiegel einhergehen, werden durch die Orgontherapie, wie die »Heidelberger Studie« zeigt, erheblich gemildert. Das bedeutet für die Frauen in den Wechseljahren: Die körperliche Entwicklung nimmt ihren natürlichen Verlauf, ohne dass dies mit starken Beschwerden verbunden ist.

Orgon lässt Tumorzellen schrumpfen

Und noch ein Beweis für die Wirksamkeit der Orgonschwingungstherapie: In fünfjähriger Forschungsarbeit wurde am *Hippocampus-Institut* in Budapest untersucht, ob es möglich ist, Krebszellen mit Orgon und Schwingungen zu beeinflussen. Die Ergebnisse sind überwältigend. In allen Experimenten konnte nachgewiesen werden, dass durch den Einsatz von Orgonenergie und Schwingungen sowohl die Anzahl an Zellteilungen der Tumorzellen als auch ihre Verdoppelungszeit entscheidend gesenkt werden konnte.

Von besonderem Interesse ist der Befund, dass die vom Orgonstrahler ausgelöste Wachstumshemmung der Tumorzellen über mehrere Zellgenerationen hinweg erhalten blieb.

Eigenes Heilwasser

Hier gebe ich Ihnen Kenntnis von einer Methode, mit Hilfe des Orgonstrahlers das Immunsystem zu stärken. Denn der Strahler ist auch als informatorisches Gerät einsetzbar, d.h. man kann damit beliebige Informationen wie Schwingungen von homöopathischen Mitteln, Farben, Bachblüten, Edelsteinen usw. auf Menschen, Tiere oder Pflanzen direkt übertragen.

Dabei werden nur die positiven Schwingungen weitergeleitet, die negativen werden durch die spezielle Konstruktion des Strahlers herausgefiltert.

Die Übertragung kann auch auf radionischem Weg erfolgen. Dabei werden Lebewesen auf besondere Art bestrahlt, nämlich über ein Foto, eine Haarlocke, eine Schriftprobe usw. Die Person (das funktioniert auch bei Tieren und Pflanzen) muss dabei nicht anwesend sein. Darüber wesentlich mehr im Abschnitt über Radionik.

Mit dem Gerät können auch körpereigene Falschschwingungen abgenommen, in richtige Heilschwingungen umgewandelt und dem Körper wieder zugeführt werden.

Und so wird's gemacht…

Stellen Sie ein Glas stilles Tafelwasser vor sich auf den Tisch. Richten Sie die Spitze des Orgonstrahlers auf das Glas und halten Sie gleichzeitig den durch ein Kabel mit dem Strahler verbundenen Metallbecher mit der offenen Seite nach außen auf die Problemzone, etwa auf ein schmerzendes Knie.

Die Falschschwingung wird innerhalb einer Minute auf dem Weg durch den Becher und den Orgonstrahler aufbereitet und in eine individuelle Heilschwingung uminformiert. Mit dieser Heilschwingung wird das Wasser aufgeladen.

Trinken Sie nun das Wasser langsam in kleinen Schlucken über eine Viertelstunde verteilt. Sie nehmen damit Ihre ganz individuelle Heilinformation zu sich.

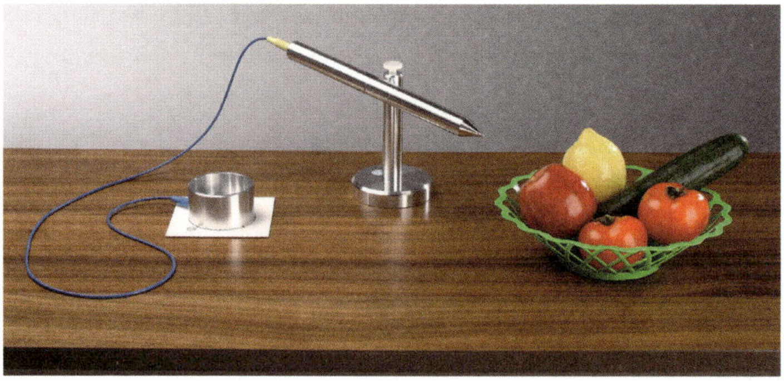

»Entstörung« von Lebensmitteln mit dem Orgonstrahler

Die Hersteller empfehlen, den Becher zusätzlich noch auf den Solar Plexus zu halten (Sonnengeflecht, ca. eine Handbreit über dem Nabel). Damit werden dann die Falschschwingungen des ganzen Körpers abgenommen.

Das Wasser bleibt nach dem Trinken eine Weile gleichsam mit Depotwirkung im Körper. Dieses Heilwasser sollte man mehrmals täglich herstellen. Da man ja ohnehin mindestens zwei Liter klares, stilles Wasser pro Tag trinken soll, kann man so gleich ein wunderbares Heilwasser zu sich nehmen. Ich kann bestätigen, dass das hervorragend funktioniert, bei Menschen wie auch bei Tieren und Pflanzen.

Ferner kann man mit einem Orgonstrahler Nahrungsmittel entgiften, neutralisieren und energetisieren, ebenso geopathische Störzonen oder Gegenstände des täglichen Gebrauchs. Beispiel: Eine »gestörte« Brille kann oft Auslöser ständiger Kopfschmerzen sein. Wird die Brille kurz vor den Orgonstrahler gestellt, verschwinden die Probleme. Aber auch Schmuck (oft die Ursache scheinbar unerklärlicher Beschwerden), Kleidungsstücke, Reinigungsmittel usw. können auf diese Weise entstört werden.

Heilende Schwingungen

Den meisten von uns geht es ja im Grunde wie den in längst überholten Denkmustern verhafteten alten Schulmedizinern. Für sie galt nur, was mess- und wägbar ist, weil sie es halt so gelernt hatten. Die Orgonenergie kann man mit den Mitteln der etablierten Physik oder Chemie noch nicht messen. Man kann nur die heilsame Wirkung auf lebende Organismen nachweisen. Tausende Erfahrungsberichte belegen den positiven Einfluss auf Menschen, Tiere, Pflanzen und Umwelt: Wirkungen, die nicht auf Medikamente zurückzuführen

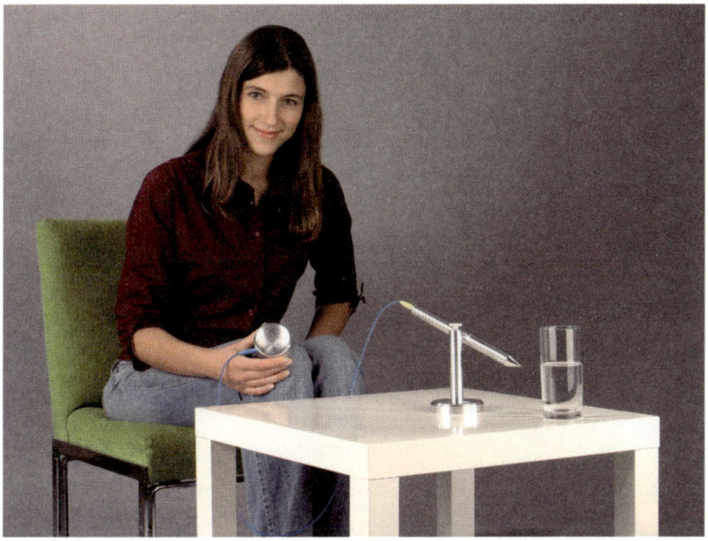

Abnahme von Fehlschwingungen des eigenen Körpers und Umwandlung mit dem Orgonstrahler in Heilschwingungen

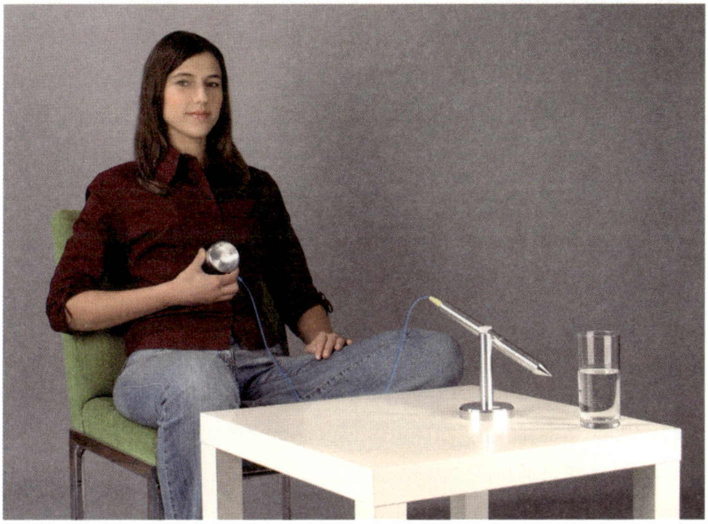

Abnahme von Fehlschwingungen vom Solar Plexus

sind, sondern auf die Lebensenergie Orgon, häufig in Kombination mit bestimmten Frequenzen.

Und hier nun eine wichtige Erklärung:

Wie man aus der neueren Physik weiß, wohnen allen materiellen Gegenständen spezielle Schwingungen inne, die sie ständig abgeben. Ebenso jedem Lebewesen, aber es wird zusätzlich von Schwingungen auf der nicht-materiellen Ebene umgeben: eben von den feinstofflichen Schwingungen. Diese sind ihrerseits imstande, die materiellen Schwingungen zu beeinflussen. Das heißt, dass man über eine Beein-

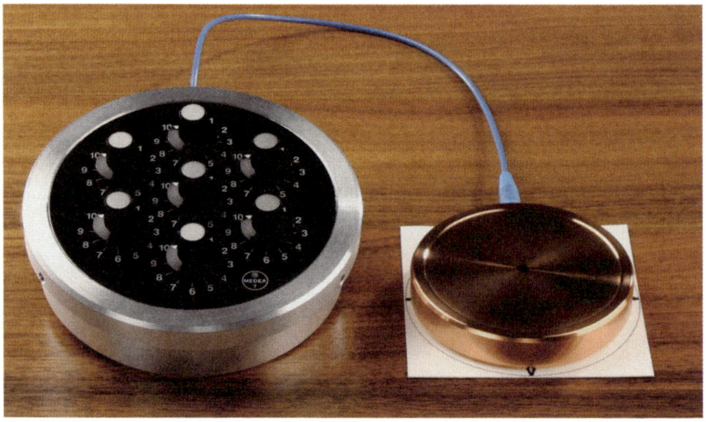

Der Schwingungs-potenzierer

flussung der feinstofflichen Schwingungen eines Organs letztlich Wirkungen auf der materiellen Ebene dieses Organs erzielen kann.

Der Berliner Orgon-Forscher Prof. Dr. Bernd Senf sagt: »Gelingt es, den gestörten Energiefluss zu regulieren und die Resonanzfähigkeit mit spezifischen Schwingungsmustern wieder anzuregen, so können entsprechende Selbstheilungskräfte aktiviert werden, ohne dass irgendwelche Wirkstoffe mit im Spiel sind. Ich selbst habe bereits 1976 auf dem Weltkongress für Akupunktur in Berlin über Versuchsreihen berichtet, mit denen die Wirkung konzentrierter Orgonenergie auf Akupunkturpunkte (ohne Nadeln und Berührung!) nachgewiesen werden konnte.«

Silvia Breves reagiert auf die Verständnislosigkeit und Ablehnung gegenüber der modernen Schwingungstherapie humorvoll mit einem arabischen Sprichwort. »Absurd, sagte die Eintagsfliege, als sie von der Existenz der Woche erfuhr.«

Arno Herbert gab sich nicht mit der Erfindung seines Orgonstrahlers zufrieden, er schuf zusätzlich einen so genannten Schwingungspotenzierer: eine Runddose aus Metall, ca. 14 cm im Durchmesser und ca. 3 cm hoch. An der Oberseite sind sechs Knöpfe kreisförmig angeordnet, ein siebter Knopf befindet sich in der Mitte. Alle Knöpfe sind stufenlos einstellbar und haben eine Zahlenskala von 0 bis 10. Durch dieses System sind nahezu unendlich viele Zahlenkombinationen möglich.

Dieses Gerät ist über ein Kabel mit einer Kupferplatte verbunden. Auf sie werden die im Schwingungspotenzierer erzeugten Frequenzen übertragen. Mit diesem Gerät können alle nur denkbaren Arten von Informationsschwingungen erzeugt und übertragen werden.

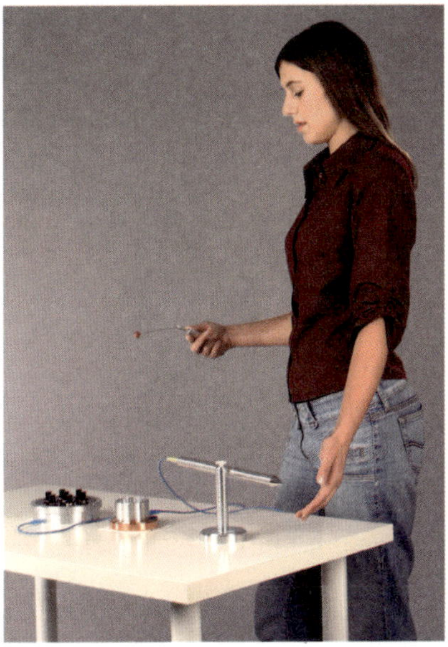

Das Austesten der richtigen Schwingungsrate mit Hilfe der Einhandrute

Wie diese so genannten »Raten« erstellt werden, ist ein Forschungsgeheimnis der Firma MEDEA 7, das verständlicherweise von den Erzeugern nicht verraten wird. Seit 2005 gibt es ein ziemlich dickes Buch mit über 11 000 Raten, welches wir auch im Literaturverzeichnis anführen.

Man kann auch mehrere »Raten« auf seinen Körper einstrahlen, indem man die mit Rute oder Pendel ausgetesteten Schwingungen z.B. auf Ampullen mit Kochsalzlösung (in den meisten Apotheken erhältlich) überträgt und diese in den Becher des Orgonstrahlers legt.

Ich selbst übertrage die heilenden Frequenzen gern auf kleine Glasphiolen, die ich mit dem Heilgestein-Pulver AION A fülle. AION A wurde 1942 von der Schweizer Naturheilpraktikerin Emma Kunz entdeckt.

Ach ja, das »Austesten« – eine kleine Barriere, die wir gemeinsam bewältigen müssen! Ich verweise auf »Das kleine Pendel-Einmaleins« am Schluss dieses Buches. Dort lernen Sie, dass man bei so ziemlich jeder Art von Materie einen »Beziehungstest« machen kann. Die Rute oder das Pendel zeigen uns auf die Frage »Gut für mich?« durch ihre Resonanzschwingung, ob das Objekt »gut« oder »schlecht« für uns ist.

Mit diesem einfachen Beziehungstest können Sie nicht nur Äpfel oder Zigaretten austesten, sondern auch die feinstofflichen Schwingungsraten. Stellen Sie auf dem Schwingungspotenzierer die Rate

»Kopfschmerzen« ein, falls Sie gerade darunter leiden. Dann halten Sie die freie Hand vor die Spitze des Orgonstrahlers und beobachten, was Ihr Pendel oder Ihre Rute sagt. Ein Ausschlag auf Sie zu bestätigt die gute Beziehung: Sie benötigen also diese Schwingung. Eine Linksdrehung oder ein Auf und Ab bedeutet: »Brauche ich nicht«.

Das ist alles. Nachdem Sie es ein paar Mal gemacht haben, wird die Prozedur ganz automatisch ablaufen.

Der nächste Schritt wäre dann das Austesten anderer Personen. Aber damit warten wir noch ein wenig. Man sollte sich beim Testen nicht von niedrigen Motivationen leiten lassen wie z.B. Neugier, Rachsucht, Geltungsbedürfnis, Machtbedürfnis, materielle Bereicherung oder Fragen an die Zukunft. Wer dabei hingegen erfüllt ist von Hilfsbereitschaft, Mitgefühl und Liebe, dem gelingt es doppelt so gut.

Ehe ich Ihnen weitere Fälle schildere, lassen Sie mich einige der Begriffe zur Orgon- und Schwingungstherapie erläutern.

Die Übertragung von Schwingungsraten auf eine Ampulle

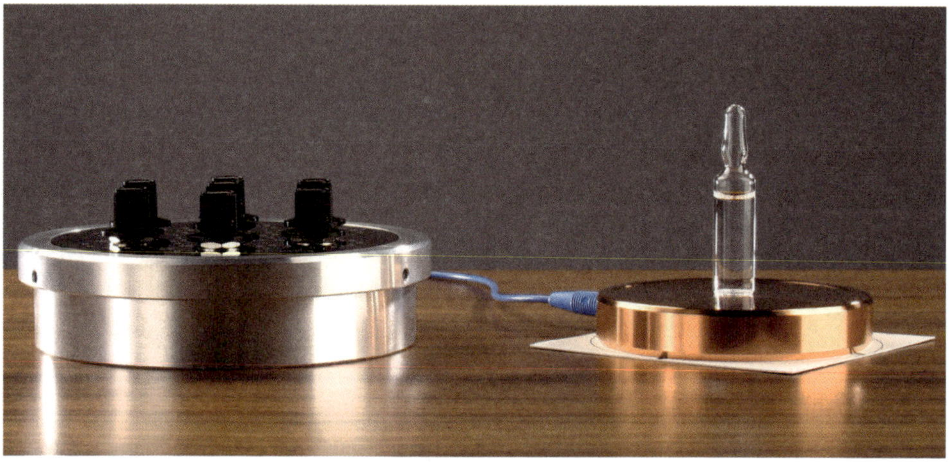

Schwingungsraten – Der Begriff »rate« kommt aus dem Englischen. Gemeint ist eine bestimmte feinstoffliche Schwingung, z.B. der Leber, der Nieren, der Augen. Diese Schwingung entspricht einer Zahlenfolge, die an dem beschriebenen Gerät eingestellt werden kann. Durch die Einstellung dieser Zahlenfolge wird die gewünschte feinstoffliche Schwingung erzeugt, die dann zu Heilungszwecken eingesetzt werden kann.

Man kann diese Raten so ermitteln, dass sie allgemeingültig sind, aber auch so, dass sie ausschließlich für ein ganz bestimmtes Lebewesen gelten.

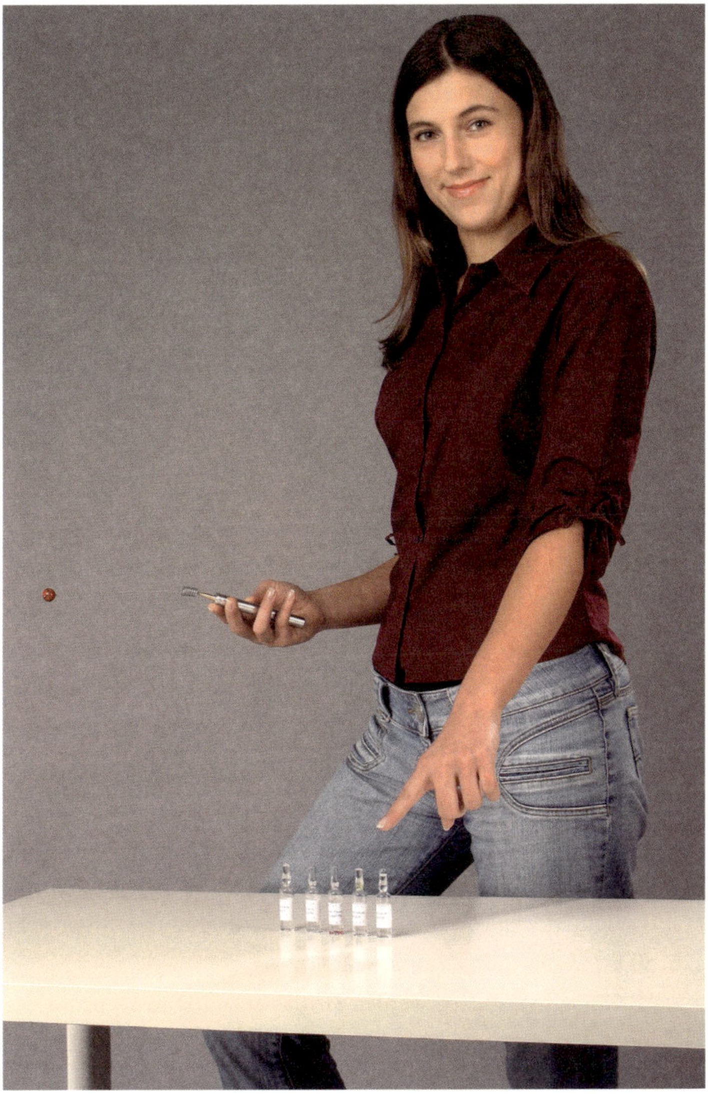

Das Austesten von homöopathischen Mitteln mit Hilfe der Einhandrute

Austesten – Der Begriff stammt aus der Radiästhesie und bedeutet, dass man, entsprechend geschult oder begabt, mit Hilfe von Pendel oder Rute Störzonen feststellen, also testen kann. (Ich verweise auf »Das kleine Pendel-Einmaleins«.) Störzonen können u.a. veränderte feinstoffliche Schwingungen bei Menschen, Tieren, Pflanzen und in der Erde sein oder in der Umwelt als Elektrosmog vorkommen.

Trigeminusneuralgie weggestrahlt – Meine jüngste Orgon-Erfahrung hat unmittelbar mit der Entstehung dieses Buches zu tun. Meine Frau Maggie bekam über Nacht eine äußerst peinigende Trigeminusneuralgie. Das ist die Erkrankung eines Nervs, der das Gesicht versorgt. Die pochenden Schmerzen auf einer Gesichtshälfte wurden immer unerträglicher. Sie lehnte einen Arztbesuch ab, weil sie meinte, dass ich mit meinem Wissen und meinen Geräten in der Lage sein müsste, ihr zu helfen, ansonsten bräuchte ich dieses Buch gar nicht zu schreiben.

Nach dieser deutlichen Aussage nahm ich die Herausforderung mit schwummrigem Gefühl an. Mit dieser Krankheit ist nicht zu spaßen. Die plötzlich einschießenden Schmerzen können anfallartig während wochen- oder monatelanger Perioden immer wieder auftreten. Manchmal muss der erkrankte Nervenast mit einer Injektion abgetötet oder gar operativ durchtrennt werden.

Als Erstes stellte ich auf dem Schwingungspotenzierer die »Rate« für »Trigeminusneuralgie« ein und bestrahlte meine Frau damit über den Orgonstrahler. Dann testete ich mit der Rute das homöopathische Mittel »Spigelia« aus. Das ging so vor sich, dass ich mit meiner linken Hand ganz langsam über meine homöopathische Notfall-Apotheke mit etwa hundert verschiedenen Präparaten fuhr. In meiner rechten Hand befand sich währenddessen die Rute. Als sie ausschlug, wusste ich, dass ich mit der linken Hand das richtige Mittel gefunden hatte.

Später las ich in einem der homöopathischen Handbücher nach, wofür sich das Mittel eignet. Bei »Spigelia anthelmintica« (Wurmkraut) stand: »Meist einseitige stechende Kopf- und Gesichtsschmerzen, oft bis zu den Zähnen ausstrahlend.« Bingo!

Nach einigen Versuchen werden Sie das auch können, ebenso wie die Durchführung folgender Handlung.

Ich brachte nun die so gefundenen Globuli mit dem »Homöo Plus«-Gerät auf eine Potenz von C 200. Fünf dieser Kügelchen nahm Maggie im Stundenabstand. (Auch die Dosierung lässt sich genau austesten.) Außerdem bekam sie ein hochdosiertes Vitamin-B-Präparat.

Das Ergebnis: Binnen weniger Stunden waren die Schmerzen wesentlich geringer und verschwanden im Laufe des nächsten Tages vollständig. Sie sind bis jetzt nicht wieder aufgetreten.

Lassen Sie sich nicht davon entmutigen, wenn Ihnen das Geschilderte nicht auf Anhieb verständlich erscheint. Dies ist eine Beschreibung von Vorgängen, die während der Lektüre immer klarer und nachvollziehbarer werden.

Was das »Homöo Plus«-Gerät alles kann, erfahren Sie im dritten Kapitel »Heilkünste der Zukunft«.

Selbsterfahrung bei Grippe

Wie in jedem Jahr erwischte mich auch im Winter 2005 ein grippaler Infekt, nicht sonderlich stark, aber lästig.

Was kann mir schon passieren, dachte ich, ich habe Homöopathie zur Verfügung, Orgonstrahler, die effektivsten Schwingungskompositionen und und und ... Also bestrahlte ich mich nach allen Regeln der alternativen Heilkunst. Nach drei Tagen stellte sich immer noch keine Besserung ein. Bellender Husten, dicker Hals, verstopfte Nase, gerötete Augen, dröhnender Kopf. Ich war total irritiert. Wieso hilft es anderen und mir nicht? Ich hatte doch alles genau ausgetestet.

Also versuchte ich, meine angeborene Ungeduld zu drosseln und auf meine innere Stimme zu hören. Die Rute in der Hand fragte ich: »Habe ich etwas vergessen?« Antwort (sehr starke Rechtsschwingung): »Ja!« Durch weiteres gezieltes Fragen wies mich die Rute zu dem Regal mit den diversen Blütenessenzen, ausnahmsweise nicht zu den Bachblüten, sondern zu den Baumblüten, die mir Erich Körbler kurz vor seinem plötzlichen Tod geschenkt hatte.

Ich testete die Blüten »Stechpalme« und »Japanische Scheinquitte« aus, beide fördern die Energie auf verschiedene Weise. Dazu wählte ich, pardon, wählte »es« die Aloha-Essenz »Yellow Ginger«. Diese von der Vulkaninsel Big Island auf Hawaii stammenden Blüten-Informationen haben eine unglaubliche energetische Kraft. Die von mir gewählte Essenz steht für »Entspannung« und »Förderung des Energieflusses«.

Ob Sie es glauben oder nicht: Bereits innerhalb einer Stunde nach Einnahme dieser Mittel – nur wenige Tropfen auf ein Glas Wasser – fühlte ich, wie mich der Grippe-Teufel widerwillig aus seinen Fängen ließ. Jetzt wurde mir auch klar, warum ich nicht gleich Erfolg gehabt hatte: Ich hatte mich zu ausschließlich auf meine körperlichen Symptome konzentriert und zu wenig auf die außerkörperliche Energiehülle geachtet. Dabei hätte es mir bei den vorliegenden Berichten von Orgon-Anwendern auffallen müssen, dass Heilung oft erst eintritt, wenn auch die psychischen Probleme – z.B. mit Hilfe von Blütenessenz-Schwingungen – mit behandelt werden. Meine Essenz war also genau richtig. Körper, Geist und Seele sind nun einmal eine Einheit. Ich wurde deutlich darauf hingewiesen, eine Krankheit von allen

Seiten zu betrachten. Nachdem ich das erkannt hatte, war auch mein Körper bereit für die Energie der verschiedenen Schwingungen, die ich mir mit dem Orgonstrahler einstrahlte.

Doch hatte ich mich zu früh auf rasche Genesung gefreut? Plötzlich bekam ich einen Husten, der mich aus einem Bell-Wettbewerb mit meinen Hunden als eindeutigen Sieger hervorgehen ließ. Was war jetzt wieder los? Irgend etwas fehlte immer noch. Es war, wie sich durch weitere Testung herausstellte, das homöopathische Mittel »Drosera rotundifolia« (rundblättriger Sonnentau) in der Potenz C300 sowie kolloidales Silber, welches ich mit einer Sprayflasche in meinen Rachen sprühte.

Nach Einnahme dieser Mittel war ich wieder vollkommen vital und gesund.

Ich erzähle diese nicht sonderlich spannende Geschichte, um zu zeigen, dass man bei der Schwingungstherapie viel Geduld braucht und gewissermaßen sein eigener Arzt ist. Ich übernehme im Sinne von Prof. Dr. Robert Mendelsohn die Verantwortung für mich und lasse mir nicht von anderen vorschreiben, was ich zu tun und zu lassen habe, wenn es um meine Gesundheit geht. Natürlich kann man das nicht ganz unwissend tun. Um so erfreulicher, dass Sie bereit sind, Ihr Wissen mit meinen Erfahrungen zu bereichern.

Natürliches Antibiotikum

Kolloidales Silber ist ein natürliches Antibiotikum, das es in guten Apotheken gibt und das ich Ihnen nur empfehlen kann. »Kolloidal« bedeutet, dass das Silber mittels eines elektrischen Verfahrens, bei dem positive Silberionen im Wasser abgeschieden werden, in mikroskopisch kleine Teilchen zerlegt wird.

Im Gegensatz zu den chemischen Antibiotika mit ihren oft sehr unangenehmen Nebenwirkungen handelt es sich hier um ein Antibiotikum, das nicht nur gegen Bakterien, sondern auch gegen Viren, Parasiten und Pilze wirkt – und das ganz ohne Nebenwirkungen. Die Silberionen durchbrechen die Atmungskette der Mikroorganismen und legen dadurch ihren Stoffwechsel lahm. Deshalb ist es auch nicht möglich, dass Keime gegen dieses natürliche Antibiotikum resistent werden, wie dies bei chemisch hergestellten Antibiotika immer häufiger der Fall ist.

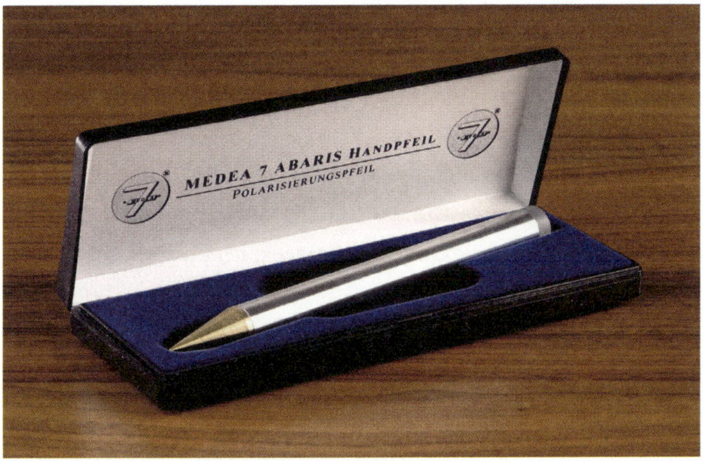

Der Abaris-Handpfeil

Der helfende Pfeil – immer dabei

Eine andere Orgon-Erfindung des vielseitigen Arno Herbert möchte ich unbedingt noch erwähnen, den ABARIS-Handpfeil. Dieser Handpfeil wird sowohl zur Harmonisierung von Störzonen in Körper, Geist und Seele eingesetzt als auch zur Neutralisation von biologischen Krankheitserregern und umweltbedingten Krankheitsauslösern.

Der ABARIS-Pfeil ist ein Photonenstrahler, der auf Basis eines geschlossenen Neutralisierungs- und Optimierungsprogramms funktioniert, in dem Tausende verschiedener Informationen gespeichert sind. Photonen sind kleinste Energieteilchen einer elektromagnetischen Strahlung. Man nennt sie auch Lichtquanten. Die Photonen transportieren die Informationen an den gewünschten Ort (z.B. zum Menschen, in Lebensmittel, in die Störzone). Mittels des Bioresonanzprinzips findet dann eine Prüfung statt, welche dieser Informationen zutreffend sind. Ausschließlich diese Informationen werden dann aus dem geschlossenen Programm herausgefiltert und abgestrahlt. Dieser Vorgang läuft mit Lichtgeschwindigkeit ab. Durch die Prüfung nach dem Bioresonanzprinzip ist eine Falschanwendung praktisch ausgeschlossen.

Ich habe den ABARIS ständig bei mir, besonders auf Reisen. Der Metallstift ist handlich, kaum größer als ein Kugelschreiber. Während eines Aufenthalts in Florida schlief ich in einem durch Erdstrahlen gestörten Bett. Ein paar Mal mit dem Stift eine Handbreit über der Matratze in Längsrichtung gestrichen – und ich konnte wieder friedlich schlafen.

Meine Frau und ich gehen selten in ein Restaurant, weil uns nur das gut tut, was wir selber kochen. Kommt es dennoch einmal vor, nehme ich den Pfeil mit und bestrahle, für die Öffentlichkeit nahezu unauffällig, jeden Teller und jede Schüssel, jedes Glas und jede Flasche ein paar Sekunden mit dem ABARIS.

Das funktioniert immer, uns wird danach niemals übel, nicht einmal nach den scharf gewürzten Kutteln, die ich mag, die mir aber ohne diese Hilfe nie bekommen. Aber wehe, ich vergesse einmal meinen spitzen Begleiter!

Ein weiteres Beispiel: Die 16-jährige Isabell bekam nach einen Ausflug ins Grüne ein Jucken und Brennen in den Augen. Bis zum nächsten Tag waren die Augen noch mehr gerötet und geschwollen. Starke Schmerzen setzten ein. Die vom Arzt verschriebene Antibiotikasalbe brachte keine Linderung. Schließlich versuchte es das Mädchen mit dem ABARIS. Immer wieder hielt sie den Pfeil vor die Augen.

Das Ergebnis war verblüffend! Man konnte zusehen, wie die Augen gesund wurden. Die Schwellung ging rapide zurück und die Augen eiterten nicht mehr. Nach etwa acht Stunden konnte Isabell wieder ihre Kontaktlinsen einsetzen. Am nächsten Tag war so gut wie nichts mehr von der Bindehautentzündung zu sehen.

Verwendet man den ABARIS zur Optimierung von Lebensmitteln, wirkt er energetisierend und polarisierend. Wie hoch dieser Energiewert ist, hängt von der Herkunft und der Zubereitung der Lebensmittel ab, denn natürlich kann ein in der Mikrowelle erwärmtes Essen nicht die gleichen Energiewerte enthalten wie ein schonend gegartes Essen.

Immer wieder höre ich von Leuten, dass sie auf Euro-Münzen allergisch reagieren. Manche bekommen durch die Geldbörse in der Gesäßtasche sogar in die Hüfte ausstrahlende Schmerzen. Niemand kann erklären warum. Vielleicht ist es die innerliche Ablehnung einer ungeliebten Währung. Mein Tipp: Wenn man Münzen hin und wieder mit dem ABARIS-Pfeil bestrahlt, verschwinden die Beschwerden.

Drittes Kapitel

Heilkünste der Zukunft?

Radionik ist, vereinfacht ausgedrückt, ein System zur Ferndiagnose und Fernbehandlung. Dieses System funktioniert nachgewiesenermaßen von Mensch (Heiler) zu Mensch (Patient), aber auch in Verbindung mit bestimmten Spezialgeräten. Ich wage zu behaupten, dass Radionik die Heilkunst der Zukunft ist, obwohl sie doch scheinbar jeglicher Logik entbehrt. Ein Therapeut behandelt jemanden, der sich am anderen Ende der Welt befindet – und hat Erfolg. Unfassbar!

Am 29. Januar 2004 sah ich eine TV-Sendung von Pfarrer Jürgen Fliege. Ich bewundere diesen Mann ob seines Mutes, mit dem er Themen aufgreift, die die »etablierte Wissenschaft« nicht einmal mit der Zange anfassen würde. In besagter Sendung ging es um die Fernheilung. Es sprachen vor allem hoch angesehene Ärzte, die – man höre und staune – dieses Phänomen nicht nur bestätigten, sondern selbst Fernheilung ausüben. Natürlich nicht, ohne dafür von der Kollegenschaft aus der Schulmedizin abgewatscht zu werden.

Dr. Harald Wiesendanger, eine Kapazität auf dem Gebiet der Fernheilung, sagte, dieses Phänomen sei längst mit einer Fülle von Studien nachgewiesen. Es handle sich dabei um eine Form der Informationsübertragung, die sogar bei Aids und anderen schweren Krankheiten wirken könne.

Ein Orthopäde führte die Quantenphysik als Beweis für diese Form der Heilung an. Es sprach auch die Heilerin Claudia Kirsch. Ihr genügt ein Foto des Kranken, um ihm dank ihrer medialen Gabe Energie zu schicken. Als Zeuge trat ein Lkw-Fahrer auf, der zugab, derlei Heilungen für Hokuspokus gehalten und zunächst total abgelehnt zu haben. Doch dann wurden seine Rückenschmerzen so schlimm, dass er sich kaum rühren konnte. Kein Arzt konnte helfen. Schließlich war er damit einverstanden, dass seine Frau ein Foto von ihm an Frau Kirsch schickte. Er meinte: »Wenn es nix nützt, so schadet es wenigstens nicht.«

Der Mann schilderte, wie ihn einige Zeit, nachdem die Heilerin sein Foto hatte, plötzlich ein warmes Gefühl durchströmte. Das wiederholte sich ein paar Mal. Auf die Frage von Moderator Fliege, wie es ihm denn jetzt gehe, meinte der Ferngeheilte, dass er wieder normal seinem Beruf nachgehen kann.

In seinem Schlusswort sagte Jürgen Fliege: »Wie haben viel zu viel aufwändige Medizin. Was wir brauchen, ist eine Medizin, die sich den Kranken zuwendet!«

Ein halbes Jahr später, am 19. Juli 2004 auf 3Sat, trat ein Herr Dr. Wolf gegen jegliche Art von Fernheilung auf und tat sie als Sinnestäuschung ab. Das veranlasste den Moderator zu fragen, warum er denn nicht der Gegenseite die Gelegenheit gebe zu beweisen, dass Geist- bzw. Fernheilung sehr wohl funktioniert. Vor einer Antwort drückte sich Dr. Wolf.

Ein Beweis wurde jedoch gleich in der Sendung erbracht. Prof. Antonov von der Universität Sofia übertrug seine Energie auf ein Glas Wasser. Es konnte messtechnisch nachgewiesen werden, dass dieses »bestrahlte« Wasser zehn Mal mehr Energie hatte als eine normale, unbehandelte Wasserprobe.

Prof. Antonov beeinflusste Hautkrebszellen in einem Labor der Universität Basel unter der Aufsicht von Prof. Dr. Albert Eberle. Anschließend wurde mit komplizierten Untersuchungsmethoden eindeutig ein positiver Effekt auf die kranken Zellen festgestellt. Der Test kann beliebig oft mit demselben Ergebnis wiederholt werden.

David V. Tansley schreibt in seinem Buch *Radionik*: »Obwohl wir größtenteils von unserem logischen Verstand beherrscht werden, ist es eine bemerkenswerte Tatsache, dass viele der größten wissenschaftlichen Entdeckungen nicht so sehr durch den Gebrauch der intellektuellen Fähigkeiten zustande kamen, sondern durch intuitive Einsichten ... Nicht die geringste dieser Entdeckungen war Einsteins Relativitätstheorie, die die Weltsicht des Menschen grundlegend änderte.«

Vielen Kranken, die schon alles Mögliche an Heilungsversuchen vergeblich ausprobiert haben, hat die Radionik geholfen, oft in Verbindung mit anderen Therapieformen, etwa der Homöopathie, der Orgonbestrahlung und anderer sanfter Heilmethoden, die den Körper nicht belasten. Ein Allheilmittel ist die Radionik leider nicht. Wir werden auch in Zukunft nicht ohne Chirurgen und Medikamente auskommen. Doch die Radionik hat den Vorteil, ganzheitlich zu wirken, Körper, Geist und Seele zu erfassen.

Entdecker der Radionik war der 1863 geborene amerikanische Arzt Dr. Albert Abrams. Er studierte u.a. an der Universität Heidelberg und promovierte dort »summa cum laude«. Er verkehrte mit medizinischen Kapazitäten wie Virchow, Helmholtz oder Wassermann. Zurück im heimatlichen Kalifornien, wurde er bald Professor und Direktor der Klinischen Medizin an der Leland Stanford University.

Dank seines ererbten Vermögens hätte Abrams ein schönes, ruhiges Leben führen können. Doch er widmete sich voller Eifer seinen Forschungen, die schließlich zu der Erkenntnis führten, dass Krankheiten weniger eine Störung auf zellulärer Ebene sind, sondern vielmehr mit einem Ungleichgewicht der Elektronen in den Atomen des Körpers zu tun haben. Seine Theorie: Krankheit ist eine Form von strahlender Energie. Dies führte dann zu der Bezeichnung »Radionik«, zusammengesetzt aus »Radiation« (Strahlung) und »Elektronik«.

Abrams baute einen variablen Widerstandmesser und stellte fest, dass z. B. Krebs bei 50 Ohm gemessen werden konnte, Syphilis bei 55 Ohm usw. Er erstellte nun einen Atlas der Krankheitszonen und ihrer Widerstände in Ohm. Trotz massiver Anfeindungen seitens seiner Kollegen konstruierte der Forscher ein Gerät, in das eine Blutprobe seiner Patienten eingebracht werden konnte. Der Kranke selbst musste nicht anwesend sein. So konnte Dr. Abrams eine beliebige Anzahl von Patienten überprüfen. Und das System funktionierte!

1924, während der Entwicklung eines Behandlungsgerätes, starb Albert Abrams. Junge Forscher setzten seine Arbeit fort. In den dreißiger Jahren entwickelte die Chiropraktikerin Dr. Ruth Drown in Hollywood ein eigenes Radionik-Instrument. Sie ging davon aus, dass der Mensch von einem großen Energiefeld umgeben ist und dass wir alle durch dieses Feld miteinander verbunden sind. Daher, so folgerte sie, müsse es möglich sein, einen Patienten fernzubehandeln, wenn man sich einer Blutprobe als Bindeglied bediente. Der Blutstropfen eines Patienten sei wie eine Gruppe von Kristallen, in welchen die gesamte Person aufgezeichnet sei, sagte sie. Dr. Drown erzielte tatsächlich sogleich Ergebnisse, die ihre Hypothese bestätigten.

Die Geräte der amerikanischen Ärztin wurden in den folgenden Jahren weiter verfeinert, vor allem in England, wo die Ärzteschaft seit jeher alternativen Heilmethoden aufgeschlossener gegenübersteht als bei uns.

Anfang der dreißiger Jahre entwickelte der Forscher Malcolm Rae in England einen Apparat, mit dem man in Verbindung mit bestimmten geometrischen Mustern homöopathische Mittel erzeugen konnte. Jahre später hat Arno Herbert mit dem »Homöo Plus« ein Gerät geschaffen, dessen Möglichkeiten weit umfassender, ja beinahe unbegrenzt sind.

In den siebziger Jahren behandelten die Radionik-Therapeuten auch den feinstofflichen Körper und die Chakren (siehe auch Kapitel 7). Auf diese Weise konnten bisher verborgene Krankheitsursachen genauer bestimmt und behandelt werden, was ja der Sinn einer ganzheitlichen Medizin ist.

Radionik wirkt sogar bei Pflanzen

Bemerkenswert ist, dass bereits Paracelsus, der berühmte Arzt des Mittelalters, an die Fernheilung glaubte. Er schrieb: »Die Sonne kann durch ein Glas hindurch scheinen und Feuer kann durch die Wand eines Ofens hindurch Wärme ausstrahlen, obwohl die Sonne nicht durch das Glas hindurch geht und das Feuer nicht durch den Ofen hindurch dringt. Auf die gleiche Weise kann der Mensch über die Entfernung hinweg wirken, während er in Ruhe an seinem Platz bleibt.«

Die amerikanischen Forscher Backster und Vogel haben durch eindrucksvolle Experimente nachweisen können, dass Pflanzen und andere Lebensformen eine eindeutige sensible Reaktion auf das zeigen, was in ihrer Umgebung geschieht, und sogar auf das, was gedacht wird.

Im Ort Findhorn, im nördlichsten, unwirtlichsten Zipfel Schottlands, lebt eine spirituelle Gemeinschaft, die ein Paradebeispiel für die Kommunikation zwischen Mensch und Pflanze ist. Vor über 30 Jahren strandeten in einem kleinen Caravan sechs Personen – drei Kinder und drei Erwachsene – in diesem sturmumtosten Nest. Um zu überleben, pflanzten sie auf dem karstigen, sandigen Boden Gemüse an. Eileen Caddy, heute 86, nahm Kontakt mit den »Devas«, den Geistwesen der Pflanzen, auf. Sie ging genau nach deren Anweisungen vor und ließ sich auch nicht vom Hohn der Einheimischen beeinflussen.

Und das Wunder geschah: Auf dem fast toten Boden wuchsen riesige Kohlköpfe heran, auch das übrige Gemüse gedieh prächtig. Diese kleine Sensation machte die kleine Kommune bald berühmt, sie wurde immer größer, aus der einstigen Müllhalde entstand ein blühender Garten. Heute ist Findhorn ein Meditationszentrum, zu dem Menschen aus aller Welt pilgern, über zehntausend in einem Jahr, darunter auch viele Deutsche.

David V. Tansley, einer der herausragenden modernen Radionikforscher, selbst Chiropraktiker, hat ebenfalls ein Gerät entwickelt,

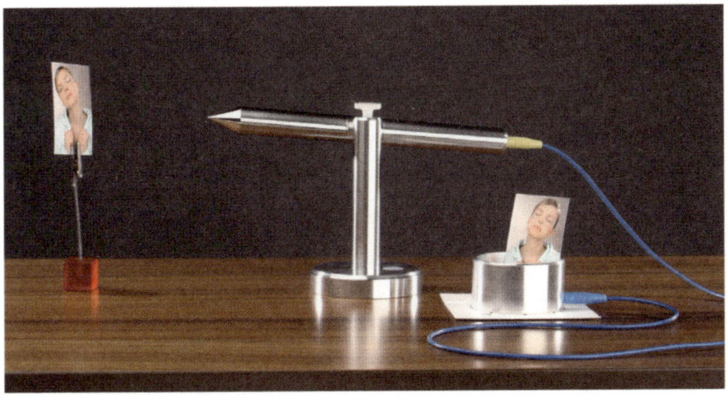

Schwingungsumwandlung über Fotos mit dem Orgonstrahler

mit dem mittels verschiedener Schwingungswerte der – abwesende – Patient über eine Haarlocke oder einen Blutstropfen behandelt werden kann. Er erklärt den Vorgang so: »Eine Radionik-Behandlung ist die Projektion einer Serie kodierter Befehle, die von den verschiedenen Energiefeldern des Patienten in einer Weise aufgenommen und befolgt werden sollen, die es ermöglicht, dass sich im physischen Körper ein Zustand der Harmonie und Gesundheit manifestieren kann.«

Unser Körper, so Tansley, ist nach einem archetypisch vollkommenen Plan angelegt. Krankheit stellt eine Abweichung von diesem Plan dar. Sie wirkt sich zuerst auf der Ebene des Energiefeldes und dann auf der körperlichen Ebene aus. Die Körperzellen, die in Unordnung geraten sind, werden durch die Frequenzen daran erinnert, wie sie funktionieren sollen, damit sich auf sanfte Weise wieder Gesundheit einstellt.

So unglaublich und schwer verständlich das alles auch sein mag – Tausende von Radionik-Patienten weltweit wissen, dass es funktioniert. Dass selbst schwierige Fälle geheilt werden können, erklärt Tansley damit, dass der Behandelnde immer nach den Ursachen sucht, und wenn er sie identifiziert hat, diese behandelt und nicht die Symptome.

Und so wird's gemacht…

Wenn ich nicht zu Hause bin, lasse ich die Orgon-Heinzelmännchen für meine Gesundheit arbeiten.

Ich nehme ein Foto von mir oder eine Haarprobe und lege dies in den Becher des Orgonstrahlers. Die Spitze des Strahlers richte ich auf ein zweites Foto bzw. eine zweite Haarprobe von mir. Im Strahler werden so die Fehlschwingungen in meinem Körper in heilende Schwingungen umgewandelt.

Man kann sich natürlich auch direkt mit eigenen Sekreten behandeln, wobei die Eigenurinbehandlung die bekannteste ist. Man erspart sich allerdings dank des Orgonstrahlers das Trinken dieses Körpersaftes und nutzt nur dessen Schwingungen. Die Information des Urins kann man mit dem Gerät direkt einstrahlen oder man kann sie auf Wasser übertragen und dieses trinken. Besonders bewährt hat sich diese Form der Eigenurinbehandlung – am besten mit einer Probe des Morgenurins – bei Infektionen, die durch Viren oder Bakterien ausgelöst werden, etwa bei einer Grippe.

Auch hier gibt es verschiedene Formen der Behandlung. Man kann den Urin z.B. in ein Schnapsglas füllen, in den Becher stellen und die Schwingungen direkt via Strahler auf den Körper einwirken lassen. Oder man bestrahlt mit dem Urin Wasser, das man trinkt bzw. bei einer Halsentzündung damit gurgelt. Auch Umschläge sind möglich.

Bei Blasen- und Nierenleiden erweist sich die Urin-auf-Urin-Bestrahlung als sehr wirkungsvoll. Dabei kommt eine Urinprobe in den Becher des Strahlers, eine andere vom gleichen Urin vor die Spitze des Orgonstrahlers. Die Eigenheilschwingung wirkt naturgemäß vor allem im Nieren- und Blasenbereich. Zu beachten ist nur, dass die Urinprobe im Gegensatz zu Blut oder Haaren immer wieder, am besten täglich, erneuert werden muss.

Zur Begleitung anderer Behandlungsarten wenden Ärzte und Heilpraktiker die Eigenurintherapie auch bei Allergien und natürlichen Krankheitserregern an, ebenso zur Stärkung des Immunsystems.

Ähnlich wie beim Urin geht man auch bei der Eigenblutbehandlung vor. Man braucht von dem kostbaren Saft allerdings nur einen Tropfen, zum Beispiel auf einem Tupfer. Einen Teil des blutigen Tupfers geben Sie in den Becher, den anderen vor die Spitze des Orgonstrahlers. Auch hier kann man alle erwähnten Arten der Bestrahlung vornehmen. Blut trägt ähnlich wie Urin alle Schwingungen des jeweiligen Organismus in sich und eignet sich daher ausgezeichnet zur Aufbereitung von Eigenheilschwingungen.

Sehr gut bewährt sich die Eigenblutbehandlung bei blutenden Verletzungen. Man nimmt mit zwei Tupfern Blut ab, legt den einen Tupfer in den Becher, den anderen vor die Spitze des Orgonstrahlers. Man kann die beiden Bluttupfer ohne Schwierigkeiten stunden- oder tagelang ineinander bestrahlen. Die Wundheilung wird dadurch enorm beschleunigt und eine Infizierung der Wunde ist praktisch ausgeschlossen.

Auch andere Körpersekrete eignen sich für eine Behandlung, etwa Tränenflüssigkeit bei einer Bindehautentzündung, Wundsekret bei nässenden Wunden, Eiter bei eitrigen Pusteln, Schleimhautsekret aus dem Nasen- oder Mundbereich bei Schnupfen bzw. Halsentzündung, Samenflüssigkeit bei Potenz- oder Fruchtbarkeitsproblemen und vieles mehr.

Die Eigensekretbehandlung mit dem Orgonstrahler lässt sich auch kombinieren, indem man zu dem Eigensekret im Becher, wie bereits erwähnt, noch andere Informationen eingibt, z.B. Bachblüten, Edelsteine, Farben, homöopathische Mittel oder Raten aus dem Schwingungspotenzierer. Die Kombinationsmöglichkeiten sind nahezu unbegrenzt.

Es lassen sich sogar chemische Medikamente mit dem Orgonstrahler einstrahlen. Voraussetzung ist jedoch, dass das Medikament für den Körper objektiv positiv ist und nicht hemmend in lebensnotwendige Vorgänge eingreift. Beispielsweise werden fiebersenkende Medikamente vom Orgonstrahler nicht übertragen. Fieber ist eine positive Reaktion des Körpers, solange damit keine Gefährdung des Lebens einhergeht. Der Körper schraubt die Temperatur nach oben, um Viren und Bakterien zu vernichten. Folglich wäre eine Fiebersenkung für den Körper unerwünscht.

Anders sieht es bei chemischen Medikamenten aus, die den Körper aufbauen und Schmerzen lindern. In Kochsalzlösung aufgelöste und eingestrahlte Schmerztabletten haben meist dieselbe Wirkung wie in eingenommener Form – allerdings ohne Nebenwirkungen. Zäpfchen eignen sich nicht zum Einstrahlen. Tropfen dagegen können Sie einfach in der Tropfflasche in den Becher stellen. Medikamente in Kapsel- oder Tablettenform sollten Sie immer in Kochsalzlösung auflösen.

Der Körper nimmt nur jene Schwingungen auf, die er benötigt. Bei neuen Medikamenten wird geraten, zunächst eine Tablette oder ein paar Tropfen einzunehmen. Die grobstofflichen, chemischen Informationen müssten erst vom Körper identifiziert werden, um eine feinstoffliche Übertragung möglich zu machen.

Renaissance der Homöopathie

Die Homöopathie (der Begriff setzt sich aus dem griechischen »homoios« = ähnlich und »pathos« = Leiden zusammen) ist ein Heilverfahren, das viel älter ist als allgemein angenommen. Bereits vor 2500 Jahren ging der griechische Arzt Hippokrates (460–377 v.Chr.)

davon aus, dass der Kranke und nicht die Krankheit behandelt werden müsse und dass Krankheitserscheinungen (Symptome) Reaktionen des Körpers sind, um schädliche Einflüsse zu überwinden. Von diesem »Vater der Heilkunde« stammt auch die Idee, dass Gleiches mit Gleichem geheilt werden müsse. Ein Kranker sollte mit einem Mittel behandelt werden, das bei einem gesunden Menschen dieselben Symptome hervorruft wie die Krankheit beim Kranken.

Vor rund 200 Jahren griff der deutsche Arzt Samuel Hahnemann (1755–1843) diesen Gedanken auf und entwickelte die Homöopathie in ihrer heutigen Form. In zahllosen Versuchen entdeckte er, dass man »Ähnliches mit Ähnlichem« heilen könne. Er sammelte eine Unzahl natürlicher Stoffe, die beim Menschen Krankheitssymptome auslösen (giftige Pflanzen, tierische Gifte, infektiöses Material usw.). Kam nun ein Patient mit Krankheitssymptomen zu ihm, die denen einer bestimmten Substanz entsprachen, so setzte er zur Behandlung genau diese Substanz ein. Allerdings – und das war seine geniale Entdeckung – in sehr stark verdünnter und verschüttelter Form.

Nach seinen eigenen Worten erregt jedes wirksame Arzneimittel im menschlichen Körper eine Art von eigener Krankheit: »Man ahme die Natur nach, welche zuweilen eine chronische Krankheit durch eine andere hinzu kommende heilt, und wende in der zu heilenden Krankheit dasjenige Arzneimittel an, welches eine andere ähnliche Krankheit zu erregen imstande ist, und jene wird geheilt werden.«

Die zweite geniale Erfindung des Herrn Hofrats war das so genannte Potenzieren (lat. Potens = mächtig). Über den Vorgang der Potenzierung, bei der die Substanz immer wieder verdünnt und verschüttelt wird, äußerte er sich so: »So tot die Arzneistoffe uns erscheinen, wenn sie bloß roh da vor uns liegen, so gewiss ist dies doch nur ein Scheintod. Die tot erscheinende Arzneisubstanz besteht aus nichts anderem als aus konkreter reiner Kraft in einem gebundenen, gleichsam erstarrten Zustand, bis sie zur Ausübung ihrer Kraft gelangt.«

Bei der Potenzierung der homöopathischen Mittel wird die Arzneisubstanz »geopfert«. Das heißt, die homöopathischen Mittel haben sich durch die Potenzierung gleichsam entmaterialisiert. Dabei ist ihre, wie er sich ausdrückte, dynamische Qualität frei geworden. Heute würde man sagen: sie haben sich in reine heilende Schwingungen verwandelt. Darauf beruht die Wirkung der homöopathischen Heilmittel.

Für Hahnemann war die Krankheit eine feinstoffliche Verstimmung der Lebenskraft, daher sollte sie auch mit feinstofflichen Mitteln behandelt werden. Durch die Potenzierung wird die Ursubstanz der Arznei in eine verfeinerte Energie umgewandelt. Potenzierung bedeutet auch eine Erhöhung der Schwingungen. Und damit sind wir wieder bei unserer Schwingungs-Medizin. Die Kunst eines guten Homöopathen besteht darin, die Schwingung des homöopathischen Arzneimittels mit der Schwingung des Patienten in Resonanz zu bringen.

Seit Hahnemann wird das Verfahren der Potenzierung auf gleiche Weise angewandt, wobei gilt: Je höher die Potenz, desto stärker die Wirkung.

Man geht von einer Ursubstanz aus. In einem ersten Potenzierungsschritt wird ein Teil davon mit neun Teilen Alkohol versetzt und nach genauen Vorschriften geschüttelt. So entstehen Dilutionen (Lösungen), Globuli (Kügelchen), Tabletten und Triturationen (Verreibungen, Pulverform). Es gibt auch homöopathische Salben. Sie bestehen meist aus einem Teil Urtinktur und zehn Teilen Salbengrundlage.

Das Mischverhältnis im Bereich der D-Potenzen beträgt 1:9, d.h. auf einen Teil Urtinktur kommen neun Teile neutrale Substanz. So geht es dann weiter. Immer wird ein Teil der schon vorhandenen Potenz mit neun Teilen Alkohol versetzt und geschüttelt, um die nächsthöhere Potenz zu erhalten.

Bei den C-Potenzen sind die Potenzierungsschritte nicht 1:10, sondern bereits 1:100. Und bei den LM-Potenzen ist das Mischungsverhältnis sogar 1 : 50 000!

Was aber, wenn man kein homöopathisches Präparat zum Einschwingen hat? Kein Problem, mit Arno Herberts »Homöo Plus«, kaum größer als eine Zigarrenkiste, ist man in der Lage, energetische Abbilder von homöopathischen Mitteln rein informatorisch und in jeder beliebigen Potenz zu erzeugen. Auf die materielle Ursubstanz wird dabei verzichtet, es wird nur das informatorische Abbild der Urtinktur, Hahnemanns »Vitalessenz«, verwendet. Dieses Abbild spiegelt die ideale Urtinktur wider, denn sie enthält keinerlei Verunreinigungen, etwa von Pflanzen, die künstlich gezüchtet werden, oder von den elektrischen Schwingungen des Motors, mit dem üblicherweise die homöopathischen Präparate hergestellt werden.

Wussten Sie, dass z.B. das hochgiftige Arsen in entsprechender Verdünnung gegen Magenbeschwerden, aber auch gegen Erkältung wirksam ist? Oder dass Belladonna, das Gift der Tollkirsche, ein Idealmittel gegen Hals-, Kopf- und Ohrenschmerzen ist? Schon ein Hundertstel Gramm des Käfers Lytta vesicatoria ist für den Menschen absolut tödlich. Verdünnt wirkt dieser Käfer im homöopathischen Mittel Cantharis gegen Harnblasenschmerzen. Das Schlangengift Lachesis ist, homöopathisch aufbereitet, heilsam bei Halsschmerzen und Erkältung. Und Latrodectus – das tödliche Gift der Schwarzen Witwe, einer tropischen Spinne – wird in der Homöopathie erfolgreich gegen plötzlich auftretende Herzschmerzen eingesetzt. Ein letztes, scheinbar ekliges Mittel: Pyrogenium wurde vor über hundert Jahren von englischen Homöopathen aus Rindfleisch gewonnen, welches zwei Wochen lang in Wasser angesetzt und in die Sonne gestellt wurde. Das faulige Fleisch ist Ausgangsstoff für die homöopathische Potenzierung. Lange bevor es Antibiotika gab, bewährte sich Pyrogenium bei schweren infektiösen Fieberzuständen und akuten Lebensmittelvergiftungen.

Das sind nur einige Beispiele dafür, welche Ursubstanzen in der Homöopathie gewonnen werden. Natürlich werden homöopathische Mittel auch aus liebenswerten Pflanzen wie etwa Arnika, Kamille und Gänseblümchen hergestellt. Homöopathische Mittel können besonders bei chronischen und funktionellen Erkrankungen wahre Wunder wirken. Allerdings dauert es in der klassischen Homöopathie oft sehr lange, bis endlich das richtige Mittel in der passenden Potenz gefunden wird. Dazu ist eine sehr aufwändige Anamnese (Vorgeschichte einer Krankheit) nötig, die meist Stunden um Stunden dauert. Selbst, wenn dann das richtige Mittel gefunden wurde, hat man noch nicht die richtige Potenz – die Suche geht also weiter.

Diese Probleme gibt es für Sie, lieber Leser, nicht, denn Sie können, wenn Sie das Pendel-Einmaleins studiert haben, das für Sie oder für andere passende Mittel mit Rute oder Pendel herausfinden. Und dann stellen Sie lediglich am »Homöo Plus« die entsprechende Frequenz und Potenzierungsstufe ein.

Was aber, wenn Erstverschlimmerungen auftreten? Hat man eines der üblichen, in Apotheken hergestellten Mittel erst einmal eingenommen, dann gibt es kaum eine Möglichkeit, eventuelle ungute Nebenwirkungen zu stoppen. Mit einem Orgongerät kann das nicht passieren, denn hier »beschwingt« man sich mit dem selbst hergestellten Mittel, das in den Becher des Strahlers gestellt wird. Der Orgonstrahler arbeitet, wie wir wissen, im Resonanzverfahren, das heißt, es werden nur die Schwingungen übertragen, die der Körper braucht.

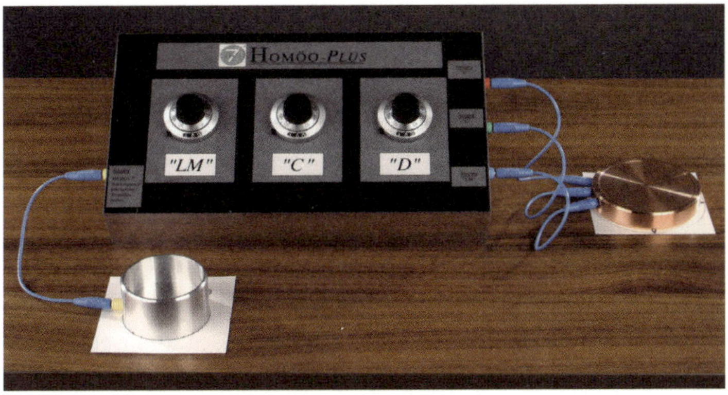

Der Homöo-Plus

Sollten dennoch unangenehme Heilreaktionen auftreten, kann man die Bestrahlung sofort unterbrechen, indem man das Mittel aus dem Becher nimmt.

Ein weiterer Vorteil des »Homöo Plus«, den ich als praktizierender Hypochonder sehr zu schätzen weiß: Ich brauche künftig nicht mehr die vielen, vielen Fläschchen in Kästen und Schubladen auf Vorrat zu lagern, denn dank diesem Gerät stehen mir einige hundert Urtinkturen zur Verfügung, die mit den rund 3000 einstellbaren homöopathischen Potenzen eine informatorische Hausapotheke vom Feinsten ergeben. Und das alles hat Platz auf meinem Nachtschränkchen.

Erstaunliche Gutachten

Bereits 1988 konnte Prof. Jacques Benveniste vom Institut *Inserm* in Paris nachweisen, dass menschliche Blutzellen auf Antikörper auch in einer Verdünnung ansprechen, in der kein einziges Molekül Antikörper mehr enthalten ist. Er ging bei seinen Versuchen davon aus, dass Wasser eine Art Erinnerungsvermögen für die Struktur biologischer Substanzen hat, so dass es Wirkungen ausübt, selbst wenn kein einziges Molekül dieser Substanzen mehr vorhanden ist.

Prof. Benveniste hatte diese Entdeckung in der angesehenen Wissenschaftszeitschrift *Nature* publiziert. Solch eine Veröffentlichung gelingt nur, wenn die Seriosität eines Autors über jeden Zweifel erhaben ist. Tatsächlich sandte die Redaktion von *Nature* das Manuskript des französischen Forschers zuerst mehreren Gutachtern zur Stellungnahme. Dann wiederholten Wissenschaftler in Israel, Italien und Kanada Benvenistes Experimente. Als auch dabei dieselben Ergebnisse erzielt wurden, blieb *Nature* keine andere Wahl, als sie zu veröffentlichen.

Ein zweiter Kronzeuge für die Wirksamkeit der Homöopathie ist Prof. Victor Gutmann, Leiter des Instituts für anorganische Chemie an der Universität Wien. Er schrieb das Buch *Die wissenschaftlichen Grundlagen der Homöopathie*. Darin geht es um die Information, die ein Arzneimittel enthält und weitergibt. Das Wirkprinzip ist dabei ganz anders als bei einem Medikament, das lediglich Symptome unterdrückt.

Prof. Gutmann gelang der Nachweis, weshalb selbst unvorstellbar hohe Verdünnungen noch eine Wirkung haben. Durch die Dynamisierung (Konzentrierung) beim rhythmischen Schütteln oder beim Verreiben wird die Information einheitlicher, d.h. »besser verständlich«.

Wie wirksam Homöopathie sein kann, zeigt eine medizinische Untersuchung, die an der Universitätsklinik in Glasgow durchgeführt wurde. Patienten mit Heuschnupfen bekamen ein hochpotenziertes homöopathisches Präparat, und zwar in einer »doppelblind« durchgeführten Studie. Das heißt, weder Ärzte noch Patienten wussten, wem das homöopathische Mittel und wem nur ein Scheinpräparat verabreicht worden war. Das Ergebnis: Die mit Homöopathie behandelten Kranken wurden gesund, die anderen nicht!

Es gibt noch eine andere Methode, um ein homöopathisches Mittel auf sich wirken zu lassen: Das Riechen. Erste Versuche mit dem Riechen an der Arznei überzeugten bereits Hahnemann davon, dass das Mittel gar nicht eingenommen werden muss. Je höher die Potenz, desto wirksamer die Riechmethode. Der Homöopath Dr. Herbert Fritsche meint deshalb auch, dass diese Hochpotenzen vergleichbar sind mit dem Od des Freiherrn von Reichenbach. Und damit sind wir wieder – Sie haben es erraten! – bei der kosmischen Energie Orgon.

Warum viele Schulmediziner die Homöopathie fürchten wie der Teufel das Weihwasser, ist mir ein Rätsel. Ist es Angst vor der Konkurrenz, die in so vielen Fällen billiger, effektiver und nebenwirkungsfreier heilt als ihre Methoden? Sicher, denn anders ist der Widerstand kaum verständlich.

Nur wenige Mediziner wagen es, sich dagegen zu wehren. Eine Vertreterin ist Dr. med. Veronika Carstens, ehemalige First Lady der Bundesrepublik. Sie sieht die Förderung der Naturheilkunde und der Homöopathie als ihre wichtigste Lebensaufgabe. 1982 hat sie mit ihrem Mann, dem damaligen Bundespräsidenten Prof. Dr. Karl Carstens, die Carstens-Stiftung gegründet, Europas größte Fördergemeinschaft für Komplementärmedizin, darunter auch die Homöopathie.

Dr. Veronika Carstens: »Allein meine eigenen Praxiserfahrungen bestätigen den Erfolg des sanften Heilverfahrens. Die Homöopathie hat einen Anspruch auf einen anerkannten Platz im deutschen Gesundheitssystem. Für den Erfolg der Homöopathie werde ich bis an mein Lebensende kämpfen.«

Ein Erfolg dieser großartigen, warmherzigen Dame: seit Februar 2004 gibt es in Deutschland die erste homöopathische Klinik in Bad Imnau. In diesem Krankenhaus werden homöopathische Behandlungen auch stationär durchgeführt. Davon profitieren vor allem Patienten mit chronischen Krankheiten wie zum Beispiel Neurodermitis, Asthma, Migräne, Darmerkrankungen und auch Krebs.

Heinz Huber, einer der Chefärzte der homöopathischen Klinik, hat sich in den letzten Jahren mit schweren Krankheiten wie Krebs beschäftigt. Er ist der Meinung, dass Homöopathie auch hier Großartiges leisten kann.

Der Zeitschrift *Fliege* entnehme ich einen spektakulären Fall: Der dreijährige Maximilian H. litt bereits seit seinem vierten Lebensmonat an Neurodermitis. Er zerkratzte sich das ganze Gesicht. Cortison, wie meist in solchen Fällen von der Schulmedizin verordnet, half vorübergehend. Als das mit starken Nebenwirkungen behaftete Medikament abgesetzt wurde, begann das Kratzen von neuem. Da entschloss sich die Mutter des Kleinen, eine homöopathische Ärztin aufzusuchen. Schon nach einem Kügelchen Globulum (Mehrzahl: Globuli) war die Haut am nächsten Tag deutlich besser. In den folgenden Tagen bekam der Junge weitere Globuli. Heute hat Maximilian keine Beschwerden mehr.

Tiere kennen keinen Placeboeffekt

Ich erzähle gern von selbst erlebten Geschichten, vor allen Dingen dann, wenn man dabei jeglichen Placeboeffekt ausschließen kann.

Mein Kätzchen Putzi litt an hartnäckigem Schnupfen. Also habe ich aus der Liste der Urtinkturen ein Mittel ausgewählt und neutrale Globuli mit der entsprechenden Frequenz über den »Schwingungspotenzierer« angereichert. Anschließend habe ich das Präparat mit dem »Homöo Plus« auf die gewünschte Potenz gebracht, in diesem Falle war es C 200. – Putzi dankt es mir mit einem freien Näschen. »Keine Risiken und Nebenwirkungen« – der Körper wird in die Lage versetzt, sich selbst zu helfen.

Natürlich gibt es auch Enttäuschungen, weil das Leben nun einmal endlich ist. Unser stets gutmütiger, lieber alter Kater Johnny wurde immer dünner, war nur noch Haut und Knochen. Ich bestrahlte ihn täglich, testete aus, welche Mittel in welcher Potenz er brauchen könnte. Es fiel mir auf, dass er häufig den Orgonstrahler suchte und sich gern davor legte. Doch es half alles nichts, seine Zeit war wohl gekommen. So wie er vor Jahren schwer verletzt auf einmal vor unserer Haustür stand, um nie mehr wegzugehen, so verließ er uns, betrauert und beweint, mit letzter Kraft, um draußen irgendwo allein zu sterben. Aber auch das gehört ja letztlich zum Universum.

Die Mineralsalze des Dr. Schüßler

Dr. med. Wilhelm Heinrich Schüßler (1821–1898) ging ähnlich wie sein Zeitgenosse Samuel Hahnemann von dem Prinzip aus, dass man mit homöopathischen Verdünnungen heilen könne. Im Gegensatz zu Hahnemann beschränkte sich Schüßler jedoch auf die zwölf Minerale, aus denen der menschliche Körper besteht. Nach Jahren homöopathischer Arzttätigkeit behandelte Dr. Schüßler seine Patienten nur noch mit diesen homöopathisch verdünnten zwölf biochemischen Mineralsalzen, die als Schüßler-Salze weltweit bekannt wurden. Er war der Meinung, dass er als Arzt am Krankenbett mit dieser geringen Anzahl an Heilmitteln schneller und effektiver therapieren könne als mit der riesigen Anzahl der üblichen homöopathischen Präparate.

Da mit diesen Schüßler-Salzen die erstaunlichsten Heilerfolge erzielt werden können, möchte ich es nicht versäumen, meine Leser auf diese Methode aufmerksam zu machen.

Dr. Schüßler war überzeugt, mit den im menschlichen Körper enthaltenen Salzen alle Krankheiten heilen zu können, sofern noch keine irreparablen Organschäden vorhanden sind. Er sagte: »Diese biochemischen Mittel genügen, nach richtiger Wahl angewendet, zur Heilung aller durch innerliche Mittel heilbaren Krankheiten. Die im Blute und in den Geweben vertretenen anorganischen Stoffe genügen zur Heilung aller Krankheiten, welche überhaupt heilbar sind.«

Schüßlers Heilmethode lässt sich auf folgenden Nenner bringen: Der Mensch kann nur gesund bleiben, wenn die notwendigen Mineralstoffe in seinem Körper vorhanden sind. Fehlen sie, so braucht er geeignete Impulse, die ihm helfen, den notwendigen Mineralstoffmangel selbst zu beheben.

Dr. Günter Harnisch schreibt in seinem Buch *Die Schüßler-Mineraltherapie*, dass sich die Schüßler-Methode gerade wegen ihrer Klarheit,

Überschaubarkeit und einfachen Anwendbarkeit als Möglichkeit gesundheitlicher Selbsterfahrung eignet. Eine Art Hausapotheke, bestehend aus den zwölf Schüßlermineralen, kann sich jeder leisten – finanziell wie auch von seiner Fähigkeit zur Selbstanwendung her.

Dr. Schüßler entwickelte zum Herausfinden der richtigen Minerale eine eigene Antlitz-Diagnostik. Demnach verraten typische Anzeichen dem geübten Therapeuten, welcher Mineralstoff dem Patienten fehlt.

Die zwölf Schüßler-Salze

Nr. 1 **Calcium fluoratum** ist wichtig als Aufbaumittel für Zähne, Knochen und die elastischen Hautzellen, kräftigt die Gefäße. Menschen mit Arterienverkalkung sollten über längere Zeit Calcium fluoratum nehmen. Oft löst sich dann der eingelagerte Kalk wieder auf und der Blutdruck normalisiert sich. Hilft bei den meisten Knochenproblemen, ebenso bei Hämorrhoiden, Krampfadern, Herzerweiterung und bei Gewebeerschlaffung.

Kleine Längs- und Querfalten auf rötlichdunklem Hautuntergrund an den inneren Augenwinkeln zeugen vom Fehlen dieses Salzes. Die Augen wirken umschattet.

Nr. 2 **Calcium phosphoricum** ist ein Kräftigungs- und Blutregenerierungsmittel, auch gut für die Nerven. Spielt eine wichtige Rolle bei der Umwandlung von pflanzlichem und tierischem Eiweiß zu körpereigenem Eiweiß. Es fördert das Wachstum in der Kindheit. Genügend Calcium phosphoricum kann u.a. Krebs verhindern, es fördert guten Schlaf und bewahrt vor Nervosität.

Typisch für einen Mangel an diesem Mineral ist eine wächserne, käsige Gesichtshaut.

Nr. 3 **Ferrum phosphoricum** gilt als Fieber-, Schmerz- und Muskelmittel, hilft bei Entzündungen, spielt eine wichtige Rolle in der Infektabwehr. Bei Ansteckungsgefahr, etwa bei Grippe, sollte man dieses Heilmineral vorbeugend einnehmen. Hilft bei Schmerzen, die mit Schwellung, Rötung und Druckempfindlichkeit einhergehen. Eignet sich als Mittel gegen alle Entzündungen.

Bläulich-schwarze Schatten an den inneren Augenwinkeln, bei Fieber hingegen eine hitzige Röte, deuten auf einen Mangel an Ferrum hin. Rechtzeitige Gaben des Ferrumsalzes steigern die Immunabwehr und können einen Infekt entscheidend abkürzen.

Nr. 4 **Kalium chloratum** ist ein wichtiges Drüsen- und Entzündungs-Mittel, wirkt aber auch beruhigend bei erregten Nerven und Muskeln. Die Gelenkschmiere wird gefördert. Alle Schleimhautentzündungen (Magenschleimhaut, Bronchitis, Heiserkeit, Schnupfen usw.) erfordern Kalium chloratum.

Typisch für einen Mangel: Das Gesicht hat eine milchig-bläuliche oder milchig-rötliche Färbung, die sich manchmal auch auf den ganzen Körper ausdehnen kann. Die Zunge kann weiß bis grau belegt sein.

Nr. 5 **Kalium phosphoricum** leistet gute Hilfe bei Nervenproblemen, Infektionen, hohem Fieber, Schlaflosigkeit, fauligen Absonderungen, Erschöpfung, Unlust, Gedächtnisschwäche. Wichtig für eine gute Herzleistung. Fehlt dieses Lebenssalz, kann es zu Depression und anderen psychischen Störungen kommen. Rauchen verringert den Anteil an Kalium phosphoricum im Körper.

Kennzeichen für einen Mangel: aschgraue Hautfarbe, vor allem um die Augen. Der Gesichtsausdruck wirkt müde und apathisch. Diese Menschen sind meist sehr ruhebedürftig.

Nr. 6 **Kalium sulfuricum** wirkt auf die Schleimhäute und den Blutkreislauf, gilt auch als Entzündungsmittel, aktiviert den Stoffwechsel. Hilft bei Sauerstoffmangel und Hautleiden mit Abschuppungen sowie bei rheumatischen Gelenkschmerzen.

Fehlt dieses Lebenssalz, ist das Gesicht dieser Menschen gelblichbraun verfärbt, manchmal gelb fleckig. Sie haben oft Probleme mit der Verdauung und leiden unter Konzentrationsschwäche.

Nr. 7 **Magnesium phosphoricum** ist ein gutes Nervenmittel, wirkt auf Gehirn und Rückenmark, hilft bei Krämpfen, Koliken und Migräne, senkt den Cholesterinspiegel, trägt dazu bei, Herzinfarkte zu vermeiden. Bei plötzlich einsetzenden Schmerzen und Koliken ist Magnesium phosphoricum krampflösend und entspannend.

Ein Mangel macht sich durch eine unnatürliche, oft schnell wechselnde Wangenröte (Verlegenheitsröte) bemerkbar, verbunden mit innerer Unruhe.

Nr. 8 Natrium chloratum wird bei Blutarmut und Bleichsucht eingesetzt. Reguliert den Wasserhaushalt im Körper, regt die Bildung von roten Blutkörperchen an, unterstützt die Neubildung von Zellen, hilft u.a. bei mangelnder Magensäure, bei nervösen Störungen, rheumatischen Beschwerden, Kopfschmerzen und Antriebsschwäche.

Menschen, bei denen dieses Salz fehlt, haben meist ein wässrig gedunsenes Gesicht, die Augenlider haben einen feuchtglänzenden Belag. Die Augen sondern schon bei leichtem Wind Tränenflüssigkeit ab.

Nr. 9 Natrium phosphoricum – Heilmittel bei Übersäuerungskrankheiten, wichtig bei der Ausscheidung von Stoffwechselschlacken. Zu hohe Harnsäurewerte und saures Aufstoßen lassen ein Fehlen von Natrium phosphoricum vermuten.

Ein Mangel zeigt sich durch fettigen Schweiß. Häufig Mitesser im Gesicht. Der Grund dafür ist übersäuertes Blut durch falsche Ernährung (Zucker!).

Nr. 10 Natrium sulfuricum ist ein wichtiges Ausscheidungsmittel für Leber, Galle, Nieren, Bauchspeicheldrüse und Darm. Es zieht die verbrauchten Säfte aus den Zellen, reguliert den Wassergehalt des Blutes. Erkrankungen der wichtigen Ausscheidungsorgane können oft durch Gaben von Natrium sulfuricum entscheidend gebessert werden.

Zwei Merkmale deuten auf einen Mangel hin: entweder eine entzündliche Röte im Gesicht, die ins Bläulich-Violette übergehen kann (oft fälschlich als »Säufernase« bezeichnet), oder eine auffallend gelbgrünliche Gesichtsfarbe, manchmal nur als Flecken an den äußeren Augenwinkeln.

Nr. 11 Silicea – wichtig für das Bindegewebe, die Nägel, die Knochen und die Haare. Gilt als biochemisches Kosmetikmittel, denn es kann oft in kurzer Zeit erschlafftes Gewebe wieder straffen und bei Haarausfall und Faltenbildung helfen. Silicea-Salz entfernt Fremdstoffe aus dem Körper, verhindert die Bildung von Nierengrieß und beugt vorzeitigem Altern vor, es gilt ferner als Hauptmittel bei Krampfadern, Hämorrhoiden, Karies, Nachtschweiß und Entzündungen mit Eiterbildung.

Bei einem Mangel an Silicea ist das Gesicht glasurähnlich glänzend und die Fältchen an den äußeren Augenwinkeln (»Krähenfüße«) sind deutlich ausgeprägt.

Nr. 12 Calcium sulfuricum gilt als »Salz der Gelenke«, beeinflusst die Bildung von Binde- und Stützgewebe, wehrt Krankheitserreger ab, gut bei Entgiftung und bei Funktionsstörungen der Leber, es ist entzündungshemmend, bewährt sich vor allem bei Augen- und Blasenentzündung, Bronchitis, Schnupfen, Gedächtnisschwäche, Furunkeln, Eiterausscheidung. Das Kalziumsulfat hilft auch bei der Lösung seelischer Blockaden.

Und so wird's gemacht…

So wie die Globuli der homöopathischen Arzneimittel soll man auch die Tabletten der Schüßler-Salze langsam im Mund zergehen lassen. Man nimmt sie am besten etwa eine Stunde vor oder eine Stunde nach dem Essen.

Heilung braucht Geduld

Ich möchte und muss Sie darauf hinweisen, dass man weder bei der Homöopathie oder bei den Schüßler-Salzen noch bei der Orgontherapie eine Heilung binnen Minuten oder Stunden erwarten kann. Gewiss gibt es die auch, aber im Allgemeinen heißt es: Geduld haben. Diese feinstofflichen Heilmittel müssen ja gegen alteingesessene, meist seit Jahren vorhandene Krankheiten ankämpfen. Sie tun es, indem sie den kranken Körper erst einmal gleichsam »ausmisten«. Diese Reinigung kann mitunter recht drastisch vor sich gehen.

Hier zwei Beispiele:

Eine Mittfünfzigerin leidet seit Jahren unter oft unerträglichen Knochen- und Nervenschmerzen. Keine Schmerzklinik, kein Spezialist kann ihr helfen. Sie steht kurz vor einer Nervenoperation im Arm, mit dem Risiko, dass sie den Arm nie wieder bewegen kann. Als letzte Möglichkeit setzt sie, von Bekannten darauf aufmerksam gemacht, die MEDEA 7-Orgon-Geräte ein. Tatsächlich lassen die Schmerzen nach, ein paar Tage später fühlt sich die Frau wie neugeboren.

Doch dann entwickeln sich plötzlich an ihrem ganzen Körper hühnereigroße Geschwüre. Die vom Arzt verschriebenen Antibiotika lehnt die Patientin ab, sie bestrahlt sich weiter mit Orgon. Es dauert sechs Wochen, bis die Geschwüre aufbrechen, wobei sich eine unglaubliche Masse an Eiter ergießt. Nach dem Abklingen dieses Reinigungsprozesses verschwinden auch die Nervenschmerzen, eine Operation ist nicht mehr nötig. Die Frau geht jetzt wieder normal ihrer Arbeit nach.

Dass Geduld bei der Orgontherapie letztlich zum Erfolg führt, geht auch aus dem Anwendungstagebuch einer 40-jährigen Mutter hervor, die jahrelang an Lungenfibrose (Gewebserkrankung der Lunge) und Morbus Crohn litt. Morbus Crohn ist eine chronische Entzündung der Darmschleimhaut, die oft von krampfartigen Bauchschmerzen und Durchfällen begleitet wird. Die Ursache ist schulmedizinisch noch ungeklärt. Das Tagebuch liest sich wie eine Aufzählung der Leiden Hiobs. Die Ärzte geben der Frau nach etlichen Operationen nur noch eine Lebenserwartung von sechs Monaten. Ein neues Cortison-Präparat wird an ihr ausprobiert. Nach dieser Tortur empfiehlt ihr eine Bekannte den Orgonstrahler. Es kommt zu hässlichen Ausschlägen, Durchfällen, Brechanfällen und einem Riesenabszess am Hals.

Die Bedauernswerte bestrahlt sich mit verschiedenen Schwingungskompositionen, u.a. »Entgiftung«, »Eiter ausleiten«, »Viren, Bakterien, Pilze«, »Schmerzen« usw. Nach fünf Monaten stellt sich allmählich Besserung ein. Der untersuchende Internist ist fassungslos, als er bei der bereits totgesagten Frau nichts findet. Keinerlei Abweichung von den Blutwerten, alles Null.

Beim Gynäkologen das gleiche verblüffende Ergebnis. Alles in Ordnung, nichts zu finden – wie ein junges Mädchen. Einfach toll!

Doch als die Mutter dem Arzt auf die Frage, wie dieses Wunder denn geschehen konnte, vom Orgonstrahler und den Schwingungsraten erzählt, da schüttelte der nur ungläubig den Kopf. Enttäuscht stellt die Patientin fest: »Es ist äußerst schwierig, den Menschen nahe zu bringen, was Orgon ist, wie es funktioniert und vor allem, dass es hilft.«

Schwingungskombinationen

Die MEDEA 7-Orgonschwingungstherapie kann Schwingungskombinationen sogar übertragen. Dabei werden mehrere – oft bis zu 1500! – Schwingungsraten, die sich alle auf einen Wirkungskreis beziehen, in einem speziellen, sehr aufwändigen Verfahren in verschlossene Ampullen mit Kochsalzlösung eingeschwungen. So gibt es beispielsweise eine SK-Ampulle fürs Abnehmen, eine für den Bereich Haut, für Kreislauf, für Allergien, Blut, Bakterien, Viren, Parasiten, Pilze, Sucht, Zähne, DNS (für Krankheiten, die auf veränderte Erbinformationen zurückzuführen sind), Krebs und vieles mehr.

Auch für den Urlaub kann man sich eine recht wirksame Orgon-Hausapotheke zulegen. So lässt sich z.B. eine Sonnencreme mit den Schwingungsraten für UVA- und UVB-Schutz bestrahlen, außerdem noch zusätzlich die Rate Insektenabwehr und Gelb (von heilenden Farbschwingungen werde ich noch berichten.) Auch selbst hergestellte Tropfen, die mit Raten gegen Kopfschmerzen, Durchfall, gereizten Magen, Husten, Sonnenbrand, Halsschmerzen usw. zu Hause bestrahlt wurden, können im Urlaub gute Dienste leisten, sofern man nicht alle Orgon-Geräte mitnehmen will. Man kann die Tropfen einnehmen, in Trinkwasser träufeln, auf betroffene Hautstellen auftragen.

Oder man bestrahlt, wie etwa bei der geschilderten *Heidelberger Wechseljahre-Studie*, neutrale Globuli mit einer oder mehreren Schwingungen und macht sich so seine eigene Medizin.

Akupunktur mit Orgon

Mit schmerzhaften Stichen auf genau ausgetüftelte Hautpunkte hat die Orgon-Akupunktur nur sehr wenig zu tun. Akupunktur ist eine imponierende weitere Anwendungsmöglichkeit der Orgontherapie. Mit dem Orgon-Akupunkturstab kann auch der Akupunktur-Unkundige an sich und anderen nach Herzenslust akupunktieren und den blockierten Energiefluss im Körper wieder in Gang bringen.

Der Stab besitzt Wechselspitzen in verschiedenen Größen und aus verschiedenen Edelsteinen, so dass unterschiedliche Energieabstrahlungen erreicht werden. Mit entsprechend feiner Spitze können die klassischen Meridianpunkte erreicht werden, mit einem stumpferen Aufsatz kann man ganze Reflexzonen bestreichen. Das habe ich gemacht, als mich ein plötzlicher Husten plagte. In der rechten Hand hielt ich die Rute, in der linken den Akupunkturstab. Mit diesem strich ich langsam über meine Brust und verweilte dort länger, wo die Rute ausschlug. Binnen zwei Minuten war ich vom Husten befreit!

Es ist schon ein besonderes Erlebnis, wenn man spürt und sieht, wie Rute oder Pendel plötzlich wie elektrisiert ausschlagen, sobald man den richtigen Akupunktur-Punkt erwischt hat. Und dann fühlt man, wie die Energie wieder durch den Körper fließt und die Schmerzen schwinden.

Es ist gewiss von Vorteil, wenn man sich von einem Experten anleiten lässt oder nach einem Akupunktur-Atlas arbeitet. Das ideale Buch, weil auch für Laien leicht verständlich, ist das Arbeitsbuch

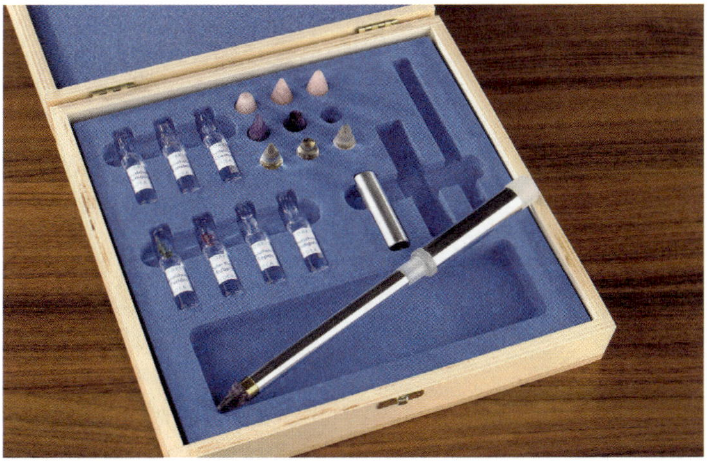

Der Orgon-Akupunkturstab

Orgon-Akupunktur (samt Atlas) des deutschen Heilpraktikers Herbert Schneider, erschienen im Granit-Verlag Viernheim. Hier erfährt man nicht nur, wie die einzelnen Organe mit Orgon akupunktiert werden können, sondern auch, wie man über bestimmte Ohr-, Zungen- und Fußpunkte wahre Heilwunder vollbringen kann. Es besteht keine Gefahr, dass man zu viel oder zu wenig akupunktiert.

In der klassischen Nadel-Akupunktur verwenden die Therapeuten Goldnadeln zur Energieanregung und Silbernadeln zur Beruhigung. Der Akupunkturstab dagegen richtet sich automatisch nach dem vorliegenden energetischen Zustand und führt Energie zu oder nimmt sie weg, wo es gerade nötig ist. Dank diesem energetischen Ausgleich kommt es nicht zu unerwünschten Reaktionen.

Jede Akupunkturbehandlung erfolgt über die Meridiane, ein System feinstofflicher Energiebahnen, das in der chinesischen Medizin seit Jahrtausenden bekannt ist. Diese Meridianbahnen versorgen den Körper und all seine Organe mit Energie und steuern so die Körperfunktionen. Jeder Meridian hat einen Anfangs- und einen Endpunkt, die Akupunkturpunkte. Diese über den ganzen Körper verteilten Punkte stehen durch Direktleitung mit den inneren Organen in Verbindung und können an ganz bestimmten Hautstellen aktiviert werden. Es gibt Schwingungsraten für jede der Haupt-Meridianbahnen. Sie werden mittels Orgon-Akupunkturstab in die Akupunkturpunkte eingestrahlt.

Durch diese Behandlung wird in erster Linie der Energiefluss im Körper harmonisiert. Körperliche Störungen und Schmerzzustände können so mitunter rasch beseitigt werden.

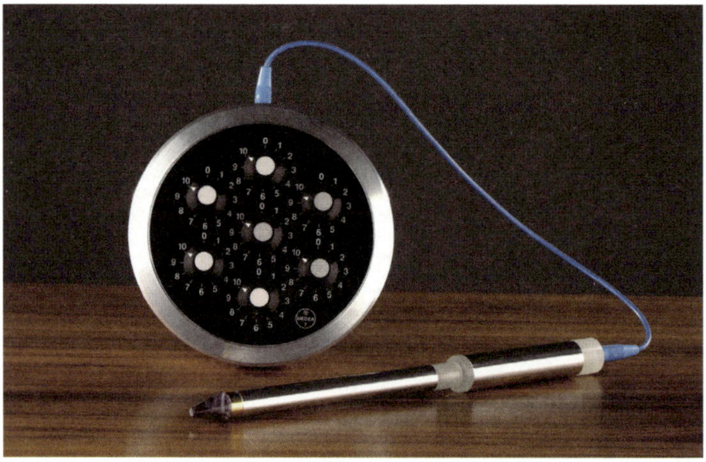

Der Orgon-Akupunkturstab mit Schwingungspotenzierer zur direkten Einstrahlung von Heilschwingungen

Die alten Chinesen gingen davon aus, dass in einem gesunden Körper ein Gleichgewicht zwischen Yin und Yang herrschen müsse. Yang ist das Prinzip des Tages, des Mannes, der Arbeit. Yin ist das Prinzip der Nacht, der Frau, der Entspannung. Krankheit entsteht demnach durch ein Ungleichgewicht zwischen diesen beiden Prinzipien. Die Akupunktur hat eine ausgleichende Wirkung, namentlich bei Fehlfunktionen des Nervensystems. Außerdem werden durch die Behandlung der Akupunkturpunkte die Selbstheilungskräfte aktiviert. Und genau das ist ja das Hauptanliegen dieses Buches!

Und so wird's gemacht…

Eine raffinierte Möglichkeit der Heilung bietet die Kombination von Orgon-Akupunktur und Radionik. Man benutzt dazu Folien, auf denen Meridiane, Organe, wichtige Punkte am Ohr oder auf der Zunge usw. eingezeichnet sind. Unter die Folie legt man ein Foto oder eine Haarprobe der zu behandelnden Person. Dazu verwenden Sie wieder die Einhandrute oder das Pendel. In die eine Hand nimmt man sein Testinstrument, mit der anderen hält man den Akupunkturstab und fährt damit über eine Zeichnung z.B. der wichtigsten Ohr-Akupunkturpunkte. Dabei soll man sich die Frage stellen, ob hier ein Punkt sein kann, der der Person, die man behandeln will, hilft. Antworten Rute oder Pendel mit einem »Ja« (Rechtskreise), behandelt man diese Stelle so lange, bis das Testinstrument zum Stillstand kommt. So geht man »doppelhändig« langsam weiter von Punkt zu Punkt.

Auf diese Weise kann man nicht nur die Punkte auf der Hautoberfläche erreichen, sondern auch wichtige Stellen im Körperinneren.

Wer kennt schon die Klopf-Akupunktur?

Eine scheinbar merkwürdige Methode der Akupunktur, die dazu dient, schädigende Verhaltensweisen zu ändern, erfand R. J. Callahan. Das Verfahren wurde aus der Kinesiologie entwickelt und soll selbst hartnäckige Phobien und Zwänge rasch auflösen. So merkwürdig das klingen mag: Es werden dabei lediglich die Endpunkte des Magen- und/oder des Milz-Pankreas-Meridians beklopft.

Bei der kinesiologischen Messmethode steht die zu testende Person vor dem Behandler. Sie lässt einen Arm locker hängen und sreckt den anderen waagerecht seitlich weg. Der Tester versucht, den ausgestreckten Arm herunterzudrücken, ohne dabei Gewalt anzuwenden. Normalerweise bleibt der Arm dabei stark. Es klingt verrückt, aber gibt man der Person z.B. eine Schachtel Zigaretten in die herabhängende Hand, dann lässt sich der ausgestreckte Arm mühelos nach unten drücken. Dies gelingt auch, wenn die Testperson nur an Zigaretten denkt.

Die Idee von R. J. Callahan war es, dieses Verfahren auch bei seelischen Problemen anzuwenden. Die Testperson steht wie beschrieben da, einen Arm seitlich ausgestreckt, und denkt nun intensiv an ihre spezifische Angst. Wie bei dem Gedanken an die Zigarette wird sich der ausgestreckte Arm leicht herabdrücken lassen.

Nun kommt der Clou: Während der »Patient« intensiv an seine Angst denkt, legt er seine Hand auf einen bestimmten, vorher ausgetesteten Punkt des Magen-Meridians (in seltenen Fällen auch auf einen Punkt des Milz-Pankreas-Meridians). Der Therapeut macht nun nichts anderes, als mit locker gekrümmten Fingern in rascher Folge kleine klopfende Schläge auf bestimmte Körperstellen der Testperson auszuführen.

Nach Dr. Harald Kinadeter kann auf diese Weise selbst ein Laie in fünf Minuten dort Erfolge erreichen, wo ausgebildete Psychotherapeuten jahrelang erfolglos gearbeitet haben. Der geniale Trick scheint zu sein, dass das krankhafte Verhaltensmuster als energetische Struktur begriffen wird. Diese wird durch Erschütterung zerstört, wie auch mächtige Hochhäuser bei einem Erdbeben einstürzen können. Es geht also darum, ein solches Erdbeben zu schaffen – und das geschieht durch das Meridianklopfen. Hierbei pflanzt sich die Erschütterung entlang des Meridians fort und erschüttert damit auch das zwanghafte Handlungsmuster des Patienten. Diese Methode ist ein Paradebeispiel dafür, was die neue Medizin leisten kann.

Dipl.-Psychologe Rainer Franke demonstrierte die »Klopftherapie« in einer TV-Sendung von Jürgen Fliege. Franke leitet neben seiner Praxis auch die Europäische Akademie für energetische Therapien in Llucmajor auf Mallorca, hält aber fast jede Woche Seminare in Deutschland ab. Er schrieb zwei Bücher: *Klopfen Sie sich frei* und *Sorgenfrei in Minuten.*

Ein Beispiel aus der Fliege-Sendung:

Frau Birgit W., 47, litt seit ihrer Kindheit an Höhenangst. Sie vermied es, auf eine Leiter zu steigen, über Brücken zu gehen oder auf einen Balkon zu treten. Der Therapeut beklopfte bestimmte Punkte der Frau und befreite sie binnen Minuten von ihren Jahrzehnte alten Ängsten!

Rainer Franke erklärte, er habe lediglich Energieblockaden aufgelöst. »Wenn die Energie blockiert ist, werden wir krank. Wenn die Energie fließt, sind wir gesund. Mit der Methode befreie ich Menschen von Ängsten und Depressionen, von Schmerzen und Allergien, von Stress, Trauer, Zwängen, Kopfschmerzen, Migräne, Asthma, Nikotin- oder Alkoholsucht – ohne Nadeln. Meine Nadeln sind mein Zeige- und Mittelfinger. Damit klopfe ich die Menschen gesund, klopfe die Blockaden weg und gebe ihnen neue Lebenskraft.«

Allerdings hilft das bloße Klopfen nicht, der Patient muss aktiv mitmachen. Während der gesamten Klopfprozedur, bei der die verschiedensten Körperpunkte beklopft werden, muss er, so Franke, zunächst eine Motivationsformel sprechen: »Ich liebe, glaube, vertraue, bin dankbar und mutig.«

Anschließend, im weiteren Verlauf der Behandlung, artikuliert der Patient sein Problem, zum Beispiel: »Höhenangst ... Höhenangst ... Höhenangst.«

Rainer Franke erklärt, warum das so wichtig ist: »Die Motivation ist der Wegweiser zur Blockade. Dann muss man dem System sagen, um welches Problem es sich handelt.«

In einem Interview in der *Mallorca Zeitung* vom 11. August 2005 gibt Rainer Franke der Hoffnung Ausdruck, dass diese aus den USA stammende Heilmethode Eingang in die Schulmedizin finden möge. Dass das nicht leicht ist, liegt auf der Hand, denn wenn ein Fachmann in zehn Minuten eine Phobie mit der Meridian-Technik wegklopfen kann, dann sind jahrelange Psychotherapien überflüssig. Wenn man eine Depression in drei Behandlungen heilen kann, ist das Sprengstoff für die Pharmaindustrie. Hier stehen Milliarden auf dem Spiel.

Probleme, die durch Klopf-Akupunktur zum Verschwinden gebracht werden können

Ängste	Migräne	Asthma
Phobien	Schmerzen	Sucht
Depressionen	Verzweiflung	Allergien
Traumata	Hoffnungslosigkeit	Zwangsvorstellungen
Eifersucht	Schuldgefühle	Erschöpfung
Wut	Stress	Essstörungen
Ärger	Trauer	sexuelle Verspannung

Akupressur

Weil wir gerade beim Drücken und Klopfen sind, möchte ich Ihnen noch ein paar einfache Akupressur-Tipps für alle Tage geben. Was ist Akupressur? Die Reizung bestimmter Körperpunkte bei Mensch und Tier gehört zu den ältesten Heilmethoden. Entdeckt wurde sie von den Chinesen. Werden diese Punkte mit Nadeln stimuliert, spricht man von Akupunktur, werden sie massiert oder gedrückt, nennt man dies Akupressur. Durch die Berührung an der Körperoberfläche werden Störungen im Körperinnern beseitigt oder gelindert. Seit Jahren werden diese Methoden an zahlreichen Universitäten in aller Welt gelehrt, auch in Deutschland.

Grundsätzlich gilt: Der Aufdruck am Akupressurpunkt soll gleichmäßig erfolgen. Die Dauer kann verlängert werden, um die Wirkung zu verstärken. Es werden im Allgemeinen die Punkte beider Körperseiten behandelt.

Hier nun hilfreiche Tipps für nicht seltene Alltagssituationen:

Katerstimmung – Man sucht zunächst an den Fingerkuppen der beiden kleinen Finger nach schmerzenden Punkten und drückt dann jeden einzelnen kräftig etwa 30 Sekunden lang mit dem Fingernagel. Es tut ein bisschen weh, aber das ist nur ein Zeichen, dass es wirkt. Dieselbe Prozedur wiederholt man dann am Endglied der Mittelfinger. Abschließend massiert man leicht vom Unterarm über die Handfläche bis hinauf zu den einzelnen gestreckten Fingern.

Schluckauf – Auch hier wird die Fingerkuppe des kleinen Fingers gedrückt – wieder dort, wo es weh tut. Anschließend massiert man das untere Glied des Mittelfingers in Richtung Fingerspitze: erst auf der einen, dann auf der anderen Hand.

Oder: Den Punkt hinter dem Ohrläppchen am Unterrand des Schädelknochens mit dem Finger (egal, welchen Sie nehmen) ca. 30 Sekunden fest drücken und das, wenn nötig, wiederholen. Wieder jeweils auf beiden Körperseiten.

Plötzlicher Hustenreiz – Tasten Sie nach dem Grübchen am oberen Rand des Brustbeines und drücken Sie etwa 30 Sekunden lang mit dem Finger fest darauf. In diesem Fall spielt die Körperseite keine Rolle.

Schnupfen und Nasenrinnen – Drücken Sie mit dem Daumen auf den Punkt Ihres Handrückens, an dem sich Daumen und Zeigefinger bei einer gedachten Verlängerung treffen. Dieses Grübchen drücken Sie ca. zwei Minuten. Erst links, dann rechts.

Schlafstörungen – Suchen Sie nach dem Grübchen auf der Handgelenksquerfalte an der Kleinfingerseite und drücken Sie, am besten vor dem Schlafengehen, abwechselnd links und rechts leicht kreisend mit dem Daumen. Dauer: etwa zwei Minuten.

Sexualstörungen – Bei Potenzproblemen und Frigidität drücken Sie etwa zwei Minuten lang mit dem Daumen leicht kreisend auf den Punkt in der Mitte der Innenseite Ihres Oberschenkels, zuerst links, dann rechts.

Die gezielte Zuführung von Orgonenergie – auch durch Akupunktur – ist eine zukunftsweisende Methode, die das Immunsystem von Mensch, Tier und Pflanze aktivieren kann. Mit Hilfe der einfach zu handhabenden Geräte kann sich jeder Laie diese Energie nutzbar machen. Darüber hinaus können auch die Schwingungen von homöopathischen Mitteln, Farben, heilenden Blüten, Edelsteinen usw. gezielt übertragen werden. Die Anwendungsmöglichkeiten sind überaus vielfältig.

Ich will Sie mit meinem Bericht zu eigenen Heilungsversuchen anregen, doch ich kann nicht garantieren, dass Sie sofort Ihre Krücken wegwerfen können. Nichts geht über eigene Erfahrungen. Sie müssen durchaus einiges an Willen und Kraft investieren. Garantieren kann ich Ihnen nur, dass sich nichts tun wird, wenn Sie rauchen, sich mit Drogen, Alkohol, Medikamenten volldröhnen, sich falsch ernähren, nur vor der Glotze sitzen und dann vom Orgonstrahler erwarten, dass er Sie von Ihren Problemen befreit. Dann können Sie das Ding besser als Rückenkratzer verwenden. Aber dafür würde, mit Verlaub, auch ein Kochlöffel reichen.

Eine heilende Harmonisierung und Energetisierung von Körper, Geist und Seele erreichen Sie durch die Orgon-Geräte nur, wenn Sie sich öffnen und bereit sind, nötigenfalls auch Ihr Leben zu ändern. Dann können Sie mitunter tatsächlich wahre Wunder erleben.

Es kommt aber auch vor, dass man die langsame Änderung zum Besseren kaum bemerkt. Erst, wenn Sie gefragt werden, was denn aus Ihren jahrelangen Gelenkschmerzen geworden ist oder ob Sie noch diese Einschlafstörungen haben und ob Sie eigentlich immer noch allergisch auf Katzen sind, wird Ihnen bewusst, dass diese Beschwerden verschwunden sind und Sie das noch gar nicht richtig registriert haben.

Kleines Fazit für die Politik: Angesichts der immer weiter explodierenden Kosten für das Gesundheitswesen sollte jede Regierung die Schwingungsmedizin fördern. Ich appelliere im Interesse der Volksgesundheit und der Minimierung von Staatskosten an unsere Politiker, diese Heilmethode zu unterstützen. Milliarden könnten gespart werden.

Vorsicht: Trittbrettfahrer!

Wir leben leider in einer Zeit, in der Diebe auch im Bereich geistigen Eigentums Hochkonjunktur haben. So kann es nicht ausbleiben, dass immer wieder windige Geschäftemacher auftauchen, die die Erfindungen Arno Herberts kopieren und als eigene grandiose Leistung ausgeben.

Wenn man mit Rute und Pendel umzugehen versteht, dann kann man diese Schwindler sehr schnell entlarven, denn ihre – durchaus nicht ungefährlichen – Fälschungen verraten sich selbst. Halten Sie einmal Ihr Pendel oder Ihre Rute gewissermaßen als Testgerät vor die Spitze des von Ihnen erworbenen Orgonstrahlers. Besteht das Ergebnis aus gleichmäßigen Linksdrehungen (entgegen dem Uhrzeigersinn) und Rechtsdrehungen (im Uhrzeigersinn), dann sind Sie im Besitz eines originalen MEDEA 7-Orgonstrahlers. Drehen sich Rute oder Pendel allerdings ausschließlich in eine Richtung, nur nach links oder nur nach rechts, dann hat man Sie beim Kauf leider übers Ohr gehauen und Sie sollten das Gerät zurückgeben.

Warum ist das so? Alles gesunde Leben ist bipolar. Krankheit ist eine Störung des bipolaren Gleichgewichts. Sie äußert sich bei einer Unterfunktion durch eine Linksdrehung, bei einer Überfunktion durch eine Rechtsdrehung. Bestrahlen Sie diese Stellen mit einem Original-Orgongerät, drehen sich Pendel oder Rute abwechselnd nach links und nach rechts. Das ist ein sicheres Zeichen, dass das Problem beseitigt und die Situation ausgeglichen ist. Die Bestrahlung wird – je nach Schwere der Erkrankung – mal länger, mal kürzer dauern.

Dafür ein Beispiel: Ein Katzenfell ist bekannt als altes Hausmittel gegen rheumatische Beschwerden. Rheuma ist eine rechtsdrehende Erkrankung. Katzen sind Strahlensucher. Sie suchen mit Vorliebe linksdrehende Störzonen auf, um sich aufzuladen. Sie fühlen sich also in einer reinen Linksdrehung sehr wohl. Diese Linksdrehung wird dann auch im Fell der Katze manifestiert. Lege ich dann bei einer rein rechts drehenden Erkrankung – Rheuma – einen links drehenden Pol – das Katzenfell – dagegen, so kann ich die Krankheit beeinflussen, bis zu einem gewissen Grad die Drehrichtung ändern und damit das Wohlbefinden fördern.

Wenn sich eine meiner Katzen auf meine von Rheuma geplagte rechte Hand legt, fühle ich mich besser, die Rute dreht sich dann abwechselnd nach links und rechts. So ist es auch beim originalen Orgonstrahler: er führt zu einer heilenden Balancierung der Drehrichtung.

Möglicherweise klingt jetzt einiges sehr theoretisch, aber wenn Sie nach dem Lesen des kleinen Pendel-Einmaleins Ihre eigenen Erfahrung gemacht haben, stellen sich sehr anschauliche Bilder ein – und es wird Ihnen sogar Spaß machen.

Viertes Kapitel

Was ist Bioresonanz?

Bereits vor dreißig Jahren beschäftigte sich Dipl.-Ing. Paul Schmidt (1922–1994), Philantrop und Inhaber von über hundert Patenten auf technischem Gebiet, mit dem Einfluss kosmischer Energien auf den menschlichen Organismus. Mit einem Frequenzgenerator – einem Gerät, mit dem elektromagnetische Schwingungen erzeugt werden können – ermittelte er die Resonanzspektren des menschlichen Körpers. Jedes Organ ist demnach für bestimmte Frequenzen empfänglich, mit denen es stimuliert werden kann.

Paul Schmidt und Arno Herbert, die einander nicht kannten, gingen von der gleichen Frage aus: Wie kann ich dem Menschen kosmische Energie nutzbar machen? Dabei beschritten die beiden Forscher verschiedene Wege und erfanden völlig verschiedene Geräte.

Über sein erstes Gerät schrieb Paul Schmidt 1983 in seinem im Selbstverlag erschienenen Buch *Das Bio-Mosaik:* »›Sanotron‹ sendet reine kosmische Energie in den Körper, und zwar von einer beliebig einstellbaren Wellenlänge. So wie bestimmte Radiosender auf bestimmten Wellenlängen zu hören sind, haben unsere Organe, Zellen und Drüsen bei einer Krankheit auf ganz bestimmten Wellenlängen Blockaden. Wenn man ›Sanotron‹ auf diese betreffende Welle einstellt, so kann man die Blockaden auflösen [...] Auf einer Tabelle lässt sich ein Wert ablesen, der jeweils zu bestimmten Wellenlängen gehört [...] ›Sanotron‹ sendet nur, wenn in der Strahlenrichtung ein Gegenpol ist und entwickelt dann sehr starke Kräfte.«

Bei der Bioresonanztherapie handelt es sich um ein Verfahren, das körpereigene Schwingungen zu Diagnose und Therapie einsetzt. Schlechte, krankmachende Schwingungen werden umgedreht und auf diese Weise unschädlich gemacht. Der österreichische Arzt Dr. Kurt Stranek hat dies gut veranschaulicht: »Nehmen wir eine Allergie gegen Erdbeeren. Wir können sagen, dass diese Früchte eine spezifische Strahlung abgeben; wie jede Materie, ob tot oder belebt, ein ganz spezifisches Strahlungsmuster hat. Diese spezifische Erdbeeren-Strahlung setzt im Körper des Allergikers wie ein Zündfunke die spezifische Allergiereaktionskette in Gang. Wir können diesen Zündfunken verhindern, wenn wir dieses Strahlungsmuster wie in einem Spiegel umdrehen und dem Patienten zuführen. Durch wiederholte Behandlungen mit diesem umgedrehten und verstärkten Strahlungsmuster kann es sogar gelingen, das für die Allergie verantwortliche Allergiemuster zu löschen.«

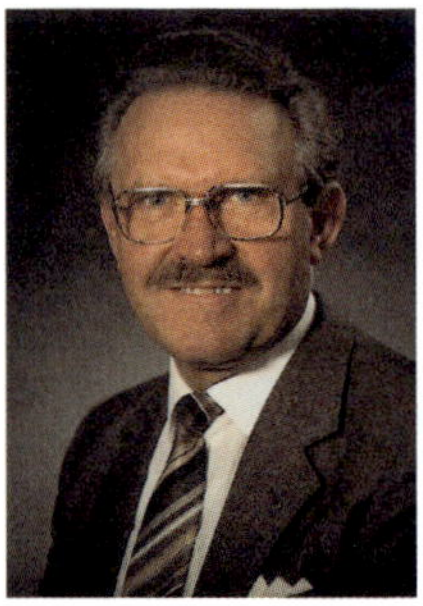

Dipl.-Ing. Paul Schmidt (1922–1994)

Im übrigen arbeitet Dr. Stranek auch mit einer Einhandrute, um für seine Patienten eine Diagnose zu stellen. Aus einer Anzahl von allergieerzeugenden Substanzen wählt er einige aus. Nun legt er, so wie auch ich es bei meinen Tests mache, einen Finger der freien Hand auf eine Substanz nach der anderen. Die Rute hält er vor den Patienten und stellt die mentalen Fragen: »Verträglich?« – oder »Allergie?« Schwingt die Rute zwischen Mensch und Ampulle waagerecht hin und her, dann wurde der richtige Allergie-Auslöser gefunden und kann entsprechend behandelt werden. Es gelang Dr. Stranek, diesen Bioresonanz-Allergietest durchzuführen, auch wenn sich der Patient in einer Entfernung von hundert Metern befand!

Doch zurück zu Paul Schmidt. Er entwickelte sein Bioresonanz-Gerät »Sanotron« zur Stimulierung der menschlichen Regulationsmechanismen. Er suchte immer nach den Ursachen einer Erkrankung. In erster Linie waren es die Einflüsse geologischer Störzonen und elektromagnetischer Störquellen auf Mensch, Tier und Pflanze. Unterstützt wurde er dabei von meinem 1908 in Südtirol geborenen Lehrer Prof. Paul Artmann und seinen bahnbrechenden radiästhetischen Untersuchungen. Mein bescheidenes Verdienst ist es, dass ich die beiden hochbegabten Forscher zusammenbrachte.

Paul Schmidt besuchte mich oft in Wien, ich ihn im Gegenzug in Lennestadt, in seinem Betrieb im Sauerland, und auch später noch, am Ende seines Lebens, in Südengland auf seinem Alterswohnsitz. Schmidt ist heute bereits eine Legende der Radiästhesie und der Schwingungstherapie.

Nächtelang tüftelte er in seinem Studio an den verschiedensten Problemen und entdeckte dabei die erstaunlichsten Phänomene. So beschäftigte ihn die Frage, wie er einem beinamputierten Freund mit Hilfe der Bioresonanz helfen könne. Er ging davon aus, dass jedes Lebewesen einen Energiekörper hat, der unabhängig vom physikalischen Körper existiert und auch dann unversehrt bleibt, wenn z.B. ein Glied operativ entfernt wird.

In seinem Versuch hielt Schmidt seine Einhandrute in Fußhöhe zwischen das gesunde Bein und das »Phantombein« des Amputierten.

Er stellte fest, dass der Bio-Energiefluss zwischen beiden vorhanden war. Er fuhr mit der Rute das physisch nicht mehr vorhandene Bein ab und konnte beobachten, dass sie sich so verhielt, als sei das Bein noch erhalten, und zwar bis hin zu den Zehen. Danach hat er mit dem ›Sanotron‹ durch das Resonanzverfahren die Blockade des Stumpfes ermittelt. Es war Kanal 18. Er hielt die Rute gegen den Beinstumpf und ›Sanotron‹, auf Welle 18 eingestellt, gegen die linke Hand des Mannes. Dabei zeigte die Rute eine starke Rechtsrotation...

Paul Schmidt wollte wissen, ob es möglich sei, den physisch nicht mehr vorhandenen Körper zu bestrahlen, um die Blockade aufzuheben. Tatsächlich gelang es ihm nach etwa einer Stunde, die Phantomschmerzen zu beseitigen. Auch bei anderen beinamputierten Männern hatte er mit diesem Verfahren den gleichen Erfolg. Schmidt schloss daraus, dass es einen Energiekörper gibt, der auch bei Amputation erhalten bleibt.

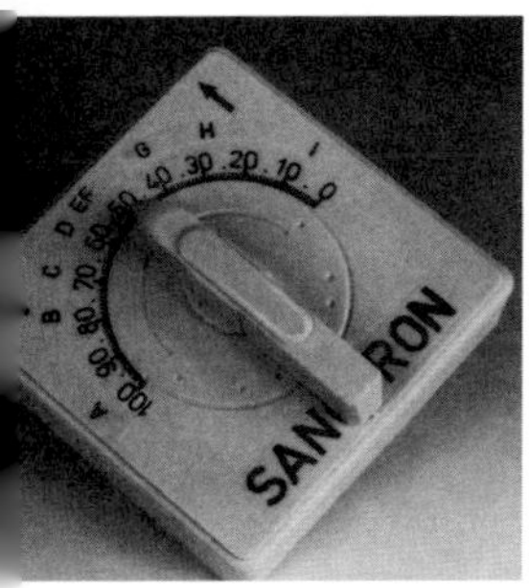

Das Sanotron-Gerät von Paul Schmidt

Es ist also möglich, durch kosmische Wellen von entsprechender Wellenlänge auf den Energiekörper heilenden Einfluss auszuüben, selbst wenn der physische Körper an dieser Stelle durch Amputation körperlich nicht mehr existiert.

Aufschlussreich auch, was Paul Schmidt über den Einfluss der Körperhaltung auf die Lebensenergie herausgefunden hat: Wenn man den Kopf in demutsvoller Haltung nach vorne neigt, wird die Bioenergie gedrosselt. – Ein positiver Einfluss auf die Bioenergie entsteht, wenn bei herabhängenden Armen der Mann die rechte Hand auf die linke legt, die Frau die linke Hand auf die rechte. – Beim Verschränken der Arme sollte beim Mann der rechte Unterarm über dem linken Unterarm liegen. Bei Frauen sollte es umgekehrt sein.

Auch die Beinhaltung wirkt sich laut Paul Schmidt auf unseren Energiefluss aus. Egal, ob man die Beine beim Sitzen, Stehen oder Liegen kreuzt, egal auch, ob man sie über den Füßen oder den Knien kreuzt: der Mann sollte immer das rechte Bein über das linke Bein schlagen, die Frau das linke Bein über das rechte.

Wird die entgegengesetzte Haltung eingenommen, dann wirkt sich das schwächend aus. Paul Schmidt ging von der – radiästhetisch nachweisbaren – Annahme aus, dass die Lebenskraft beim Mann durch den linken Arm über die Brust in den rechten Arm fließt, bei der Frau durch den rechten Arm in den linken.

Eine weitere Beobachtung des Forschers und Erfinders: Geschlossene Metallarmbänder und Halsketten setzen die Lebenskraft sofort

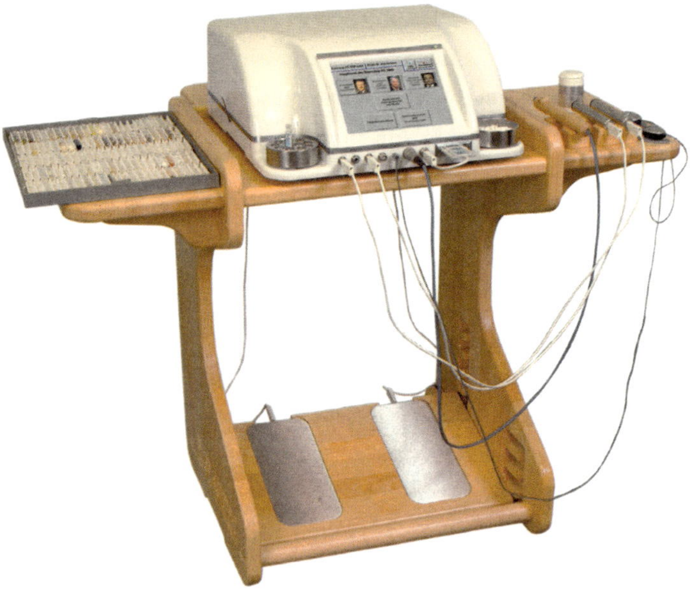

Der Rayocomp PS 1000 polar

auf weniger als die Hälfte herab. Das kann man ebenfalls mit Rute oder Pendel austesten. Schmidt berichtete von einem Mädchen, das eine Halskette geschenkt bekam. Seit sie das Kettchen trug, war sie plötzlich grippeanfällig und hatte häufig Schnupfen. Als er ihr von der Wirkung der Kette auf die Bioenergie ezählte und sie die Halskette ablegte, verschwand der Schnupfen und damit auch ihre Anfälligkeit.

Dieses Phänomen ist auch bei geschlossenen Metallarmreifen zu beobachten, etwa bei Uhren mit Metallarmband, auch bei so genannten Energiebändern, sofern sie geschlossen sind. Bei Ringen muss man individuell austesten, auf welchen Finger man sie steckt – das heißt: wo sie schwächen oder wo sie stärkend wirken.

Paul Schmidt, der mit seinen Patenten für Erdbohrgeräte genug verdient hatte, um einen ruhigen und luxuriösen Lebensabend zu genießen, beschäftigte sich statt dessen mehr und mehr mit der kosmischen Energie. Im Laufe der Jahre wurden seine Bioresonanz-Geräte, hergestellt zunächst von ein paar engen Mitarbeitern am Rande seiner großen Fabrik, immer präziser. Heute heißen sie »Rayometer« oder »Rayocomp«. Sie wurden von tüchtigen jungen Forschern nach dem Tod Paul Schmidts weiter entwickelt, sind heute computergesteuerte Apparate, die um die 8 000 Euro kosten (»Rayocomp PS 1000«), vor allem für Heilberufler gedacht. In dieses Gerät sind bereits bestimmte Therapieprogramme integriert, die dem Patienten nach einem Check gleichsam maßgeschneidert zur Verfügung gestellt werden können.

Mir liegen eine Reihe von erstaunlichen Erfolgsberichten vor. Wer tiefer in diese Materie eintauchen will, dem empfehle ich das im Spurbuchverlag erschienene Werk *Bioresonanz nach Paul Schmidt* von Dietmar Heimes. In diesem umfassenden großformatigen Werk wird exakt und anschaulich die Entwicklung vom ersten Resonanzgerät bis zu den heutigen computergesteuerten Modellen geschildert. Über 200 Seiten Frequenzwerte, Tabellen und Skizzen ergänzen das Buch.

Diagnose und Therapie gleichzeitig

Die aus Russland stammende Biophysikerin und Leiterin der renommierten österreichischen *Ludwig-Boltzmann-Forschungsgesellschaft für Biosensorik*, Dipl.-Ing. Dr. Noemi Kempe, forscht im Sinne von Paul Schmidt und Paul Artmann weiter. Sie beschäftigte sich zunächst mit den Auswirkungen krank machender (geopathogener) und heilsamer, Kraft gebender (geotherapeutischer) Zonen auf den menschlichen Organismus. Mit Hilfe eines aus Russland stammenden hochempfindlichen, computergesteuerten Mess- und Therapiegerätes (IMEDIS) kann Dr. Kempe binnen weniger Minuten eine genaue Diagnose über den Gesundheitszustand eines Probanden erstellen. Mit einer auf die Messergebnisse individuell abgestimmten Bioresonanztherapie können anschließend festgestellte Schwächen in den Meridianen sowie Regulationsstörungen des vegetativen Nervensystems korrigiert und der Energiefluss optimiert werden.

Dieses System wurde nach zwanzigjähriger wissenschaftlicher Forschung und ebenso langer praktischer Erfahrung am *Center of Intellectual Medical Systems* (IMEDIS) unter Leitung von Prof. Y. Gotowsky in Moskau entwickelt.

Die Diagnosen und Therapien mit diesen Geräten sind nicht nur in vielen Ländern zugelassen, sondern werden auch in Russland und in den Ländern der ehemaligen UdSSR von der Gesundheitsbehörde befürwortet. Bis Anfang 2002 wurden mit diesem System rund elf Millionen Patienten weltweit diagnostiziert und therapiert.

Frau Dr. Kempe erklärt mir das so: »Eine harmonische Verteilung der Lebensenergie im Organismus ist eine der grundlegenden Voraussetzungen für Leistungsfähigkeit und gesundheitliches Wohlbefinden. Am Anfang jeder energetischen Diagnose steht eine so genannte Quadrantenmessung. Die Messung erfolgt über Hand- und Fußelektroden und liefert grundlegende Informationen über die Art der einzuleitenden Therapie. Je nach Energiesituation und

Energieverteilung werden unterschiedliche Strategien bei der Bioresonanztherapie verfolgt. Dies ermöglicht ein frühzeitiges Erkennen von Fehlfunktionen in Organen und Organsystemen als Vorläufer von Krankheiten. Nach den Resultaten dieser Messungen ist es möglich, eine entsprechende Therapie mit Hilfe des Systems IMEDIS durchzuführen. Die Interpretationen und die Therapievorschläge sind aus Erfahrungen in der langjährigen Arbeit mit vielen Kranken ermittelt worden und sie wurden in vielen klinischen Studien bestätigt.«

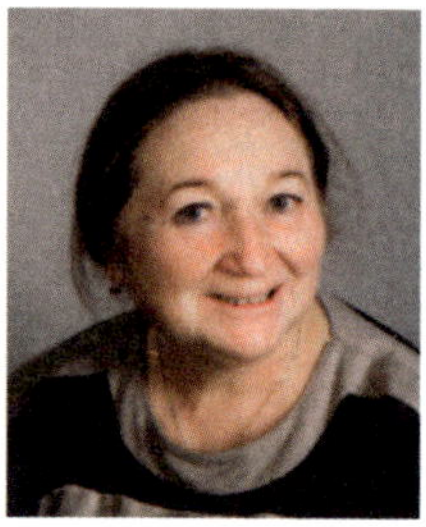

Frau Dipl.-Ing. Dr. Noemi Kempe

Mit Hilfe eines Diagramms kann sogar ein Laie feststellen, wo seine Problemzonen sind. Dieser technische Wunderapparat kann, wie gesagt, auch gleichzeitig die richtige Therapie angeben. In einem angeschlossenen Metallschälchen werden neutrale Globuli mit der genau passenden homöopathischen Information versehen. Nimmt der Patient diese »Medizin« ein, zeigt eine Kontrolluntersuchung bereits kurz darauf eine Verbesserung an.

Ich habe selbst von dieser Untersuchungsmethode profitiert. Mein Urologe wetzte bereits das Messer und sah in seinem Kalender wegen eines Operationstermins nach. Eine Radikalentfernung der Prostata sei dringend nötig, meinte er düster, andernfalls ... er machte eine Geste, die in Westernfilmen besagen würde, dass das letzte Stündlein geschlagen hat und man sich nie wiedersehen würde.

Mit letzterem hatte er sogar Recht, denn ich ging nie wieder zu dem Messerwetzer, nachdem Noemi Kempe mit ihrer Methode festgestellt hatte, dass bei mir alles in Ordnung war und ich auf keinen Fall operiert werden müsse. Das war vor zehn Jahren, und es geht mir prostatamäßig immer noch blendend.

Die nimmermüde Forscherin, bei der man sich Monate vorher anmelden muss, möchte sich gern in den Ruhestand begeben – aber das bleibt ihr verwehrt, so lange sie für Tausende, die von der Schulmedizin »austherapiert« wurden, die letzte Hoffnung ist. Zum Glück hat sie mittlerweile junge Therapeuten herangebildet, die ihr Werk fortsetzen sollen.

Parasiten »wegzappen«

Eine der verblüffendsten Therapiemöglichkeiten hat die amerikanische Biophysikerin und Physiologin Dr. Hulda Regehr Clark erfunden: Die Beseitigung krank machender Parasiten, Viren und Bakterien mit einem simplen 9-Volt-Batteriegerät.

1988 entwickelte die Forscherin dieses elektronische Gerät, mit dem man Viren, Bakterien, Parasiten und Umweltgifte im Körper aufspüren kann. Ähnlich wie Paul Schmidt, der entdeckt hat, dass jedes unserer Organe eine bestimmte Frequenz aussendet, fand Dr. Clark heraus, welche Schwingungen das Kleingetier in unserem Körper hat, und sie fand auch gleich den richtigen Dreh, wie man diese Schmarotzer abtöten kann. Dass das Ganze tatsächlich funktioniert, belegen zahlreiche Erfolgsberichte, auch aus Deutschland.

In ihrem Buch *Heilung ist möglich*, welches auch eine Anleitung zum Selbstbau dieses Gerätes enthält, schreibt Frau Dr. Clark die sensationellen Sätze: »Auch ›unheilbare‹ HIV-Fälle wurden innerhalb weniger Stunden von ihrem Virus befreit. Erneute HIV-Tests im Labor waren negativ!«

Was für eine Hoffnung für Millionen Menschen, wenn diese Technik aufgegriffen und in großem Stile angewendet würde!

Aber auch andere Patienten erfuhren sofortige Linderung, wenn Dr. Clark den betreffenden Erreger identifizieren und seine Frequenz feststellen konnte. Dies scheint der absolute Beweis dafür zu sein, dass alles Lebendige eine Form von Energie mit hoher Frequenz aussendet.

Weiter aus dem erwähntem Buch: »Dies war die Geburtsstunde meines elektronischen Heilverfahrens. Auch wenn es seltsam scheint – es ist offensichtlich, dass jedes Lebewesen seine Präsenz wie eine Rundfunkstation ›sendet‹. Dieses Phänomen nenne ich Biostrahlung.

Vielleicht ist es dieselbe Energie wie das asiatische Chi oder damit verwandt. Vielleicht ist es die Energie, die sich Geistheiler nutzbar zu machen verstehen? Vielleicht ist es die Energie, die Sensitive wahrnehmen? Das Erstaunliche daran ist vor allen Dingen, dass ›Laien‹ die Energie lange vor den Naturwissenschaften entdeckten. Menschen, die sich auf die Kunst der Kinesiologie, des Pendelns, der Radionik, des Wünschelrutengehens und viele andere Formen seltsamer Energien verstehen, nutzen zweifellos einen Teil dieser Biostrahlung. Es spricht für die im Allgemeinen hoch entwickelte Intelligenz nicht verbildeter Menschen und für ihre geistige Offenheit, dass sie diese Energien trotz des Widerstandes der heutigen Naturwissenschaftler entdeckt haben.«

Dr. Clark stellt zunächst mit Hilfe ihres Verfahrens die Resonanzfrequenz z.B. eines Bakteriums fest, dann »beschießt« sie es gleichsam damit (sie nennt dieses Verfahren »Zappen«) – und innerhalb von Minuten ist es entweder tot oder zumindest geschädigt und kann dann von den weißen Blutkörperchen eliminiert werden. Grundsätzlich werden zwar nur die schädlichen Parasiten nach der vorgeschriebenen dreimaligen Zapper-Anwendung abgetötet, doch kommt es vor, etwa bei einer Darmsanierung, dass auch nützliche Bakterien eliminiert werden. Dies geschieht aufgrund der globalen Wirkung des Zappers. Aber das ist kein Problem, denn laut Dr. Clark profitieren die nützlichen Bakterien von der Abtötung der schädlichen, sie erholen sich innerhalb weniger Tage. Die Neubesiedlung des Darms mit den guten Bakterien kann gefördert werden, wenn man nach dem Zappen ein paar Tage lang Joghurt oder Buttermilch zu sich nimmt.

Bakterien und andere Erreger mit elektrischem Strom abtöten zu können wird erst dann zu einem wahren Allheilmittel, wenn sich dies in drei siebenminütigen Sitzungen erledigen lässt. Dies ermöglicht der Zapper. Man braucht mit diesem Gerät weder spezifische Schwingungszahlen zu ermitteln noch in Kilohertz-Schritten eine ganze Serie von Frequenzen durchzugehen. Es spielt keine Rolle, auf welcher Frequenz der Zapper arbeitet: große und kleine Erreger, Plattwürmer, Rundwürmer, Milben, Bakterien, Viren und Pilze werden innerhalb von sieben Minuten bereits bei fünf Volt abgetötet.

Die Erklärung für dieses Phänomen: Die positive Spannung, die an einer beliebigen Stelle des Körpers angelegt wird, zieht negativ geladene Objekte wie etwa Bakterien an. Die Batteriespannung genügt, um die Erreger aus den Zellöffnungen herauszuziehen und abzutöten. So die Hypothese der Zapper-Erfinderin. Unerwünschte Nebenwirkungen seien niemals aufgetreten, auch nicht bei längerer Therapiedauer. Dr. Clark warnt jedoch: »Zappen Sie nicht, wenn Sie schwanger sind oder einen Herzschrittmacher tragen!«

Und so wird's gemacht …

Man zappt, indem man zwei Elektroden, die mit dem zigarettenschachtelgroßen Gerät verbunden sind, links und rechts in den Händen hält, einschaltet und sich sieben Minuten lang bestrahlt. Man hält die Elektroden nicht auf eine bestimmte Körperstelle, sondern wirklich nur in den Händen. Man spürt allenfalls ein ganz schwaches Kribbeln. Dann legt man eine 20-minütige Pause ein, zappt wieder sieben Minuten, wartet 20 Minuten und zappt ein drittes Mal sieben Minuten lang. Diese Intervalle genügen nach Meinung der Erfinderin, um zunächst alle schädigenden Parasiten abzutöten und dann die Viren und die Bakterien, die in ihnen wohnen.

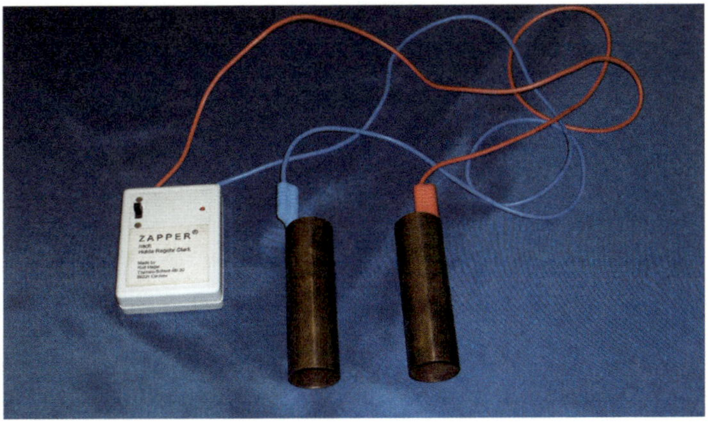

Der Zapper des Autors

Ich weiß, dass mittlerweile viele Ärzte und Heilpraktiker zappen. Ich selbst habe es auch probiert, wobei ich jedoch festgestellt habe, dass die Abtötung von Viren, Bakterien, Parasiten usw. mit der Orgon-Methode mindestens ebenso effektvoll, aber dafür wesentlich einfacher durchgeführt werden kann. Zappen mag für bestimmte Erkrankungen genau die richtige Methode sein – schließlich zeugen ganze Bücher davon, in wie vielen oft aussichtslosen Fällen das Zappen Heilung gebracht hat.

Fünftes Kapitel

Meister der verborgenen Kräfte

Eine besondere Erwähnung verdient die so genannte Neue Homöopathie von Erich Körbler. Körbler, der als Elektrotechniker und Elektronikfachmann bei der österreichischen Post angestellt war, zündete seine Lebenskerze an beiden Enden an. Er malte, schrieb Geschichten, arbeitete an einem neuen Antriebssystem für Autos, tüftelte an seiner Neuen Homöopathie, schuf die großartigen »Baumblüten«, war immer auf Trab.

Ich habe diesen vor Ideen sprühenden, leider viel zu früh dahingegangenen Mann recht gut gekannt. Er hat mich in meinem Haus besucht, ich habe einige seiner faszinierenden Seminare erlebt. Ich glaube, er war ein Genie. Er selbst war viel zu bescheiden, um das zu glauben.

Es war an einem nasskalten Märztag des Jahres 1994, als ich bei ihm in seiner Sieveringer Wohnung anrief, um unser nächstes Treffen zu vereinbaren. Am Apparat meldete sich eine fremde männliche Stimme. Ich bat, mich mit Herrn Körbler zu verbinden. »Tut mir leid«, sagte der Mann, »der Herr Körbler ist heute gestorben.«

Es war wie ein Schlag in die Magengrube. Nur 55 Jahre alt ist er geworden, dieser korpulente, fröhliche Genießer. Herzinfarkt, auf der Höhe seiner Schaffenskraft. Vielleicht werden die, die sich so weit vorgewagt haben wie er, um uns zu helfen, von »oben« zurück gepfiffen. Stopp, du darfst nicht weitermachen, die Menschheit ist noch nicht reif dafür!

Den Unterschied zwischen der klassischen und seiner Neuen Homöopathie erklärte Erich Körbler so:

Bei der klassischen Methode wird ein bestimmtes Ladungsmuster eines Stoffes auf Flüssigkeit oder auf ein anderes Material, z. B. Globuli aus Milchzucker, geprägt und dem Organismus zugeführt.

Bei der Neuen Homöopathie hingegen wird, ausgehend vom jeweiligen Krankheitsbild, ein individuelles, dem momentanen Zustand der Person entsprechendes homöopathisches Gegenmittel vom Patienten selbst hergestellt und auf Wasser oder andere Materialien geprägt.

Gedanken prägen selbst tote Materie

Ich erinnere mich an eines von Körblers Experimenten. Er legte drei Münzen auf den Tisch und nahm sie nacheinander in die linke Hand, in der rechten hielt er seine Universal-Einhandrute. Die Rutenspitze machte bei jeder Münze einen runden Kreis. Dann legte er die Rute weg, nahm eine der Münzen in die rechte Hand und versuchte, diesem Metallstück einen positiven Begriff wie zum Beispiel ›Liebe‹ oder ›Jesus‹ oder ›Gesundheit‹ aufzuprägen.

Etwa drei Minuten behielt er sie in der Hand, dann legte er die Münze auf den Tisch. Als er sie diesmal untersuchte, schlug die Rute nicht mehr kreisförmig, sondern horizontal aus.

Anschließend »prägte« er der zweiten Münze eine negative Information auf. Er dachte »Stress«. Jetzt schlug die Rutenspitze bei der Untersuchung vertikal aus.

Man kann dieses Experiment beliebig oft wiederholen, das Ergebnis ist immer dasselbe: Die positiv geprägte Münze ergibt horizontale, die negativ geprägte vertikale und die neutral geprägte runde Rutenbewegungen.

Erich Körbler wollte mit diesem simplen Versuch nachweisen, wie sich positive und negative Gedanken sogar auf so genannte tote Materie auswirken können. Und erst recht natürlich auf lebende Organismen. Die Münzen behalten ihre Prägung so lange, bis man ihnen eine andere Information gibt. Oder die Information wird durch starkes Erhitzen wieder gelöscht.

Körbler nahm nun die positiv geprägte Münze in die linke Hand, in die rechte ein Glas mit klarem Wasser. Nach etwa drei Minuten konnte er mit der Rute nachweisen, dass das Wasser jetzt ebenfalls die positive Information der Münze enthielt. Das Wasser behielt diese Prägung auch noch nach dem Umfüllen in ein anderes Glas.

Der Forscher erklärte dieses Phänomen damit, dass es sich um Schwingungen im extrem hohen Frequenzbereich handle, genau wie beim Orgon. In einem seiner Seminare zeigte er, wie uns negative und positive Informationen via Fernsehschirm körperlich und geistig beeinflussen. Er stellte sich vor eine Videokamera, machte ein lächelndes Gesicht, dachte aber an etwas Negatives, wie er uns später verriet. Ein anschließender kinesiologischer Test mit den Seminarteilnehmern, die ihn über einen TV-Schirm beobachtet hatten, ergab Bestürzendes: Die Leute waren so geschwächt, dass sie den Arm nicht heben konnten!

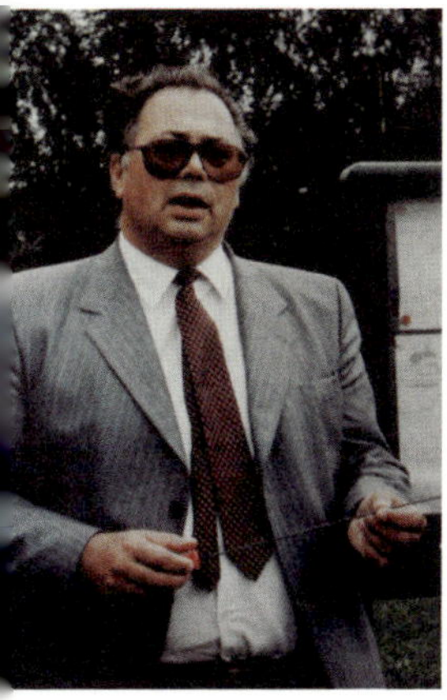
Erich Körbler (1939–1994)

Anschließend kehrte Erich Körbler vor die Kamera zurück, wieder mit lächelndem Gesicht, aber diesmal mit positiven Gedanken. Wir Seminaristen konnten es nicht fassen, denn beim anschließenden Test blieben die Arme oben. Alle hatten ihre Kraft zurückgewonnen! Der Meister war über dieses Ergebnis selbst erschrocken, denn ihm war klar geworden, dass solche Manipulationen durchaus auch skrupellos angewandt werden könnten.

Erich Körblers Nachweis über die Macht der Gedanken brachte ihn zu der Quintessenz: Wir sind Manipulierern total ausgeliefert!

Ärzte belächelten ihn, er wurde auch mit Häme überschüttet, ungeachtet der Tatsache, dass er für seine Entdeckungen einen Preis nach dem anderen bekam.

Weit aufgeschlossener zeigte sich die ungarische Ärzteschaft. Einmal erzählte mir Erich Körbler stolz – es muss 1993 gewesen sein –, wie er nach einem Vortrag über seine Neue Homöopathie bei einem Ärztekongress in Budapest »standing ovations« bekam.

Gleich nach Körblers Tod ging das große Fleddern los. Auf einmal gab es Dutzende von »Experten«, die die »Neue Homöopathie nach Körbler« praktizierten. Monika Körbler, die junge Witwe des Forschers, die nach dem jähen Tod ihres Mannes hilflos mit einem Haufen Schulden und einer zehnjährigen Tochter dastand, klagte mir in einem Gespräch, dass ein Wiener Arzt die Frechheit besessen habe, die Entdeckungen ihres Mannes als die seinen auszugeben!

Körblers geniale Forschungen wurden während einer zweijährigen Orientierungsphase nach seinem Tod unter der Schirmherrschaft von Monika Körbler zu einem Körblers Niveau entsprechenden Ausbildungssystem zusammengefasst. Motor und *spiritus rector* dieser Entwicklung war der enge Freund und Förderer Erich Körblers, der Herausgeber der Fachzeitschrift »raum&zeit«, Hans-Joachim Ehlers (1929–2002).

Inzwischen gibt es alle zwei Jahre einen großen Körbler-Kongress in Bayern, zu dem viele Ärzte und Heilpraktiker aus aller Welt anreisen, die mit großem Erfolg die Neue Homöopathie bei ihren Patienten anwenden und so den wirklichen Entdecker ehren.

Kreuz gegen Manipulation

Natürlich war Körbler auch auf der Suche nach Mitteln und Wegen, wie man sich gegen schädliche feinstoffliche Einflüsse wehren kann. So entdeckte er unter anderem, dass ein balkengleiches Kreuz, wie das der orthodoxen Griechen, Manipulationsversuche zu stoppen vermag. Man kann zum Beispiel ein Amulett in dieser Form auf der Brust tragen. Es genügt aber auch, sich ein balkengleiches Kreuz vorzustellen – und der Manipulierer hat keine Chance, denn diese geometrische Form verhindert jeden Versuch der Einwirkung.

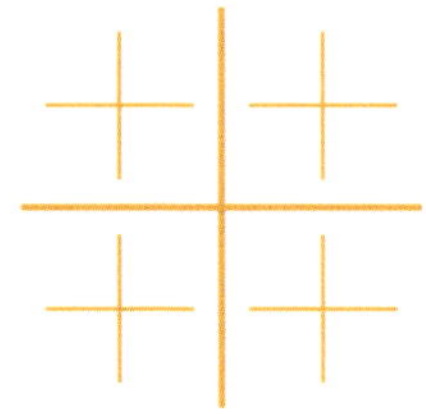

Balkengleiche Kreuze nach Körbler

Die Felder zwischen den Kreuzbalken heben sich auf und unterbinden weitere Schwingungen. Wenn man z.B. Fläschchen mit homöopathischen Hochpotenzen in einen Karton gibt und ein Balkenkreuz darauf zeichnet, dann behalten sie ihre Information. Andernfalls kann es durch unmittelbar daneben stehende Fläschchen zu unerwünschten Informationsveränderungen kommen.

Eine ähnliche Wirkung haben ja von alters her auch andere Symbole wie etwa die Runen, das Ankh-Zeichen der Ägypter oder das Pentagramm und das Hexagramm, mit denen kein Geringerer als Paracelsus arbeitete.

Wiener Wissenschaftler konnten übrigens durch modernste Messmethoden nachweisen, dass durch bestimmte Runen-Exerzitien die Abwehrkräfte entscheidend verbessert werden können. Dazu zählen auch bestimmte Fingerstellungen. Diese Übungen bringen kosmische Energie in den Körper und in die Chakren.

Bekannt ist die Y-förmige Hagal-Rune, die aussieht wie ein Strichmännchen, das seine Arme hochreckt.

Mudras und Mantras

Mudras sind mystische Stellungen der Finger und Hände. Ihr Ursprung liegt vermutlich in der Steinzeit. Die Inder sagen, dass jeder Bereich der Hand eine Reflexzone für einen zugehörigen Teil des Körpers sei. Man kann mit Mudras heilen und, ähnlich wie mit Steinen, eine Verbindung zu den kosmischen Kräften herstellen.

Eine besondere Fingerstellung, mit der man Fremdeinflüsse jeglicher Art abwehren kann, hat mir einmal der deutsche Erfinder und Radiästhet Dr. Josef Oberbach gezeigt: Man drückt Daumen, Ring- und Mittelfinger der linken Hand zusammen, die beiden übrigen Finger zeigen nach oben. Das Ganze sieht aus wie eine Hundeschnauze mit aufgestellten Ohren. Diese drei gespitzten Finger hält man nun etwa eine Minute lang knapp vor das linke Ohr – und schädigende Einflüsse werden abgewehrt!

Eine andere Fingerstellung: Man hält die gefalteten Hände aneinander, mit gestreckten Fingern, die Daumen übereinander gelegt.

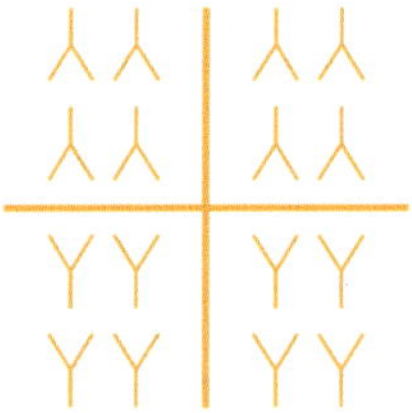
Die Y-förmige Hagal-Rune nach Körbler

So begrüßen einen die Inder, und sie tun es aus gutem Grund, denn dadurch schützen sie sich. Die Schutzwirkung verschwindet jedoch, sobald man die Finger krümmt.

Auch das Kreuzen der Arme über der Brust nach Art der Muselmanen ist eine Schutzstellung. Und noch eine ganz einfache uralte Schutzmaßnahme: Man macht eine Faust und steckt den Daumen zwischen Zeige- und Mittelfinger oder zwischen Mittel- und Ringfinger. Stehen wir also zum Beispiel jemandem gegenüber, der eine ungute Ausstrahlung hat, machen wir eine Faust … am besten aber unauffällig mit den Händen am Rücken, sonst mag es vielleicht Missverständnisse geben.

Wenn Sie, etwa nach einer Aufregung, starkes Herzklopfen bekommen, machen Sie folgende einfache Übung: Die Finger werden zu einer Klaue gekrümmt und beide Hände vor der Brust ineinander verhakt. Ruhig atmen. Beim Ausatmen kräftig anziehen, beim Einatmen die Spannung lockern. Das Ganze etwa dreimal wiederholen, dann die Handstellung wechseln. Einmal zeigt die rechte Handinnenfläche nach oben, einmal nach unten, ebenso wechselt die linke Hand.

Lassen Sie mich noch kurz von den Mudras zu den Mantras wechseln, die ja eine ähnliche Funktion haben. Etwa das bekannte gesprochene: OM MA NI PAD ME HUM. Die einzelnen Laute bewirken in der Meditation eine Verbindung zu den verschiedensten, auch unterschiedlich farbigen Energiequellen und Existenzebenen. Mudras und Mantras wirken auch auf die sieben Hauptchakren.

Geometrische Symbole

Doch zurück zu Erich Körbler und seinen Experimenten.

Körbler stellte ein Glas mit Wasser auf den Tisch. Die Rute zeigte durch Rechtsdrehung an, dass es gut war. Nun malte er eine längliche Sinuskurve auf ein Blatt Papier und stellte das Glas Wasser darauf. Dann bat er uns um eine erneute Pendel-Ruten-Überprüfung. Zum allgemeinen Erstaunen schwangen Rute und Pendel nach links und dann vertikal.

»Das bedeutet, dass durch das Symbol der Sinuskurve die Information umgedreht wird«, erklärte Körbler. Er nannte es das Umkehrprinzip der Systeminformationen. Krankheit war auch für ihn nichts anderes als eine gestörte Balance der Energiesysteme, und er war überzeugt, dass man die Balance durch entsprechende Informationsübertragung wieder herstellen könne. Er überlegte, wie man diese

Informationen in lebende Systeme einbringen und gleichsam von »negativ« auf »positiv« umpolen könne.

Seine großartige Entdeckung war: Man kann mit Symbolen in energetische Systeme eingreifen. Geometrische Formen wirken wie Antennen in hohen Schwingungsbereichen. Sie können die von außen auftreffenden Energien heilbringend für den Körper verändern, denn Schwingungen bestimmen unser Leben.

Wissenschaftlicher Schamanismus

Körbler selbst nannte seine Neue Homöopathie »wissenschaftlichen Schamanismus«. So war er zum Beispiel davon überzeugt, dass bei manchen Urvölkern auf die Haut gemalte parallele Striche oder balkengleiche Kreuze als Heilmethode bekannt waren.

Monate, nachdem Erich Körbler diese Theorie in einem Artikel in der Zeitschrift »raum&zeit« (Heft Nr. 46, Juli/August 1990) dargelegt hatte, wurde sie auf makabre Weise bestätigt: Man fand in den Ötztaler Alpen in Tirol den legendären »Ötzi«, eine 5 000 Jahre alte männliche Mumie, die genau die von ihm erwähnten parallelen Striche an verschiedenen Stellen des Körpers aufwies, ebenso ein balkengleiches Kreuz.

Italienische Anthropologen, Paläontologen und Dermatologen, die Ötzis Tätowierungen unabhängig voneinander untersuchten, bestätigten, dass sich die Striche an Körperstellen befanden, an denen besonders große Kalkablagerungen festgestellt wurden, dass also die geheimnisvollen Zeichen offenbar eine Therapie für Arthrose-Erkrankungen waren.

Dass die Strichcodes therapeutische Zwecke verfolgten, ist inzwischen allgemein akzeptiert. Vor allem die Strichkombinationen neben der Wirbelsäule am Rücken der Gletscherleiche sind mit Sicherheit, da an kaum einsehbarer Stelle, keine schmückenden Ornamente. An den Stellen, an denen diese Zeichen eintätowiert wurden, finden sich physiologisch Zuleitungen zu verschiedenen inneren Organen.

Körbler selbst sprach nicht so sehr von Heilung als vielmehr von einer Methode der Selbstheilung, herbeigeführt durch eine Verstärkung der Energieflüsse. Wenn erst die Blockaden beseitigt sind, lösen sich – vereinfacht ausgedrückt – die Krankheitsherde von selbst auf.

Einfach ausdrücken konnte sich Erich Körbler allerdings kaum. Ich erinnere mich an einen Sommernachmittag, als wir zu dritt in meinem Garten saßen, Erich Körbler, mein Freund Helmut Wigelbeyer und ich. Bei Schmalzbroten mit viel Knoblauch und einigen Flaschen Grünveltliner erklärte uns Körbler sein System. Er tat es zwar wortreich, aber derart kompliziert, dass wir immer nur »Bahnhof« verstanden. Er sprach von Chaos-Theorie und Quantenelektrodynamik, vom Wechselspiel zwischen Photonen und Elektronen, von morphologischen Veränderungen, herbeigeführt durch geometrische Formen. Guter Gott, brummte mir der Schädel! Schade, dass ich diesen Monolog damals nicht auf Tonband festgehalten habe. Was für ein Dokument wäre das heute!

Wie Hochpotenzen entstehen

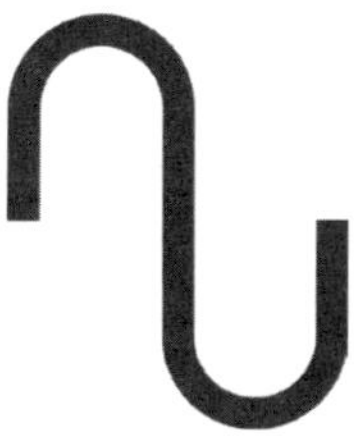

Der Körblersche Sinus

Mit geometrischen Formen erklärte Erich Körbler sehr überzeugend, was homöopathische Hochpotenzen eigentlich sind und wie und warum sie wirken. Ausschlaggebend sei die Struktur der Stoffe. Durch Verreiben oder Verdünnen und Verschütteln würden die Strukturmuster des Ausgangsmaterials elektrisch verändert. Man erhält so ein neues Material, das die Information des Ausgangsstoffes verstärkt ausstrahlt. Führe man diese Ausstrahlung in Form eines herkömmlichen homöopathischen Mittels einem Patienten zu, so verändere man dessen Zustand. Zum Beweis seiner These führte Körbler folgenden Versuch vor: Er nahm eine elektronenmikroskopische Fotoaufnahme eines Silizium-Kristalls mit seinen typischen geometrischen Formen. Dann legte er die Zeigefingerspitze der linken Hand auf dieses Foto und hielt gleichzeitig in der rechten Hand ein Glas mit Wasser. Auf diese Weise erzeugte er nach etwa drei Minuten eine homöopathische Silizium-Hochpotenz.

Das gleiche Ergebnis erziele man, so Körbler, wenn man die typischen Silizium-Kristallstrukturen mit einem Bleistift auf ein Stück Papier zeichne oder auch, wenn man seinen linken Zeigefinger auf

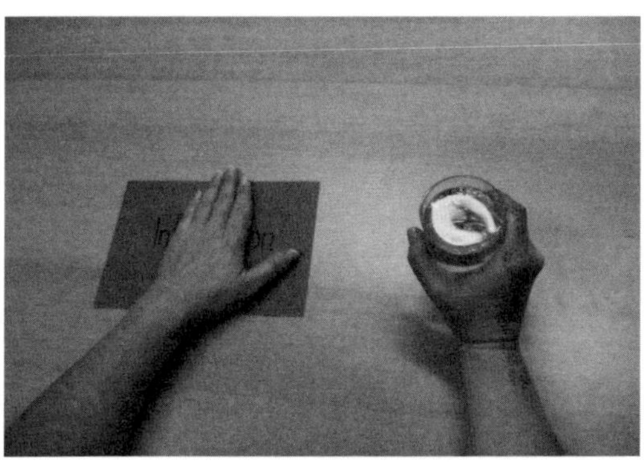

Die Informationsübertragung nach dem Körbler'schen »Links-Rechts-Effekt« auf Wasser

ein reales Stück Silizium lege. Wieder erhalte man nach drei Minuten eine Hochpotenz, die auf einen Patienten genau so wirke wie eine in der Apotheke gekaufte Silizium-Hochpotenz. Und nicht nur das: Prägt man die Information eines Heilmittels auf ein Schmuckstück oder auf eine Zahnkrone im Gebiss, so wird die homöopathische Heilinformation von dort ausgestrahlt.

Der Körbler-IT-Stecker

Erich Körbler entwickelte einen »Informationen-Transformation-Stecker«, der auf die gleiche Weise wie eben geschildert Heilinformationen ausstrahlt. Der Stecker sendet in der Körpersprache die homöopathischen Informationen an den in der Nähe befindlichen Patienten, der wie ein Empfangsgerät reagiert, die Heilungsinformation prompt verarbeitet und somit das homöopathische Mittel nicht mehr oral einzunehmen braucht.

Der Forscher war überzeugt, dass die Neue Homöopathie als Basis völlig neuer Behandlungsstrategien dienen könne, da jederzeit und in jedem Bereich gleichzeitig in den elektromagnetischen Prozess des Organismus eingegriffen werden kann. Die Behandlung erfolgt immer ganzheitlich, d. h., es wird mit den Schaltelementen der Neuen Homöopathie immer auf Psyche und Organe Einfluss genommen.

Die berühmten Körbler-Striche

Nun zu den inzwischen schon legendären Strichen dieses Erfinders. Erich Körbler pflegte da gern das »Hexen-Einmaleins« aus Goethes »Faust« zu zitieren:

»Du musst verstehn!
Aus Eins mach Zehn,
und Zwei lass gehn,
und Drei mach gleich,
so bist du reich.
Verlier die Vier!
Aus Fünf und Sechs,
so sagt die Hex',
mach Sieben und Acht,
so ist's vollbracht:
Und Neun ist Eins,
und Zehn ist keins.
Das ist das Hexen-Einmaleins!«

Körbler interpretierte Johann Wolfgang von Goethe mit Hilfe seiner Rute und der Striche so: Er machte einen Strich auf einem Blatt Papier. Rute und Pendel, darüber gehalten, schwingen horizontal. Nun zog er unter diese Linie parallel einen zweiten, dritten, vierten, fünften, sechsten, siebenten, achten und neunten Strich. Bei jedem neuen Strich bewegten sich Rute und Pendel mit unterschiedlicher Intensität.

Bei neun Strichen schwang die Rute ganz stark. »... und Neun ist Eins«, heißt es bei Goethe. Diese neun Striche bilden in der Tat eine Art Verstärker, den man laut Körbler für alles Mögliche verwenden kann, etwa zur Herstellung einer ganz persönlichen homöopathischen Medizin.

Körbler malte auf die Fingerkuppe seines linken Zeigefingers mit einem Kugelschreiber fünf parallele Striche und zeigte uns, wie man mit einem Glas Wasser und den Körbler-Strichen ein Hausmittel gegen die verschiedensten Beschwerden herstellen kann. In der langjährigen Anwenderpraxis hat es sich inzwischen als effektiver erwiesen, anstatt der fünf Striche die geometrische Form Sinus aufzumalen.

Geometrische Formen können heilen

Bei den Körbler-Strichen handelt es sich um elektromagnetische Informationen in einem sehr hohen Frequenzbereich. Striche und Zeichen auf der Haut bewirken Veränderungen der biologischen Elektronik. Mehrere Striche untereinander auf die Haut aufgetragen ergeben gleichsam Batterie-Lamellen, welche die Körperelektronik beeinflussen. Selbst Krankheiten wie Krebs könne man mit dieser Methode, je nach Stadium, zumindest lindern, versicherte Körbler.

Er war überzeugt, dass sich die schulmedizinische Krebsforschung auf einem Irrweg befindet, und zitierte dabei gern den Nobelpreisträger Albert Szent-Györgyi: »Wir sollten lieber herausfinden, wie es zum Krebs kommt, als ihn zu vernichten, wenn er in Erscheinung getreten ist. Wir sollten mit der Suche nach den Ursachen des Krebses bei den Bausteinen unterhalb der molekularen Ebene beginnen, bei den Elektronen und Kernteilchen, die schließlich das Molekül, das Grundelement der Zelle ausmachen. Es sollten die elektrischen Prozesse bei der Entstehung des Krebses untersucht werden. Wir sind auf der molekularen Ebene stehen geblieben. Für die Natur gibt es aber keinerlei Grund, dort stehen zu bleiben.«

In seinem berühmten Budapester Vortrag 1993 führte Erich Körbler aus, dass jede unserer Körperzellen dem Immun- und Steuerungssystem Daten über ihren Standort und Zustand signalisiert und ihm auch mitteilt, ob dieser Zustand gestört ist. So erscheint es plausibel, dass bei längerem Aufenthalt an einem Ort mit unverträglichen Informationen für den Organismus, etwa durch Erdstrahlen oder Elektrosmog, sowohl Zellen als auch das Immunsystem gestört werden und sich daraus eine Gesundheitsstörung entwickelt.

Durch geeignete Gegenmaßnahmen könnten diese Störungen beseitigt werden. Das könne etwa ein Kugelschreiberstrich oder eine andere geometrische Form auf der Haut des Patienten sein.

Wörtlich sagte Körbler: »Das ist die Sprache der Formen, wie sie unser Organismus versteht. Mit bestimmten auf die Haut gemalten Formenkombinationen werden die Nachrichteninhalte im Steuerungssystem gezielt verändert.«

Striche gegen Schnupfen

Bei Schnupfen legt man den gekennzeichneten Finger auf die Nase, in der anderen Hand hält man ein Glas mit Wasser. Nach etwa drei Minuten enthält das Wasser die individuelle Heilinformation. Man trinkt es schluckweise und wiederholt eventuell die Prozedur, bis Besserung eintritt.

Statt der Kennzeichnung auf dem Finger kann man nach Meinung Körblers auch Mittel- und Zeigefinger kreuzen und auf die Problemzone legen, in der anderen Hand hält man das Glas Wasser. Durch das Überkreuzen der Finger entsteht ein körpereigenes Ypsilon, das negative Energieanteile in positive umwandelt und die positiven Anteile sogar noch verstärkt. In der Technik ist das Ypsilon als Gleichrichterantenne und im menschlichen Körper als die Form der Antikörper bekannt. Auch das bringt erstaunliche Erleichterung.

Die Wirkung dieser »Medizin« lässt sich noch verstärken. Körbler nahm das Blatt mit den neun Parallelstrichen, dann das Glas Wasser mit dem »Hausmittel« in die linke Hand. Gleichzeitig hielt er den linken Zeigefinger an den Anfang der neun Striche. In der rechten Hand am Ende der neun Striche hielt er ein zweites Glas mit neutralem Wasser. Nun passierte folgendes: Nach drei Minuten hatte er in dem neutralen Glas Wasser das gleiche Hausmittel, allerdings noch wesentlich wirksamer dank der Verstärkerwirkung der neun Striche!

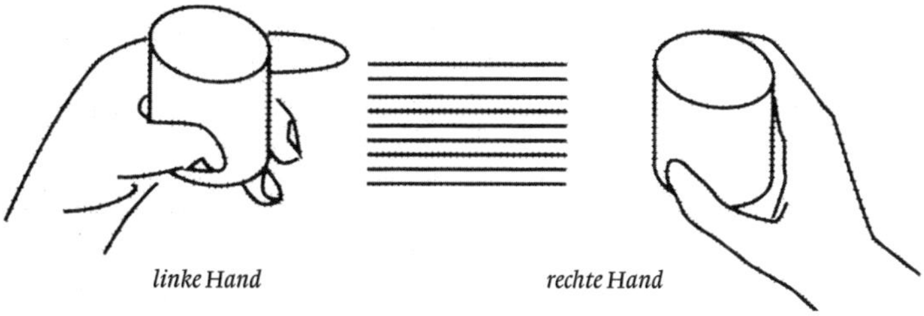

Informationsverstärkung mittels der Körbler-Striche

Striche gegen Husten

Man kann sich, so Körbler, die neun Striche auch auf den Hautbereich malen, den man erwärmen möchte. Das sollten aber nur Gesunde tun, weil sich eventuelle Störungen sonst verstärken. Zur Behandlung einer Störzone hingegen macht man zunächst nur einen Strich auf diesen Bereich, zum Beispiel bei Husten auf die Brust. Dann überprüft man mit der Rute, ob die Störung noch vorhanden ist. Ist sie noch da, malt man einen zweiten Strich parallel darunter und befragt wieder die Rute oder das Pendel. Das macht man so lange, bis die Störung bei einer bestimmten Strichanzahl verschwunden ist.

Ich konnte einmal auf diese Weise, als ich gerade mit dem Wagen unterwegs war, mit drei Strichen einen sehr lästigen Husten beseitigen.

Sinuskurve gegen Mückenstiche

Nach dem selben Muster vermeidet man übrigens das Jucken nach einem Mückenstich: Man malt mit einem Kugelschreiber eine längliche Sinuskurve über die Stichstelle – und die Information wird umgekehrt, die Haut juckt nicht mehr. Das funktioniert auch bei Schmerzen. Man legt die linke Hand auf ein Blatt Papier mit der Sinuskurve, die rechte Hand auf die schmerzende Stelle. Hilft garantiert.

Magisches Ypsilon

Eine besondere Wirkung schrieb Erich Körbler der Y-Form zu.
Beispiele:

- Ein Y auf die Einlegesohle gemalt verhindert Fußbrennen, selbst bei langen Märschen.
- Ein über den ganzen Rücken gemaltes großes Y vertreibt Schmerzen in diesem Bereich.
- Ein Bettlaken mit Y-Zeichen bedruckt gibt Energie, mit balkengleichen Kreuzen schützt es vor schädigender Strahlung.

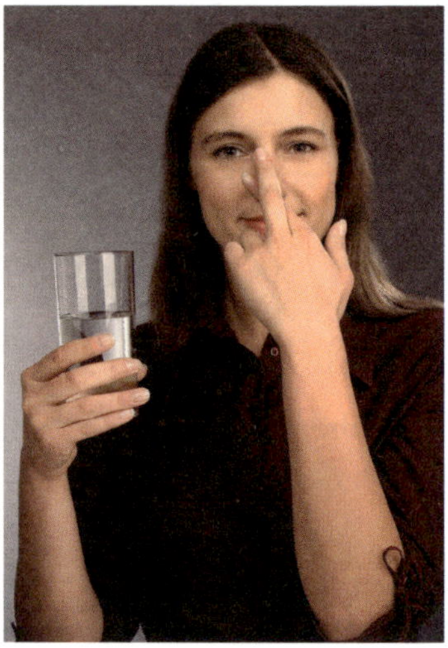

Das Magische Ypsilon hier im Einsatz gegen einen Schnupfen

- Zeige- und Mittelfinger der linken Hand zu einem Y überkreuzen, auf die schmerzende Stelle legen und diese Information auf ein Glas Wasser oder einen Edelstein prägen. Hilft z. B. gegen Übelkeit oder Kopfschmerzen.

Strichcodes

Körbler wies vor Jahren als einer der Ersten auf ein mögliches Problem mit den Strichcodes auf Verpackungen hin. Damit nehmen wir, ob wir wollen oder nicht, negative Informationen auf. Sie können sich jederzeit mit Rute oder Pendel davon überzeugen. Augenscheinlich dient der Code der leichteren Preiserfassung an der Kasse. Doch Körbler hatte eine Ahnung, dass hinter dem bloßen Strichcode noch mehr stecken könnte – eine noch nicht beweisbare Massenmanipulation, deren Zielrichtung ihm jedoch unklar erschien. Eine Vermutung – aber im Sinne allgemeiner Vorsicht verwies er auf ein höchst einfaches Mittel: Nach jedem Einkauf den Code mit einem Kugelschreiber durchstreichen, dadurch wird die Antennenanlage des Strichcodes kurzgeschlossen und verliert ihre Wirkung – was der verpackten Ware zu Gute kommt.

Auch das lässt sich mit unserer bewährten Testmethode leicht nachprüfen. Und schon haben wir wieder eine Störung eliminiert, die unser Immunsystem schwächen könnte.

Die Neue Homöopathie definiert der Erfinder nicht als neue Medizin im herkömmlichen Sinne, sondern als »... eine neue Ganzheit, die nicht nur den gesamten Organismus eines Lebewesens umfasst, son-

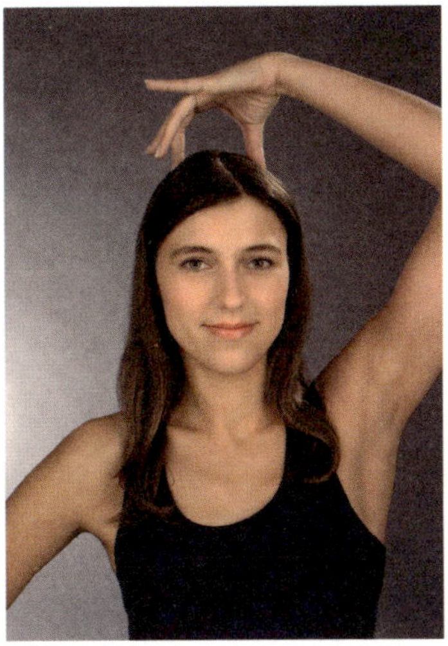

Die Spange gegen Kopfschmerzen

dern auch jene Energien, die von außen kommend steuernd auf den Organismus einwirken und so das Immunsystem beeinflussen. Die Neue Homöopathie ist die Lehre vom Umgang mit den elektromagnetischen Informationen im Nanometerwellenbereich.«

Er beruft sich auf Hippokrates (460–377 v. Chr.), den Vater der europäischen Heilkunst, der gesagt hat: »Heilbar sind die meisten Krankheiten durch genau dieselben Faktoren wie die, aus denen sie entspringen.« Ein Prinzip, dem auch Samuel Hahnemann, der Entdecker der Homöopathie, folgte. Die Neue Homöopathie, so Körbler, sei in der Lage, krank machende elektromagnetische Faktoren in nicht krank machende umzuwandeln.

Und so wird's gemacht …

Spange gegen Kopfschmerzen – Und noch ein Tipp bei Kopfschmerzen: Man macht aus Daumen und Mittelfinger eine Spange und massiert damit auf der Schädeldecke beide Seiten, mit der Daumenspitze auf der einen, mit der Spitze des Mittelfingers auf der anderen Seite. Dadurch wird das Energiegefälle zwischen linker und rechter Hälfte ausgeglichen, sagt Erich Körbler.

Sechstes Kapitel

Freunde und Brüder der Heilung

Der englische Arzt und Homöopath Dr. Edward Bach (1886–1936), ein besonders feinfühliger, medial begabter Mann, erkannte, dass jede körperliche Krankheit ihren Ursprung im seelischen Bereich hat. Er fand heraus, dass die energetischen Kräfte bestimmter Blüten und Pflanzen die negativen Kräfte von Krankheiten ins positive Gegenteil umwandeln können. Der tiefgläubige Mediziner erklärte: »Wie Gott uns in seiner Gnade Nahrung zum Essen gegeben hat, so hat er unter die Blumen des Feldes schöne Pflanzen gesetzt, die uns heilen, wenn wir leidend sind. Diese Blumen sind da, um dem Menschen in seinen dunklen Stunden eine helfende Hand entgegenzustrecken.«

Dr. Bach entdeckte insgesamt 38 Pflanzen, die er 38 Negativgefühlen zuordnete, an denen wir am meisten leiden. Bestimmte wildwachsende Blumen, Büsche und Bäume haben durch ihre hohen Schwingungen die Kraft, unsere menschlichen Schwingungen zu erhöhen. Sie heilen nicht dadurch, dass sie die Krankheit direkt angreifen, sondern dadurch, dass sie unseren Körper mit den schönen Schwingungen unseres höheren Selbst durchfluten, in deren Gegenwart die Krankheit hinweg schmilzt wie Schnee in der Sonne. Es gibt keine Heilung ohne eine Veränderung der Lebenseinstellung, des Seelenfriedens und des inneren Glücksgefühls.

Das sagte Dr. Bach lange, bevor der Begriff »Schwingungstherapie« geprägt wurde.

Der eifrige Doktor hat für seine Essenzen in früher Morgenstunde die Tautropfen von den Blütenblättern gesammelt. Wer macht das heute noch? Das meiste wird industriell gefertigt, genau wie die homöopathischen Mittel, denn die Blütentherapie ist längst weltweit verbreitet und die Nachfrage nach Essenzen steigt. Aber wer garantiert mir, dass die verarbeiteten Pflanzen wirklich von biologischen Anbaugebieten stammen?

Bei vielen Blütenessenzen bin ich mir da nicht so sicher. Andreas Korte mit seinen Orchideen-Blüten und Penny Medeiros mit den Aloha-Blüten aus Hawaii – ich habe beide Therapeuten kennen gelernt – tun zweifellos ihr Bestes, um reine Produkte herzustellen.

Dasselbe gilt auch für die hochsensitive Österreicherin Nicola Wohlgemuth und ihre »Rostock-Essenzen«.

Andreas Korte, ein bescheidener, sympathischer deutscher Forscher, gewinnt die heilenden Orchideen-Schwingungen im Gebiet des Amazonas, ohne die Blüten zu verletzen.

Ich habe das auch schon mit Erfolg versucht, nicht am Amazonas, sondern in meinem Garten bei Wien. In einem Jahr blühte rund ums Haus auf einmal eine Unmenge von Ringelblumen, alles war plötzlich herrlich sonnengelb. In meinem Garten auf Mallorca war es der Salbei, der auf einmal üppig zu wuchern begann. Meine Vermutung: Wenn jemand im Haus eine Heilpflanze dringend braucht, dann kommt sie zu ihm und bietet ihre Hilfe an.

»Ringelblum', Ringelblum',
stehst im Garten nur herum,
wächst ohne Pfleg' und ohne Heg',
fragst nicht nach Lohn und Dankeschön,
auf tust dich bloß bei Sonnenschein,
lächelst allein Schönwetter ein.
Ob ich im Leben auch das kann
und künde nur Schönwetter an?«

Das dichtete der bekannte, 2005 verstorbene österreichische Kräuterpfarrer Hermann-Josef Weidinger in seinem 1983 erschienenen Buch *Ich bin eine Ringelblume*. Diese wunderbare Heilpflanze bringt Licht in die Seele und vertreibt die Schatten. In der Homöopathie ist sie unter dem Namen Calendula bekannt, wirkt ähnlich wie Arnika, heilend bei Schürfwunden und Wunden, als Tropfen, als Globuli oder Salbe. Auch bei Erkältung, Grippe, Fieber und bei Magenschmerzen infolge kalter Getränke kann man sich auf die Ringelblume verlassen.

Ich habe bei strahlendem Sonnenschein eine Glasschale mit gutem Wasser knapp unter ein paar Blütenköpfchen gestellt und bis kurz vor Sonnenuntergang gewartet. Die so gewonnene Essenz hatte eine unglaubliche Kraft.

Ein anderes Mal sah ich sehr zeitig am Morgen auf unserer Buchenhecke Tautröpfchen wie Myriaden winzig kleiner Diamanten in der aufgehenden Sonne blitzen. Ich hatte so etwas noch nie gesehen. Ganz behutsam streifte ich die Tropfen in ein Fläschchen, tat ein wenig Brandy dazu – und fertig war die Essenz, die übrigens auch noch sieben Jahre danach nichts von ihrer Energie verloren hatte.

In meinem Garten auf Mallorca blühte buchstäblich über Nacht ein unscheinbarer Kaktus mit 21 der prachtvollsten Blüten, die ich je gesehen habe. In diesem Fall versuchte ich es mit der Orgon-Methode. Ich hielt den Becher des Orgon-Gerätes einige Minuten vor die Blüte, der angeschlossene Strahler lenkte die Schwingungen in ein Glas mit einer Wasser-Brandy-Mischung.

Auf diese Weise gewinnt man eine lupenreine Essenz, die man später nach Belieben homöopathisch potenzieren kann. – Und was für eine Kraft Tropfen für Tropfen aus dieser Kaktusblüte mit dem Namen »Königin der Nacht« entspringt!

Wer solche Experimente nicht durchführen möchte, kann aus rund 2300 Pflanzen der Silvia Breves wählen und mit Hilfe des bereits beschriebenen Schwingungserzeugers die gewünschte Schwingung auf so genannte Transmitter (Ampullen, Wasser, Cremes, Öle, Edelsteine usw.) übertragen. Das reicht von allgemeinen Pflanzen bis zu den wichtigsten Blüten wie Alaskan Flower Essenzen, Aloha-Hawaii-Blütenessenzen, australische Busch-Blütenessenzen, Bachblüten, Baumblüten, Himalaja-Blütenessenzen, kalifornische Essenzen, Orchideen-Essenzen, Perelandra-Blütenessenzen, spezielle Essenzen für Schwangere, für Kinder und viele mehr.

Alle im Pflanzenarten-Buch verzeichneten Schwingungsraten entsprechen genau der lebenden Pflanze. Keine Angstreaktion der Pflanze, weil sie abgeschnitten, abgerissen, schockgefroren oder chemisch konserviert wurde, verunreinigt diese ursprüngliche lebendige Schwingung. Die Schwingungsrate ist stets die Schwingung der gesamten Pflanze. Sie beinhaltet Wurzeln, Stängel, Blätter, Blüten und mitunter Früchte.

Die Bachblüten

Damit Sie sich ein Bild machen können, nenne ich hier die 38 Bachblüten und ihre Wirkungsweise. Ich halte mich dabei an die international übliche alphabetische Reihenfolge.

Agrimony (Odermennig) – Hilft Menschen mit verborgenen inneren Konflikten, die sich anders geben, als sie tatsächlich sind. Hat auch bei Schlaflosigkeit oft Erfolg.

Aspen (Espe) – Hilft bei unerklärlichen Ängsten, Vorahnungen und Alpträumen, gibt neuen Lebensmut.

Beech (Rotbuche) – Wer auf die Schwächen anderer intolerant und verständnislos reagiert, sollte diese Blütenessenz nehmen, denn sie verleiht Sanftheit und Großzügigkeit.

Centaury (Tausendgüldenkraut) – Für alle, die nicht Nein sagen können und von anderen ausgenutzt werden. Die Blüte verleiht mehr Willenskraft.

Cerato (Bleiwurz oder Hornkraut) – Hilft entscheidungsschwachen Menschen. Die Blüte unterstützt dabei, mehr auf die innere Stimme zu hören.

Cherry Plum (Kirschpflaume) – Die Indikation bei dieser Blüte ist große Verzweiflung und Angst, gepaart mit einem Gefühl der Hilflosigkeit. Oft kommt es zu unbeherrschten Ausbrüchen. Verhilft zu besserer Selbstkontrolle.

Chestnut Bud (Kastanienknospe) – Für Menschen, die ständig unter Stress leiden und immer dieselben Fehler machen. Hilft, sich auf das Wesentliche zu konzentrieren.

Chicory (Wegwarte) – Man macht sich ständig Sorgen um andere. Die Blüte hilft, seinen Nächsten Liebe und Zuneigung ohne Bedingungen zu geben.

Clematis (Gemeine Waldrebe) – Dr. Bach bestimmte diese Pflanze nach eigenen Worten »für jene, die verträumt sind und kein großes Interesse am Leben haben«. Die Blüte fördert Selbstdisziplin.

Crab Apple (Holzapfel) – Die Blüte der inneren Reinigung, hilft Menschen, die ein gestörtes Verhältnis zu ihrem Körper haben.

Elm (Ulme) – Die Blüte für die Unsicheren, Verzagten und Mutlosen. Gibt wieder Selbstvertrauen.

Gentian (Herbstenzian) – Alle, die Enttäuschungen und Rückschläge nur schwer verkraften, gewinnen wieder neuen Mut.

Gorse (Stechginster) – Für Menschen, die alle Hoffnung aufgegeben haben. Verleiht neuen Schwung und positives Denken.

Heather (Heidekraut) – Für Menschen mit übertriebenem Geltungsbedürfnis. Hilft, sich auch für die Bedürfnisse anderer zu interessieren.

Holly (Stechpalme) – Dr. Bach empfiehlt diese Essenz allen, die eifersüchtig, neidisch und argwöhnisch sind. Bringt Harmonie in Beziehungen, mindert die Aggressivität.

Honeysuckle (Geißblatt) – Für Menschen, die sich nicht von Vergangenem lösen können. Hilft, das Leben in der Gegenwart zu meistern.

Hornbeam (Hainbuche) – Macht die Lustlosen und Unzufriedenen wieder fröhlich, gibt neuen Schwung. Ideal für Morgenmuffel.

Impatiens (Springkraut) – Hilft bei Ungeduld und Reizbarkeit. Verleiht innere Ruhe und Gelassenheit.

Larch (Lärche) – Für alle, die zu wenig Selbstvertrauen haben. Hilft, Herausforderungen nicht mehr zu meiden, sondern sich ihnen vertrauensvoll zu stellen.

Mimulus (Gefleckte Gauklerblume) – Das ist die Blüte der Schüchternen, Übernervösen, die ständig von irgendwelchen Ängsten geplagt werden. Hilft gegen allzu sensible Empfindsamkeit.

Mustard (Ackersenf) – Ein wahrer Helfer bei Schwermut und scheinbar unerklärlicher Traurigkeit. Ist oft ein Wundermittel gegen Depressionen. Ein seelischer Kraftspender.

Oak (Eiche) – Man fühlt sich vor lauter pflichtbewusster Arbeit total ausgelaugt. Die Blüte hilft, sich mehr um sich selbst zu kümmern, fröhlicher zu werden.

Olive (Ölbaum) – Für alle, die seelisch und körperlich bis zur Erschöpfung gelitten haben. Verleiht neue Vitalität, schenkt inneren Frieden.

Pine (Schottische Föhre) – Für Menschen, die dazu neigen, immer alle Schuld auf sich zu nehmen. Die Blüte stärkt das Selbstwertgefühl.

Red Chestnut (Rote Kastanie) – Für Menschen, die sich allzu sehr um andere kümmern. Die Blüte hilft loszulassen, sie stärkt den gesunden Egoismus.

Rock Rose (Gelbes Sonnenröschen) – Für Dr. Bach war dies das »Heilmittel in Notfällen«. Hilft bei Panik-Attacken und Unfällen. Man kann dann die Lippen des/der Betreffenden mit ein paar Tropfen dieser Essenz benetzen.

Rock Water (dies ist keine Blüte, sondern die Schwingung reinen Quellwassers) – Hilft jenen, die vor lauter Selbstdisziplin zu erstarren drohen, die sich selbst für das Maß aller Dinge halten. Rock Water bewirkt mehr Sanftheit.

Scleranthus (Einjähriger Knäuel) – Für unentschlossene, sprunghafte Menschen mit rasch wechselnden Stimmungen. Die Blüte hilft, die innere Balance wieder zu finden.

Star Of Bethlehem (Doldiger Milchstern) – Ein Seelentröster, der hilft, psychischen und physischen Schock zu überwinden. Die Blüte verleiht Kraft, in einer Krisensituation das Richtige zu tun.

Sweet Chestnut (Edelkastanie) – Hilft in scheinbar ausweglosen Situationen. Man glaubt, die Belastungen nicht länger ertragen zu können. Die Blüte schenkt Vertrauen in die eigenen Kraftreserven.

Vervain (Eisenkraut) – Eine Blüte für die Gestressten und Gehetzten. Die Essenz verleiht Entspannung und Ruhe, sie lässt erkennen, dass zu viel Eifer oft mehr schadet als nützt.

Vine (Weinrebe) – Für starke Persönlichkeiten, die dazu neigen, andere zu beherrschen. Vine hilft, sich nicht so wichtig zu nehmen, zu dienen statt zu dominieren.

Walnut (Walnuss) – Für Menschen, die sich leicht von anderen beeinflussen lassen, die Angst haben vor dem Neuen. Daher die richtige Blütenessenz bei einem Neubeginn.

Water Violet (Sumpfwasserfeder) – Für alle, die sich von der Welt abkapseln und daher oft selbstverschuldet einsam sind. Die Blüte hilft, sich zu öffnen, mehr Freude zu empfinden.

White Chestnut (Weiße Kastanie) – Hilft Menschen, die von ständig wiederkehrenden quälenden Gedanken geplagt werden. Die Blüte verleiht innere Ruhe und die Kraft zum Loslassen.

Wild Oat (Waldrespe) – Das ist die Blüte für die Unentschlossenen, die sich laut Bach »von keiner Berufung besonders angezogen fühlen«. Die Blüte hilft, das Wesentliche zu erkennen.

Wild Rose (Heckenrose) – Man fühlt sich apathisch, teilnahmslos, lässt sich lustlos dahintreiben. Die Blüte gibt neuen Lebensmut und neue Impulse in Partnerschaften, die zur Routine geworden sind.

Willow (Gelbe Weide) – Für Menschen, die durch Schicksalsschläge verbittert sind. Die Weiden-Essenz verhilft zu positivem Denken und innerem Frieden.

Zusätzlich gibt es eine Mischung aus Star of Bethlehem, Rock Rose, Impatiens, Cherry Plum und Clematis.

Das sind nach Dr. Bach die Notfalltropfen (Rescue Remedy). Sie sind eine wunderbare Medizin für alle schockierenden Erlebnisse, unmittelbar nach Unfällen, bei großer Angst und starken körperlichen und seelischen Schmerzen.

Man kann die Rescue-Tropfen nicht nur in einem Glas Wasser einnehmen, sondern – wie übrigens alle hier genannten Blüten-Essenzen – auch äußerlich anwenden. Man gibt zum Beispiel ein paar Tropfen der Essenz in eine Schüssel mit Wasser und taucht ein Tuch ein, das man dann ausgewrungen auf die Stirn des Patienten legt.

Ein paar Tropfen auf die Zunge vor dem Gang zum Zahnarzt haben mir bis jetzt immer geholfen. Auch vor Operationen, Prüfungen oder einer wichtigen Verhandlung sind die Tropfen sehr hilfreich.

Wenn meine Hunde aus irgendwelchen Gründen sehr aufgeregt sind, massiere ich ihnen einige Tropfen in die Kopfhaut. Sie beruhigen sich dann rasch wieder.

Mein Rat: Rescue Remedy-Tropfen gehören in jede Hausapotheke!

Sie können ohne weiteres mehrere Bachblüten für sich und andere mit Pendel, Rute oder kinesiologisch austesten und dann diese oft sehr wirksame Mischung verwenden. Ebenso können Sie Bach-Essenzen gemeinsam mit anderen Blütenkonzentraten verabreichen. Es sollten jedoch möglichst nicht mehr als sieben Essenzen auf einmal angewendet werden, weil das die Wirkung beeinträchtigen könnte.

Meine Brüder, die Bäume

Von Erich Kästner gibt es das schöne Gedicht:

»Die Seele wird
vom Pflastertreten krumm.
Mit Bäumen kann man
wie mit Brüdern reden
und tauscht bei ihnen
seine Seele um.«

Bäume wurden in den alten Kulturen als Sitz der Götter verehrt, sie sind unsere grünen Lungen und geben uns die Luft zum Atmen. Und sie können heilen. Bereits als Kind in der Zips, am Fuße der Hohen Tatra, hatte ich in unserem Garten einen Lieblingsbaum, einen mächtigen Birnbaum. Seine untersten Zweige waren so gewachsen, dass ich mich – wie in einen flachen Korb – auf sie betten konnte. Stundenlang konnte ich dort liegen, dem Raunen der Blätter lauschen und von den köstlichen Früchten naschen, nach denen ich nur die Hand auszustrecken brauchte. Eine Geborgenheit umfing mich, wie ich sie höchstens noch empfand, wenn mich meine Mutter in ihre Arme nahm.

Später dann, längst aus dem Paradies meiner Kindheit vertrieben, suchte ich immer wieder einen Baum auf, wenn ich mich schwach und elend fühlte. Einmal war es eine Birke, dann eine Eiche. Hier auf Mallorca sind es ein Feigenbaum und ein Pfefferbaum, deren zarte Äste wie bei einer Weide sanft bis zum Boden hängen und so eine kleine kuschelige Laube bilden.

Machen Sie es wie ich – und Sie werden sehen, wie die Energie des Baumes auf Sie übergeht. Ich lehne meine Stirn an die Rinde, umarme den Stamm, schließe die Augen und bitte stumm um Kraft. Diese Bitte wurde mir von meinen Brüdern, den Bäumen, noch nie abgeschlagen. Schon nach wenigen Minuten spürt man, wie ein wohliges, fast elektrisierendes Kribbeln den ganzen Körper durchrieselt. Man merkt gleich, wann es genug ist. Verharrt man zu lange in dieser Umarmung, ist es, als hätte man ein Glas zu viel getrunken. Versuchen Sie es. Mir gibt es jedes Mal aufs Neue genügend Power und Gelassenheit, um mit den Widrigkeiten des Alltags locker fertig zu werden. Und vergessen Sie nicht, sich für das Kraftgeschenk zu bedanken!

Über die heilende Kraft der Bäume wurde und wird viel geschrieben. Hier nur ein paar Beispiele als Anregung für eigene Erkundungen:

Ahorn – Seine Heilkraft wurde schon von der weisen Heiligen Hildegard von Bingen (1098–1179) gepriesen. Sie verwendete zerstampfte Ahornblätter gegen Fieber, Geschwüre und Schwellungen. Stanley Burroughs schwört bei seiner Zitronenkur auf Ahornsirup als einzige Zugabe, weil dieser Baumsaft die meisten Vitamine und Mineralien enthält.

Birke – Schon die alten Chinesen wussten, dass Blätter, Knospen und Saft der Birke heilend wirken, bei Rheuma ebenso wie als Haarwasser und als Tee zur Blutreinigung. Dieser Baum verleiht neuen, fröhlichen Schwung.

Eiche – Der heilige Baum der Griechen wie auch der Germanen wirkt dank seiner Gerb- und Bitterstoffe entzündungshemmend und blutstillend. Die Eichenrinde hilft als Tee gegen Durchfall, als Kompresse gegen Hämorrhoiden.

Esche – Als »Yggdrasil« ist der Odin geweihte Weltenbaum in der nordischen Mythologie bekannt. Er kann die Höhe eines Kirchturms erreichen. Schon Hippokrates empfahl vor 2500 Jahren als harntreibendes und desinfizierendes Mittel die gekochte Rinde der Esche.

Feige – Ihre Blätter dienten schon Adam und Eva als Garderobe. Sie gilt den Indern als heiliger Baum »Pipal«. Unter einem Feigenbaum empfing Buddha Erleuchtung. Hildegard von Bingen empfiehlt die Früchte als Kraftnahrung für Kranke, die Blätter und die Rinde verarbeitete sie zu einer Schmerzsalbe.

Holunder – Ein richtiger Allrounder, denn von diesem Baum kann man zu Heilzwecken alles verwenden: die Blüten, die Beeren, die Blätter, die Rinde, das Holz und sogar die Wurzeln. Entsprechend vielfältig sind die Heilwirkungen. Erkältung, Grippe, Rheuma, Stress, Blähungen sind nur einige der Beschwerden, die der Holunder kuriert. Wenn man an einem Holunderbaum vorüber geht, soll man den Hut ziehen, sagen die alten Bäuerinnen in Niederösterreich noch heute.

Kastanie – Ein besonderer Kraftbaum. In der Pflanzenheilkunde gilt Kastanienextrakt als wichtigstes Venenheilmittel. Dr. Edward Bach stellte aus verschiedenen Kastanienarten vier Essenzen für die unterschiedlichsten seelischen Probleme her.

Linde – Ein sagenumwobener Baum, den ich sehr liebe und auch mehrfach gepflanzt habe. Er kann über 40 Meter hoch und tausend Jahre alt werden. Als ich noch Hobby-Imker war, brachten mir die Lindenblüten den wohlschmeckendsten Honig. Am bekanntesten ist wohl der Lindenblütentee gegen Erkältung. Hildegard von Bingen empfiehlt: »Wenn es Sommer ist und du schlafen gehst, dann lege die frischen Blätter der Linde über deine Augen und bedecke dein ganzes Gesicht damit. Es klärt deine Augen und macht sie rein.«

Olivenbaum – Er kann bis zu 2000 Jahre alt werden. Ich denke mir oft, wenn ich ehrfürchtig vor so einem knorrigen alten Herrn stehe, was der wohl schon gesehen haben mag und was für Eintagsfliegen wir Menschlein dagegen sind. Laut Hildegard von Bingen hilft die Rinde in Salbenform bei Rheuma und Rückenschmerzen. Ich schätze vor allem das würzige kaltgepresste Olivenöl in der mediterranen Küche. Bei Verstopfung kann man es löffelweise zu sich nehmen.

Teebaum – Dieser Exot der besonderen Art wächst nur in Australien. Das Teebaumöl, das durch Wasserdampfdestillation aus den Blättern gewonnen wird, ist unglaublich vielseitig einsetzbar: Als Desinfektionsmittel bei Wunden und Hautinfektionen, als Mittel gegen Entzündungen im Mund, bei Arthritis, zum Einnehmen bei Magen- und Darmproblemen und bei Blasenentzündung, zur Linderung nach Insektenstichen und auch zur Abwehr dieser Plagegeister.

Walnussbaum – Mit diesem Baum verbinden sich für mich ganz persönliche Erfahrungen. Als Kind fuhr ich mit meinen Eltern fast jedes Jahr nach Ungarn zu Verwandten auf deren Landgut in der Nähe des Plattensees. In Erinnerung sind mir noch die vielen Nussbäume, in deren Schatten Schweine grunzten und Enten und Gänse

Rezept

Walnussschnaps à la Hirschmann

Etwa Mitte Juni besorge ich mir ca. 20 Walnüsse, die noch so weich sein müssen, dass man sie samt der Schale in vier Teile zerschneiden kann.
Die Stücke fülle ich in einen großen Glasbehälter, dazu kommen ca. drei Esslöffel Honig und verschiedene Gewürze wie Nelken, Zimtstangen, Koriander, Wacholder usw.
Ich lasse mir das meist in einem Kräuterladen zusammenstellen.
Dann gieße ich einen Liter reinen Alkohol aus der Apotheke über das Ganze, verschließe den Behälter luftdicht und stelle ihn für mindestens sechs Wochen an die Sonne.
Hin und wieder wird der Behälter durchgeschüttelt.
Natürlich ist das Gebräu noch viel zu stark, wenn man es schließlich abseiht.
Ich verdünne es mit einem Liter Kornbranntwein und mit einem Liter destilliertem Wasser. Man muss das abschmecken. Dann stelle ich die abgefüllten Flaschen in den Keller.
Erst nach ca. drei Monaten, besser noch später, entfaltet der Nussschnaps sein volles Aroma und ist ein Labsal für Leib und Seele.

schnatterten. Am Abend legte meine Mutter rings um unsere Betten eine dichte Bahn aus Walnussblättern. Sie sind der beste Schutz gegen jegliche Art von Ungeziefer. Jahr für Jahr machen wir immer noch unseren Nussschnaps. Es gibt nichts Besseres bei verdorbenem Magen und bei Darmbeschwerden.

Als Kraftspender eignen sich nach meiner Erfahrung auch **Akazien, Tannen, Palmen** und die meisten **Obstbäume**. Mit Ihrem Pendel oder Ihrer Einhandrute können Sie innerhalb von Sekunden feststellen, welcher Baum Ihnen besonders gut tut.

Körblers Baumblüten

Erich Körbler, immer nach neuen Heilmöglichkeiten forschend, wählte aus einer Vielzahl von Baumblüten 21 aus, die er als besonders energiegeladen einschätzte. Ich habe diese Essenzen schon oft an mir und anderen mit durchschlagendem Erfolg angewendet. Auch

Pflanzen senden elektromagnetische Wellen mit Wellenlängen im Bioresonanzbereich aus. Auf diese Wellen reagieren u.a. die menschlichen Zellen – deshalb ist Rohkost so gesund. Jede kleine Veränderung im bioenergetischen Bereich wirkt sich sofort auf den Gesamtzustand des Organismus aus, sowohl positiv als auch negativ.

Baumblüten können den Energiezustand eines Menschen besonders positiv beeinflussen.

Man verwende am besten zwei verschiedene ausgetestete Baum-Essenzen, je fünf Tropfen auf ein Glas Wasser. Eine verstärkte Wirkung erzielt man durch zusätzliches Einreiben oder Einatmen.

Blüten-Therapeuten versichern, dass die Körblerschen Baumblüten bis hinauf in die höchsten Schwingungsebenen der Energiekörper reichen. Sie weisen auch auf die einzigartige harmonisierende und regenerierende Wirkung dieser Blüten hin.

Auch hier möchte ich Ihnen, lieber Leser, eine Kurzbeschreibung der meiner Meinung nach noch zu wenig beachteten Körblerschen Baumblüten-Essenzen nicht vorenthalten.

Urwelt-Mammutbaum – Dies ist ein bis zu 50 Meter hohes Fossil. Ein Nadelbaum, der sich seit Millionen von Jahren kaum weiter entwickelt hat. Seine Informationen wirken direkt auf unsere ältesten, tiefsitzenden Bedürfnisse.

Gingkobaum – Er stammt aus einer Familie, die es schon vor 200 Millionen Jahren gab. Dieser Laubbaum ist ein wahres Überlebenswunder. Er gibt vor allem seelische und körperliche Energie.

Zaubernuss – Sie gibt es »erst« seit 60 Millionen Jahren. Für nordamerikanische Indianer ist sie eine wichtige Heilpflanze. Mit ihr holt man sich Kraft nach größerer Anstrengung. Hilft, den geistigen Horizont zu erweitern.

Edelkastanie – Dieser Baum wird seit Jahrtausenden gezogen. Wichtig für Magen und Darm.

Stieleiche – Vor allem die Rinde wird zu Heilzwecken verwendet. Gut für Haut und Fettzellen.

Grünerle – Der Baum ist äußerst widerstandsfähig, wächst bis über die Baumgrenze. Er verleiht psychische Durchhaltekraft und befördert die Selbsterkenntnis.

Baumhasel – Der Baum stammt aus Asien. Seine Informationen wirken positiv auf alle Organstörungen.

Europäische Hopfenbuche – Sie hat extrem hartes, zähes Holz. Früher hat man die Zahnräder für Mühlen daraus gefertigt. Ein bedeutender Kraftspender.

Walnuss – Sie stammt aus der Kreidezeit. Auf ihre Schwingungen reagieren vor allem die Energieströme im Halsbereich.

Johanniskrautgehölz – Eine äußerst widerstandsfähige Pflanze, die aus den Subtropen zu uns kam. Hilft bei psychosomatischen Störungen.

Amerikanische Linde – Sie wird bis zu 40 Meter hoch, lässt die Energie im Stirn- und Nasenbereich fließen. Gibt mehr Sicherheit.

Deutsche Mispel – Sie wurde im Mittelalter in Klostergärten gezogen. Bringt heilende Energie zu Galle, Leber und Nieren. Schafft Frieden, hilft Gefühle zu ordnen.

Eingriffeliger Weißdorn – Eine Heilpflanze mit alter Tradition. Sie bringt den Kreislauf in Schwung, verstärkt die Lebensfreude.

Elsbeere Der bis zu 25 Meter hohe Baum liebt warmes Klima. Seine Energie hilft der Blase.

Japanische Scheinquitte – Sie wurde erst vor 200 Jahren in Europa eingeführt. Sie versorgt die Milz mit Energie. Verstärkt den Glauben an das Gute und Schöne.

Wildapfel – Ihn gab es schon in der Steinzeit. Er bringt Energie zur Galle.

Gemeiner Blasenstrauch – Der bis zu vier Meter hohe Strauch ist sehr anspruchslos. Auf seine Schwingungen reagieren Niere und Dünndarm positiv.

Amur-Korkbaum – Er gedeiht in tiefen, feuchten Böden, wird bis zu 15 Meter hoch. Bringt Energie in den Magenbereich.

Gemeine Rosskastanie – Wurde aus der Türkei nach Mitteleuropa gebracht. Sie stärkt besonders das Lymphsystem.

Stechpalme – Eine uralte Heilpflanze, die bis zu 15 Meter hoch wird. Gibt Menschen Kraft, die unter Dauerbelastung stehen.

Blumenesche – Wächst seit Jahrtausenden im Mittelmeerraum, wirkt sich positiv auf Herz und Kreislauf aus. Hilft, klare Verhältnisse in Beziehungen zu schaffen.

Natürlich kommt die Frage auf, wie man die richtige Blütenessenz findet. Machen Sie es wie ich mit Rute oder Pendel. Nach einiger Übung schaffen Sie das spielend.

Und so wird's gemacht...

Ich halte die Einhandrute waagerecht etwa in Höhe des Bauchnabels. Die linke Hand benutze ich gleichsam als Antenne. Ich halte sie mit leicht gespreizten Fingern über eine Schachtel mit Bachblütenessenzen und stelle innerlich die Frage: »Benötige ich jetzt davon etwas?« Dreht sich die Rute nach rechts, dann weiß ich, dass ein Mittel dabei ist, das mein Körper und/oder meine Seele gerade braucht.

Dann geht die Suche weiter, indem ich ein Fläschchen nach dem anderen teste – ohne auf das Etikett zu sehen, denn sonst könnte mich eventuell der Blütenname beeinflussen. Bei der Blütenessenz, die ich gerade brauche, kommt es zu einer Resonanz, das heißt, die Rute schwingt zwischen mir und dem Fläschchen waagerecht hin und her – und zwar um so stärker, je dringender ich die betreffende Essenz brauche. Es ist jedes Mal verblüffend, wie man ohne viele Umstände auf diese Weise die richtige Blüte für sich findet, aber auch für andere.

Wenn ich die Blüten für andere austeste, setze ich mich zu der Person und gehe vor wie beschrieben. Ist das nicht möglich, genügt auch ein persönlicher Gegenstand oder ein Foto. Besonders gut gelingt es, wenn die Person ein etwa 20×20 cm großes Stück Alufolie zu einer Kugel zusammendrückt und diese ca. zehn Minuten in der Hand hält. Frauen in der rechten, Männer in der linken Hand. In dieser kurzen Zeit prägen sich alle Körperschwingungen auf das Aluminium, wie die Stimme auf ein Tonband, und sie lassen sich jederzeit abrufen.

Sie legen also die Alu-Kugel auf den Tisch und daneben in etwa 30 cm Entfernung das Mittel, das Sie testen wollen. In unserem Fall ein Fläschchen mit Blütenessenzen. Mittig dazwischen halten Sie Ihr Pendel oder die Einhandrute und beobachten, was geschieht. Schwingen Pendel bzw. Rute horizontal zwischen Fläschchen und Alukugel hin und her, dann braucht dieser Mensch die betreffende Essenz.

Diese einfache Methode hat mir mein Freund, der schon legendäre »Sanotron«-Erfinder Paul Schmidt, beigebracht. Edward Bach hat seine heilenden Blüten ebenfalls radiästhetisch, also strahlenfühlig, gefunden, indem er nur seine Hände ausstreckte. Das ist eine Kunst, die nicht jeder beherrschen kann.

Ich weiß von einer Bachblüten-Therapeutin, bei der die Patienten zuerst einen Fragebogen mit 152 Fragen ausfüllen müssen. Die Antworten werden in einen Computer eingegeben, und der spuckt dann die Namen der angeblich richtigen Essenzen aus. In meinen Augen ist das mit Vorsicht zu genießen, zumal man anhand psychologischer Tests weiß, dass die wenigsten Menschen solche Fragebögen wirklich ehrlich oder überhaupt beantworten können.

Das Feedback, das ich von den Menschen bekomme, denen ich helfen durfte, ist für mich jedes Mal eine Bestätigung, dass ich auf dem richtigen Weg bin. Vor einiger Zeit bat mich eine unter starkem Stress stehende Opernsängerin um Hilfe. Sie fürchtete, vor lauter Anspannung ihre Stimme zu verlieren. Mit Hilfe der Alu-Kugel-Testung stellte ich eine Bachblüten-Mischung zusammen. Zu meiner Freude rief mich die Künstlerin bald darauf an und jubelte, dass die Wirkung für sie an ein Wunder grenze. Schon am zweiten Tag, nachdem sie die Tropfen genommen hatte, war sie so ausgeglichen und ruhig, dass es auch ihr Mann kaum fassen konnte!

Eine befreundete alte Dame aus Holland, die ihre Tochter vor fünf Jahren durch einen Unfall verloren hatte, kam nicht über diesen Verlust hinweg, machte sich Vorwürfe, als Mutter versagt zu haben, hatte keine Freude mehr am Leben. Sie bat mich um Hilfe, und ich testete für sie u.a. die Bachblüten-Essenz Cherry Plum aus, die hilft, innerlich loszulassen. Etwa eine Stunde, nachdem sie das Mittel genommen hatte, wurde sie plötzlich von unbeherrschbaren Weinkrämpfen geschüttelt. Als diese vorbei waren, fühlte sie sich wie von einer großen Last befreit.

Das als Beispiel, wie schnell manchmal eine sanfte Blütenschwingung helfen kann – sogar bei einem seit Jahren bestehenden Problem.

Aber selbst, wenn man sich einmal in der Blütenauswahl geirrt haben sollte, kann nichts Schlimmes passieren, denn der Körper nimmt nur an, was er braucht: Es gibt keine wie immer gearteten unangenehmen Nebenwirkungen. Und wenn die Blüten helfen, handelt es sich ganz gewiss nicht um einen Placebo-Effekt, denn die Essenzen helfen hervorragend auch bei Säuglingen, Tieren und Pflanzen, die ja nicht wissen können, was man ihnen gibt. Man kann Blütentropfen auch Bewusstlosen auf die Lippen geben ... und sie wirken.

Damit die radiästhetisch gefundenen Blütenessenzen auch nachhaltig Erfolg haben, ist es ratsam, dem Menschen, für den man sie aussucht, die einzelnen Blüten und deren Wirkung genau zu erläutern. Finde ich also zum Beispiel die Blüte »Rock Rose«, das Gelbe Sonnenröschen, dann ist anzunehmen, dass diese Person von Ängsten und Alpträumen geplagt wird, oft in Hoffnungslosigkeit verfällt und auf belastende Ereignisse mit Panik reagiert.

Wenn ich »Water Violet«, die Sumpfwasserfeder, gefunden habe, dann kann ich davon ausgehen, dass es sich um einen stillen, sanften Menschen handelt, der zu Einsamkeit und Kontaktstörung tendiert, der sich aber auch oft anderen überlegen fühlt und zu Selbstgefälligkeit und Stolz neigt. Finde ich die Blüte »Impatiens«, das drüsentragende Springkraut, so ist der Einsatzbereich Ungeduld, Unruhe, Nervosität, Schlafstörungen, Stress und Hetze.

Dies nur als Hinweis, dass man es sich nicht zu leicht machen sollte mit dem Auspendeln. Es gehört sozusagen noch eine Art beratender Nachbehandlung dazu. Die Wirkung der Blütenessenzen kann durch bewusste Beschäftigung mit den Störungen noch wesentlich gesteigert werden.

Mit der Zeit wird man beim Pendeln die richtige Fertigkeit erlangen. Man kann dann auch die Dosierung abfragen. Mental frage ich, wie viele Tropfen erforderlich sind. Dabei lasse ich die Rute leicht schwingen. Dreht sie sich z.B. vier Mal nach rechts und stoppt, dann heißt das, dass ich vier Tropfen nehmen soll. Auf entsprechende Weise erhalte ich Auskunft, wie oft am Tag und über welchen Zeitraum die Tropfen zu nehmen sind.

Ich möchte in diesem Zusammenhang erwähnen, dass auch Dr. Bach ›Krankheit‹ als Disharmonie zwischen Körper, Geist und Seele definiert hat. »Krankheit«, sagte er, »ist weder Grausamkeit noch Strafe, sondern einzig und allein ein Korrektiv, ein Werkzeug, dessen sich unsere eigene Seele bedient, um uns auf unsere Fehler hinzuweisen, um uns vor größeren Irrtümern zurückzuhalten, um uns daran zu hindern, mehr Schaden anzurichten und uns auf den Weg der Wahrheit und des Lichts zurückzubringen.«

Heilen mit Farben

Von den Schwingungen der Blüten ist der Weg nicht weit zu den feinen Schwingungen der Farben.

Der US-amerikanische Heiler Stanley Burroughs schrieb in seinem 1999 erschienenen Buch *Healing for the Age of Enlightenment* über Heilung mit Farben: »Jedes Ding hat seine eigene Farbe, seinen eigenen Klang und seine eigene Form. Jeder Farbton und die gedankliche Assoziation damit wird zu einem lebendigen Wesen … Farben sind die Schwingungen der Schöpfung. Farbe ist das Ergebnis chemischer Reaktionen. Jeder Mensch ist von einer farbigen Aura umgeben. Diese Farben wechseln je nach dem Zustand des Körpers. Gibt es irgendeinen Mineralstoff- oder Vitaminmangel, so entsteht auch ein Mangel in den Farben der Aura.«

Burroughs erklärt die Wirkung der Farben an einem Beispiel: Erleidet jemand Verbrennungen, egal welchen Grades, oder leidet er an hohem Fieber, dann besteht ein Überschuss an Rot. Mit blauem Licht können diese Probleme abgeschwächt werden. Bei Verbrennungen sind die Schmerzen nach einer Stunde beseitigt. Eine vollständige Heilung dauert zwanzig Tage, und es bleiben dabei keine Narben zurück.

Auch im Alltag sollte jeder darauf achten, welche Farben er in der Wohnung oder bei der Kleidung wählt. Kühle Farben wie Türkis, Blau und Indigo wirken entspannend und sollten daher für Schlafzimmer verwendet werden. Warme Farben wie Rot, Orange, Gelb und Scharlach eignen sich eher für Esszimmer und Arbeitsräume.

Das Verhältnis des Heilers zu Schwarz ist getrübt, denn er meint, dass Schwarz Krankheit und Tod bewirkt. Männer wie Frauen sollten schwarze Kleidung meiden. Seine Empfehlung: Grün und Magenta können jederzeit und überall gebraucht werden. Diese Farben sind weder heiß noch kalt, sondern fungieren als Ruhepol oder als Ausgleich dazwischen. Natürlich spielt die Mode bei der Auswahl der Kleidung eine nicht zu unterschätzende Rolle, und wir wissen, welche Kapriolen die Mode manchmal schlägt.

Das Grundkonzept der in den USA bereits etablierten und auch in Deutschland möglichen Farbberatung besagt: Jeder Mensch ist prinzipiell einer der vier Jahreszeiten zuzuordnen. Wintertypen sind eher dunkelhaarig und mit intensiver Hautfarbe, Sommertypen meist blond mit kühlem Hautton und blauen, grünen oder grauen Augen, Herbsttypen oft braun oder dunkelblond mit goldenem Hautton und braunen oder grünen Augen, und Frühlingstypen eher rötlichblond mit heller Haut und blauen oder grünen Augen.

Mit Hilfe farbiger Tücher in verschiedenen Nuancen erkennt der Farbenspezialist, welche Farbpalette zu einem Menschen passt. Untersuchungen haben gezeigt, dass die richtige Farbenwahl Freude und Wohlbefinden auslöst und das Immunsystem stärkt, falsche Farbenwahl hingegen leicht zu Verstimmung führt.

Farben sind – wie auch Töne – eine der »Ursprachen« der Welt. Farben können Gemütsbewegungen auslösen. Nach Meinung des englischen Farbforschers Theo Gimbel haben Farben jedoch eine höhere Schwingungsenergie als Töne, ihre Wirksamkeit ist also grö-

Farben und ihre heilende Wirkung

Rot	Die Farbe des Blutes, putscht auf, verstärkt die Energie. Durchblutungsfördernd, Wunden heilen schneller, die Lungentätigkeit wird aktiviert.
Orange	fördert den Stoffwechsel, wirkt anregend auf die Gallen- und Nierentätigkeit sowie auf das Lymphsystem. Zeugt von intakten Selbstheilungskräften. Depressive sollten sich mit dieser Farbe umgeben, denn sie heitert die Seele auf.
Gelb	Die Farbe der Sonne, wirkt regulierend auf den Hormonhaushalt, stärkt die Nerven und fördert die Verdauung, wirkt aufmunternd bei Erschöpfung. Aktiviert und gibt Mut.
Gelbgrün	fördert die Ausschüttung eines Eiweißstoffes, der unser Schlaf-Wach-Verhalten reguliert, wirkt harmonisierend.
Blaugrün	wirkt dämpfend bei seelischer Erregung, hilft bei Schlafproblemen.
Blau	Die Farbe des Himmels, ist der Gegenspieler des aggressiven Rot, senkt den Adrenalinspiegel, befreit von Unruhe und Stress. Zudem wirkt es antibakteriell und zerlegt das Blutgift Bilirubin in ungefährliche Bestandteile. Hilft gegen Schlafstörungen, befreit von Unruhe und Stress.
Violett	heilt hauptsächlich über das Nervensystem, wirkt entspannend. Farbe der Mystik und Magie, stärkt Intuition und Hellsichtigkeit.
Braun	ist die Farbe der Erde, sie steht für Sicherheit und Geborgenheit, siehst du jedoch Braun in den Chakren, kann das Energieverlust bedeuten.
Grün	steht für Hoffnung, Entspannung, Sicherheit.
Schwarz	unterdrückt Emotionen und blockiert Ausstrahlung. Es ist aber auch die Farbe des Todes. Siehst du bei einem Patienten Grau in seiner Aura, kann das der Beginn einer Krankheit sein.
Weiß	enthält das ganze Farbspektrum und verstärkt die Wirkung der anderen Farben.

ßer. Experimente mit Blinden haben gezeigt, dass Farben durch bloßes Berühren erkannt werden können.

Auch der menschliche Organismus sendet bestimmte Farbschwingungen aus, die man durch die bereits erwähnte »Kirlian-Fotografie« sichtbar machen kann. Durch ein besonderes Foto-Verfahren kann das Schwingungsfeld, die Aura eines Menschen, festgehalten werden.

Die Farbtherapie, eine relativ neue Heilmethode, fördert mit farbigem Licht die Balance von Körper und Seele. Zum Einsatz kommen Rot, Orange, Gelb, Grün, Blau und Violett. Das Prinzip beruht auf der Erkenntnis, dass Farben nichts weiter sind als sichtbare Energie. Wie jeder akustische Ton schwingt auch jeder Farbton auf einer bestimmten Wellenlänge und lässt sich in Tera-Hertz messen. So vibriert Rot zwischen 390 und 450, Grün zwischen 540 und 640 Tera-Hertz.

Auch lebende Zellen senden Schwingungen aus. Zum Beispiel vibrieren Leberzellen in einem anderen Frequenzbereich als das Zellsystem der Haut. Das hat Dipl.-Ing. Paul Schmidt mit seinen Resonanz-Messungen nachweisen können. Er löste körperliche Blockaden mit der entsprechenden Organfrequenz auf.

Der Wiener Universitätsprofessor Jörg Birkmayer hat diese Schwingungsmuster erforscht und mit der Wirkung von Farben in Verbindung gebracht. Im Krankheitsfall verändern sich die Frequenzen der menschlichen Zellen. Mit gezielt eingesetztem farbigem Licht kann man die Schwingungen mit heilender Wirkung normalisieren.

Farben wirken auch im Dunkeln, das konnte man messtechnisch eindeutig nachweisen. Am besten lassen sich Farben durch Mineralien und Edelsteine auf Mensch, Tier und Pflanze übertragen. Auch mit dem Orgonstrahler lassen sich die entsprechenden Farb-Schwingungsraten auf den Körper einschwingen.

Die Farblichttherapie ist heute in der Alternativmedizin eine Selbstverständlichkeit. Es gibt Dutzende von Studien, welche die heilende Wirkung von Farben nachweisen. Jede Farbe entspricht einer bestimmten Lichtwellenlänge und jede dieser Wellenlängen wirkt sich auf den menschlichen Organismus in ganz spezieller Weise aus. So werden z. B. bestimmte Stoffwechselfunktionen durch Farbeinwirkung erst möglich.

Am Massachusetts Institut of Technology wurde nachgewiesen, dass Farbeinwirkung die Bildung von Neurotransmittern unterstützt. So können etwa bei Kopfschmerzen und Migräne, die oft auf einen Mangel an dem Hormon Serotonin zurückzuführen sind, die Beschwerden durch Farblicht beseitigt werden. Auch Haut- und Infektionskrankheiten kann man auf diese Weise heilen. Für diese sensationelle Entdeckung bekam der dänische Arzt Niels Ryberg Finsen bereits 1903 den Nobelpreis für Medizin. In der Begründung heißt es: »In Anerkennung seines Beitrages an der Behandlung von Krankheiten mit konzentrierter Lichtstrahlung, durch die er der medizinischen Forschung einen neuen Weg eröffnete.«

Heilen mit Klängen

In einem seiner Seminare auf Schloss Raabs in Niederösterreich erklärte uns Erich Körbler eine weitere faszinierende Möglichkeit seiner Neuen Homöopathie: Heilung durch Tonfrequenzen.

Durch einen Selbstversuch bei einer Darmstörung entdeckte er, dass bestimmte Dauertöne eine positive, heilende Reaktion auslösen. Diese Reaktion hielt jedoch nicht lange an. Dies geschah erst, als er den Dauerton durch unterschiedliche Rhythmen unterbrach. Da das menschliche Energiesystem auf einem dynamischen Fließgleichgewicht aufgebaut ist, holt sich der Körper immer zuerst die verträglichen Anteile eines Tones und dann – nach einer individuell unterschiedlichen Zeit – auch die unverträglichen, um sich in seiner Balance halten zu können. Erich Körbler bezeichnete dieses Phänomen als »Innerer Yin-Yang-Mechanismus«. Deshalb wird in der Körblerschen Tontherapie der als verträglich ausgetestete Dauerton so lange gespielt, bis das Biosystem auch die unverträglichen Teile integrieren will. In diesem Moment wird der Ton unterbrochen und neu angespielt, der Körper beginnt wieder mit den verträglichen Anteilen bis zum Umschwung.

So kann das menschliche Energiesystem mit ausschließlich positiven Schwingungen versorgt werden, was sich unterstützend auf das gesamte Wohlbefinden auswirkt.

Wer ein Keyboard und eine Einhandrute besitzt, kann diese Versuche jederzeit nachvollziehen. Wie ich überhaupt meinen Lesern rate, soweit möglich alle in diesem Buch erwähnten Experimente selbst zu überprüfen. Sie werden sehen, wie ungemein spannend das ist!

Bei einer Versuchsperson mit einem Magenproblem probierte Körbler verschiedene Rhythmen aus, wobei er das Ergebnis ständig mit der Rute überprüfte. Ein Wiener Walzer erwies sich als positiv, ein Beat-Rhythmus als negativ. Auf diese Weise erstellte er nach und nach eine für diese Person individuelle Liste verträglicher und unverträglicher Rhythmen und Töne.

Man könnte diese Klangkombination auch auf einem Tonträger aufnehmen und dem Kranken immer wieder vorspielen. Weil das aber zu umständlich sei, schlug Erich Körbler seine bewährte Methode vor: Während des Anhörens der Heilmusik hält die Versuchsperson drei Minuten lang ein Glas Wasser in der rechten Hand. Die so erhaltene »Medizin« kann dann schluckweise über den ganzen Tag eingenommen werden.

Mit dem gleichen Verfahren kann man auch den Körbler-Stecker präparieren. Die Versuchsperson nimmt den Stecker in die rechte Hand, mit dem Zeigefinger an der Kugelspitze, dabei hört sie drei Minuten lang die individuelle Heilmelodie.

Nach mehrmaligen Tonbehandlungen konnte Körbler bei verschiedenen Personen organische Störzonen auf Dauer beseitigen. Er betonte, dass man die Töne immer speziell für eine bestimmte Person ermitteln müsse. Das habe jedoch nichts mit dem »Erdton« oder ähnlichen auf esoterischen Tonbandkassetten festgehaltenen Tönen zu tun. Körbler entwickelte schließlich sogar eine eigene Computer-Software, mit der auch Laien arbeiten können. Der Erfinder: »Eine sich selbst steuernde Tonleiter, die aber anders aufgebaut ist als die bekannte Tonleiter der Musik, reizt der Reihe nach alle Organe und Organverbindungen. Mit der Rute lässt sich die Reizreaktion an beliebigen Stellen des Körpers leicht feststellen. Bestimmte Körperstellen reagieren ›unverträglich‹. Welche Stellen das sind, ist von Mensch zu Mensch verschieden.«

Jedenfalls konnte Körbler in dem Seminar, an dem ich teilnahm, mit den individuell erstellten Rhythmen und Tönen den Magenkranken heilen. Und zwar während des Seminars, indem er mit seiner Einhandrute an dem neben ihm stehenden Kranken testete, welche der von ihm auf einem Keyboard angeschlagenen Rhythmen bei diesem Mann heilend wirken.

Ich habe seitdem ein großes Verständnis für meinen Magen, wenn er sich ab und zu umdreht, sobald ich bestimmte Pop-Musik und ihre Kreischinterpreten höre.

Töne machen nicht nur gesund, sie machen auch krank! Diese Tatsache muss man bei allen Heilversuchen mit Tönen unbedingt berücksichtigen. Wenn man bedenkt, welchen Tönen und dissonanten Tonkombinationen der Organismus mancherorts ausgesetzt ist

– etwa in Diskotheken – kann man sich vorstellen, welchen Schaden das bei jungen Menschen anrichten kann.

Heilende Töne hingegen, individuell ausgetestet, könnten von Ärzten und Heilpraktikern zusätzlich zu ihren anderen Heilmaßnahmen mit großem Erfolg eingesetzt werden.

Schon vor einigen Jahren warnte der HNO-Arzt Prof. Peter Plath in der Fachzeitschrift *Medical Tribune*, dass Menschen, die regelmäßig laute Musik mit Kopfhörern hören oder in Diskos gehen, ihr Gehör mit der Zeit irreversibel schädigen. Lärmschwerhörigkeit sei heute bereits eine Volkskrankheit. Er sehe jetzt schon in seiner Klinik bei Jugendlichen von 12 bis 14 Jahren Hörschäden mit dem Ausmaß, das ihre Väter nach 20 Jahren Arbeit unter Tage im Bergbau aufwiesen. Die Patienten haben Schwierigkeiten, Gesprächen zu folgen – vor allem, wenn Nebengeräusche vorhanden sind wie etwa ein Stimmengewirr. Dieser so genannte Cocktailparty-Effekt kommt dadurch zustande, dass dem Ohr zunächst vorwiegend die hohen Frequenzen entgehen. Gerade diese Frequenzen dienen aber bei Nebengeräuschen einem besseren Sprachverständnis. Dieses fehlt dem Lärmschwerhörigen. Auch leise Töne gehen allmählich verloren, der Geschädigte muss daher Fernseher oder Radio immer lauter einstellen.

Die Gefahrengrenze liegt bei 85 Dezibel. In dem erwähnten Artikel heißt es wörtlich: »Wer an der Ampel die Musik aus dem Nachbarauto hört, steht neben einem zukünftigen Lärmschwerhörigen, falls dieser täglich den Lärmpegel von etwa 95 Dezibel auch nur eine halbe Stunde auf dem Weg zur Arbeit genießt. In vielen Diskotheken erreicht der Lärm über 100 Dezibel. Mehr als zwei Stunden pro Woche hält das Gehör dies auf die Dauer nicht aus ... Eine medikamentöse oder operative Behandlung der Lärmschwerhörigkeit gibt es nicht. Wer schon in jungen Jahren einen Hörschaden durch übermäßigen Lärm davon trägt, ist dafür prädestiniert, im Alter vollends taub zu werden.«

Aber nicht nur das Gehör wird durch Lärm geschädigt, auch Geist und Körper werden in Mitleidenschaft gezogen. Lärm bedeutet Stress! Blutdruck und Atemfrequenz steigen, die Immunabwehr wird reduziert, das Risiko bezüglich Herz-Kreislauf-Erkrankungen nimmt zu.

Kraft aus dem Ohr: Die Tomatis-Methode

Alfred Tomatis, französischer Hals-Nasen-Ohren-Arzt und Hörforscher, behandelte seit den fünfziger Jahren seine Patienten mit gefilterten Klängen, hauptsächlich mit Musik von Mozart und mit der Stimme der Mutter. Die Methode des »Docteur Mozart«, wie er genannt wurde, hilft bei Stimm-, Hör- und Kommunikationsproblemen, bei Gedächtnis- und Konzentrationsverlust, aber auch bei Depressionen, Haltungsfehlern und Gleichgewichtsstörungen. Stars wie Maria Callas und Gérard Dépardieu waren seine Patienten, aber vor allem bewältigten mit Tomatis' Hilfe Tausende von Kindern ihre Schulschwierigkeiten. Das Überraschende an dem Verfahren ist der nachhaltige, langfristige Erfolg bei all den unterschiedlichen Beschwerden. Sogar autistische Kinder nehmen wieder Kontakt mit ihrer Außenwelt auf, Stotterer verlieren ihren Sprachfehler.

Nach den Erkenntnissen dieses Forschers ist das Ohr eine Kraftquelle, die über die Gehirnrinde den ganzen Körper mit Energie versorgt. Das Ohr ist also nicht nur ein Tor zur Außenwelt, es kann uns auch den Weg in jene tiefen Schichten der Seele weisen, die schon im Mutterleib entstehen. Störungen während der Schwangerschaft können bei einem ungeborenen Kind bereits die Grundlage für spätere seelische und körperliche Krankheiten legen.

Bei der Tomatis-»Hörkur« wird die Zeit im Mutterleib noch einmal nachempfunden. Der Patient hört über Kopfhörer genau die Tonmischung, die er als Embryo in der Gebärmutter gehört hat. Ergänzend wird auch Mozart-Musik »eingespielt«, weil nach Tomatis' Erkenntnissen deren Rhythmus dem Herzschlag eines Kindes kurz vor der Geburt entspricht. Die Mozartmusik klingt auf den Tonbändern des Arztes leicht verzerrt wie eine sich zu schnell drehende Schallplatte oder wie eine singende Säge, auf der »Eine kleine Nachtmusik« gespielt wird.

Am besten wirkt die Methode, wenn der Patient außer Mozart auch die Stimme seiner Mutter hören kann, falls das noch möglich ist. Mit Spezialfiltern werden ihre Stimme und die Mozartmusik verfremdet. Beides soll so klingen, wie man es im Mutterleib wahrgenommen hätte.

Aus dem akustischen Spektrum zwischen 16 und 16 000 Hertz wird unter dem Kopfhörer in einzelnen Schüben der Bereich der tieferen Frequenzen herausgefiltert. Erst am Ende der oft wochenlang dauernden Kur bekommt der Patient Musik und Stimme der Mutter so zu hören wie nach der Geburt, also in normalen Frequenzen. Den elektronisch gesteuerten Stimm- und Signalgeber nannte Dr. Tomatis das »elektronische Ohr«. Das Kind im Mutterleib kann schon ab dem fünften Monat die Stimme der Mutter hören. Das ist sehr wichtig für seine spätere Entwicklung. Kam es dabei zu Störungen, kann die Hörkur, vereinfacht ausgedrückt, das Ohr und den ganzen Menschen gleichsam neu justieren.

Einer, der seit Jahren eine spezielle Klangtherapie bei den verschiedensten gesundheitlichen Beschwerden einsetzt, ist der Ganzheitsmediziner und ausgebildete Pianist Dr. Wolfgang Kölbl. Im österreichischen Thermenhotel Blumau arbeitet er mit einem klingenden Bett, Gongs und Klangschalen. Durch die Töne wird der Patient in eine Art Heiltrance versetzt.

In einem *Esotera*-Interview sagte Dr. Kölbl: »Die Klangtherapie ist in ihrem Kern Bewusstseinsarbeit, die uns jene Dinge klar macht, die wir brauchen, um auf einer sehr tiefen Ebene gesund zu werden ... Bewusst und nicht als ›Abdriften‹ wach zu träumen verbindet uns nicht nur mit unseren Selbstheilungskräften, sondern auch mit unserer Intuition und Kreativität.«

Tatsächlich erzielt Dr. Kölbl mit seiner Klangtherapie Heilungserfolge, die schulmedizinisch kaum zu erklären sind, u. a. bei Erschöpfungszuständen, Magenproblemen, Schlaflosigkeit, Gelenk- und Kreuzschmerzen, bei Heuschnupfen usw.

Untersuchungen der Weltgesundheitsorganisation (WHO) bestätigen die heilende Wirkung von Musik. Beruhigende Musik stärkt das körpereigene Abwehrsystem, hilft gegen Stress, Depressionen, Magenbeschwerden und kann bei Herzstörungen sogar Betablocker ersetzen.

Prof. Dr. Ludwig Demeling empfahl schon 1990 magenkranken Patienten sanfte Musik. So kann etwa Mozart-Musik die Produktion der Magensäure drosseln und Sodbrennen lindern. Gegen Schlafstörungen helfen »Yesterday« von den Beatles und Johann Sebastian Bachs »Air«. Angstzustände lösen sich beim Hören der »Wasser- und Feuermusik« von Händel. Gegen Unterleibsschmerzen hilft in vielen Fällen Barockmusik. Sogar bei Potenzstörungen setzen Therapeuten Musik ein. Mendelssohn Bartholdys »Symphonie Nr. 2« wirkt ebenso anregend wie der berühmte »Bolero« von Ravel.

Die positiven Wirkungen von Klängen auf Körper und Gemüt lassen sich auch, wie Arno Herbert herausgefunden hat, durch den Orgonstrahler erreichen. Es gibt für jeden Ton, wie für jede Farbe, eine eigene Schwingungsrate, die über den Strahler auf Menschen (auch auf Gehörlose!), auf Tiere und Pflanzen heilend wirkt. Man kann diese Schwingungen auch auf einen geeigneten Kristall strahlen und diesen dann auf ausgetestete Akupunkturpunkte bringen.

Der japanische Bakteriologe Masachi Matsushashi hat herausgefunden, dass bestimmte Tonfrequenzen Bakterien killen können. Vielleicht ersetzt diese Möglichkeit eines Tages die Antibiotika, gegen die ohnehin die meisten Bakterien bereits resistent sind.

Heilen mit Düften

Ätherische Öle sind als winzige Öltröpfchen in Blüten, Blättern und Wurzeln der Pflanzen enthalten. Durch Wasserdampfdestillation kann man diese duftenden Essenzen aus den Pflanzen herauslösen. Man nennt sie deshalb auch die »Seele« der Pflanzen. Die extrahierten Duftstoffe einer Pflanze sind genauso wirksam wie die Pflanze selbst.

Ätherische Öle sind Energieträger wie Bachblüten, Farben oder Klänge. Bei richtiger Anwendung verursachen sie keine Nebenwirkungen, sie mobilisieren lediglich die Selbstheilungskräfte des Körpers. Man weiß heute, dass körperliches und seelisches Wohlbefinden auch vom Geruchssinn abhängig ist. Die Düfte der ätherischen Öle wirken unmittelbar auf Steuerzentren in unserem Gehirn und beeinflussen unter anderem Atmung, Verdauung, Herzschlag – und unsere Stimmungen.

Man hat herausgefunden, dass Duftreize direkt in das Stammhirn gelangen. Hier ist der Sitz von Kreativität, Motivation, Antipathie und Sympathie – und von Erinnerung. Ist es Ihnen nicht auch schon so ergangen, dass Gerüche bestimmte Erinnerungen in Ihnen wachrufen? Ich denke unwillkürlich an meine erste Schultasche, wenn ich ein bestimmtes Leder rieche.

Weihrauch – Sie erinnern sich sicherlich, dass eine der Gaben, welche die Heiligen Drei Könige dem neugeborenen Jesuskind dargebracht haben, Weihrauch war. Man wusste damals schon um die heilenden Wirkungen der Pflanze mit dem Artennamen Boswellia, die hauptsächlich im Wüstenklima gedeiht. Das Gummiharz des Weihrauch-Baumes (Olibanum), gewonnen durch Anritzen der Rinde, wird destilliert. In Indien gehört dieser Wirkstoff zu den traditionellen Heilmitteln der ayurvedischen Medizin.

Seit Urzeiten wurde Weihrauchharz wegen seines typischen würzigen Duftes in den verschiedensten Religionen zu kultischen und rituellen Handlungen verwendet. Im Altertum war man überzeugt,

Rezept

Räuchermischung für Liebende …

… die für immer zusammen bleiben und jede Störung von außen abwehren wollen:

- 4 Teile Weihrauchharz
- 10 Teile Sägemehl
- 2 Teile Sandelholz
- 1 Teil Myrrhe
- 1 Teil Iriswurzel
- 1 Teil Salpeter

Eine Räucherung, welche die Liebe wecken soll …

… besteht aus:

- 1 Teil Rosenblütenblätter
- 2 Teile Patschouli
- 1 Teil Zimt
- 2 Teile rotes Sandelholz

dass sich die Götter nur von Düften ernähren, und hat ihnen deshalb Rauch- und Duftopfer gebracht. Die Macht ganzer Königreiche beruhte in alter Zeit auf dem Handel mit Weihrauch, das über die 3000 km lange »Weihrauchstraße« aus Indien und Arabien in den Mittelmeerraum transportiert wurde.

Auch die heilende Wirkung des Weihrauchharzes ist seit alters her bekannt. In Indien ist es heute offiziell zugelassenes Arzneimittel. Auch bei uns wird heftig damit geräuchert. Eine katholische Kirche ohne den Duft von Weihrauch ist kaum vorstellbar.

Der Münchner Neurologe Dr. Winking bestätigt, dass Boswellia Entzündungen und vorhandene Gehirnödeme zum Abschwellen bringen kann. Untersuchungen am Mannheimer Klinikum zeigten Erfolge bei chronisch entzündlichen Darmerkrankungen, bei Morbus Crohn, Bauchkrämpfen und Durchfällen, ferner bei Nesselsucht, Asthma und Hepatitis. Von der Universität Bochum werden Erfolge in der Krebsbehandlung gemeldet. Prof. T. Simmet spricht von einer deutlichen Hemmung des Turmorzellenwachstums und sogar von einem Tumorzellenabbau, auch bei Gehirntumorpatienten. Dabei verschwanden die Kopfschmerzen und Lähmungen sowohl im Anfangs- wie auch im fortgeschrittenen Stadium.

Bei einigen seriösen Untersuchungen in Deutschland an Patienten mit chronischer Polyarthritis zeigten sich Besserungen von 60 bis 70 Prozent bei Schmerzlinderung und Nachlassen, Rückgang der Schwellungen sowie der Gelenksteifigkeit.

Auch Tieren wird Boswellia verabreicht. Bei Pferden wurden positive Ergebnisse erzielt bei Gallenleiden, Sattelschäden, Gelenkentzündungen und Sehnenleiden.

Weihrauch in Kapselform verbessert das Allgemeinbefinden und kann auch vorbeugend eingenommen werden. Als Dosierung empfiehlt Frau Dr. Leonore Sauer, eine in Salzburg tätige Expertin für alternative Heilmethoden, täglich 3×3 Tabletten zu je 400 mg zu Beginn einer Therapie, später 3×2 Tabletten.

Zimt – Dieses Gewürz ist seit dem Altertum bekannt, nicht nur wegen seines feinen Aromas, sondern auch wegen seiner desinfizierenden Wirkung. In der Bibel wird empfohlen, das Trinkwasser mit Zimt zu versetzen, um Krankheitserreger abzutöten.

Zimt bekämpft Pilze, Viren, Bakterien und Parasiten, es erweitert die Gefäße, wirkt blutdrucksenkend und stabilisiert den Kreislauf.

Die heilenden Eigenschaften von Zimt wurden vom Pasteur-Institut gründlich getestet und bestätigt. Er hilft bei Infektionskrankheiten, Herzrhythmusstörungen und allgemeinen Schwächezuständen, er kräftigt die Bauchspeicheldrüse, beseitigt Verdauungsstörungen und Blähungen und kann Durchfall stoppen, außerdem hilft Zimt bei Impotenz und Frigidität.

Meine Oma machte mit einer Zimt-Olivenöl-Mischung einen Wickel, der gegen allerlei Schmerzen helfen sollte, vor allem gegen Zahn- und Kreuzschmerzen.

Dem Zimt wird auch eine aphrodisierende Wirkung zugesprochen. Davon hat mir die Oma natürlich nichts gesagt, doch ich vermute, dass sie es wusste, denn sie hat immerhin elf Kinder zur Welt gebracht.

Von einem Heiler bekam ich den Tipp, stets ein Fläschchen mit Zimtöl bei mir zu tragen. Es schützt vor schädlichen Einflüssen allein dadurch, dass man es bei sich hat, und es stärkt die Abwehrkräfte!

In einer US-Studie heißt es: Täglich ein Teelöffel Zimtpulver verlängert das Leben.

In Indien werden Einlegesohlen hergestellt, die Zimt enthalten. Auf diese Weise werden die wohltuenden Wirkstoffe über die Fußsohlen vom Körper aufgenommen.

Aloe Vera

Man sagt der Aloe nach, dass ihre Substanzen eine Hausapotheke ersetzen – nicht ohne Grund nennt man sie die »Königin der Heilpflanzen«. Von über 250 Arten ist Aloe Vera die wirksamste. Bereits

Rezept

Aphrodisierender Zimtschnaps

Man nehme eine etwa fingerlange Zimtstange, füge ein wenig Muskat, Koriander, Thymian, Vanille und Zitronenschale hinzu, vermische die Gewürze mit ca. ½ Liter Weinbrand oder Wodka und süße nach Belieben mit Bienenhonig, den man in einer Tasse mit warmem Wasser auflöst. Rund zwei Wochen an einem warmen Ort stehen lassen, abseihen – und ab geht die Post!

die alten Inder, Ägypter, Römer und Griechen kannten die antibakterielle Eigenschaft dieser unscheinbaren stacheligen Pflanze, die vor allem in südlichen Ländern gedeiht. Damals wie heute wird Aloesaft wegen seiner hautberuhigenden Wirkung zur Herstellung kosmetischer Lotionen verwendet.

In der Homöopathie wird Aloe bei Verdauungsbeschwerden, vor allem Durchfall, verwendet, außerdem bei Hämorrhoiden, Hepatitis und Kopfschmerzen. In der Orgontherapie gibt es eine Schwingungszahl für Aloe Vera, die es ermöglicht, die Heilwirkung dieser Pflanze mittels Orgonstrahler auf den Körper zu übertragen.

Bei Akne wird in der Volksmedizin empfohlen, das Gesicht mit Aloe-Saft zu betupfen und dann einwirken zu lassen.

Aloe-Saft in geringen Mengen eingenommen (ein Teelöffel am Morgen genügt) hat eine günstige Wirkung auf Herz, Kreislauf und Stoffwechsel.

Pfarrer Sebastian Kneipp (1821-1897) empfahl bei Bindehautentzündung, die Augen mit warmem Wasser zu spülen, dem ein Spritzer Aloe-Saft beigegeben wurde.

Bei Bluthochdruck hilft die Einnahme von einem Teelöffel Aloe-Saft täglich, aufgelöst in Joghurt oder Fruchtsaft. Dieses Rezept kann auch bei zu hohen Cholesterinwerten angewandt werden.

Dank seiner zusammenziehenden (adstringierenden) Wirkung ist Aloe Vera ein bewährtes Antifalten-Mittel. Man vermischt zehn Gramm Aloe-Saft mit einem halben Liter warmem Wasser und lässt die Emulsion einige Minuten auf Gesicht und Hals einwirken. Anschließend mit Wasser abspülen.

Aloe-Saft in alkoholischer Lösung ist ein bewährtes Mittel gegen Haarausfall. Täglich die Kopfhaut damit einmassieren.

Aloe-Saft hilft bei Insektenstichen. Es hält Stechmücken ab, wenn man sich damit einreibt, und auch nach einem Stich sorgt der Saft für eine rasche Heilung.

Bei Verbrennungen lindert der aufgetragene Aloe-Saft sofort den Schmerz, er wirkt antibakteriell und regt die Neubildung der Haut an. Auch bei anderen Verletzungen ist dieser Pflanzensaft die ideale Erste Hilfe. Der Saft wird auf die Wunde (Schnittwunden, Abschürfungen usw.) aufgetragen und bewirkt eine rasche Heilung.

Siebtes Kapitel

Von Chakren, Steinen und Metallen

Bischof Djebarus von Bali, der große kleine Mann, war Heiler und einer meiner guten Freunde.

Er wurde von seinen Gläubigen sehr verehrt. Nicht nur wegen seines hohen Amtes, auch wegen seiner Fähigkeiten als Heiler. Bei ihm erlebte ich zum ersten Mal praktizierte Radionik. In einer schlichten Kammer, die er sich als Praxis eingerichtet hatte, »bestrahlte« er Fotos von Patienten hauptsächlich mit individuell ausgetesteten Edelsteinen.

Er behandelte die Ärmsten der Armen, die sich keinen Arzt und keine Medizin leisten konnten. Weil für viele seiner über die ganze Insel verstreuten Gläubigen der Weg zu ihm zu mühsam war, schickten ihm die Kranken Fotos. Ich fragte bei tropischer Hitze, gegen die auch der sich träge drehende Ventilator an der Decke seines Studios nichts ausrichten konnte: »Und was sagt die Kirche dazu?«

Da stieß er sein helles, jungenhaftes Lachen aus und winkte ab: »Ach was, Rom ist weit!«

Heilen mit Steinen

Djebarus erklärte mir, wie er bei der »Behandlung« vorging. Er nahm einen kleinen Bergkristall, den er mit der Einhandrute für eine krebskranke Frau mittleren Alters ausgetestet hatte, in seine Hand und sagte: »Man soll nicht nur um Hilfe beten, sondern auch die Steine um ihre Mithilfe bitten. Ich behauche einen Stein, ehe ich ihn verwende. Damit programmiere ich ihn und seine Heilkräfte.«

Gegen Schwarze Magie verwendete Djebarus übrigens einen Saphir, den er oft an einer Goldkette auf der bischöflichen Brust trug. Die Kette war durch ein Zwischenglied aus Bergkristall unterbrochen, denn Paul Schmidt hatte ihn gelehrt, dass geschlossene Metallketten den Energiefluss drosseln können. Auch hier handelt es sich um feinstoffliche Informationsübertragung.

Vom Bischof weiß ich auch, dass Ringe mit Steinen am besten am Ringfinger der linken Hand wirken. Der wertvollste Stein sei wirkungslos, wenn er nicht richtig gepolt am Ringfinger der linken Hand getragen wird. Jeder Stein hat eine Plus- und eine Minusseite. Die Plusseite soll zur Fingerspitze hin zeigen, die Minusseite zur Handwurzel. Monogramm- und Wappenringe sollten so getragen werden, dass sie von einem davor stehenden Betrachter gelesen werden können. Wichtig sei auch, ob man ein Gold- oder ein Silber-Typ ist. Das lässt sich durch den Beziehungstest mit der Rute oder dem Pendel leicht feststellen. Darüber erfahren Sie mehr im »Pendel-Einmaleins« am Schluss des Buches.

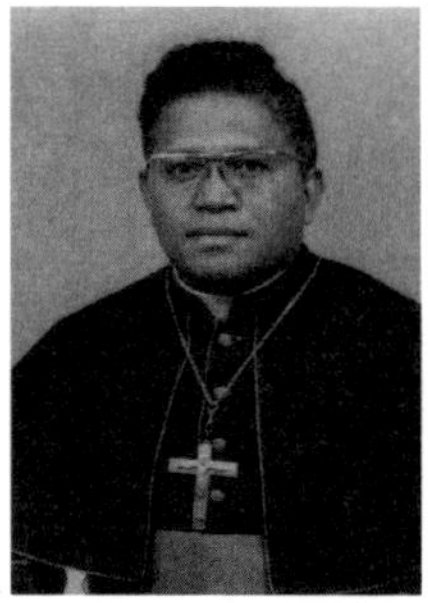

Bischof Vitalis Djebarus von Bali (1929–1998)

Außerdem solle man auch auf die Verträglichkeit der Steine achten. Der Geistliche berichtete von einer ›Patientin‹, die an starker Migräne litt. Erst als er ihr riet, ihre Türkis-Halskette abzulegen, verschwanden die Beschwerden.

Dr. Josef Oberbach, Heilpraktiker und Strahlenforscher, erzählte mir 1980 von einer Dame, die an unerklärlichen Hals- und Schluckbeschwerden litt, die immer schlimmer wurden. Der behandelnde Facharzt stand vor einem Rätsel, denn er konnte keine organischen Ursachen finden. Es stellte sich schließlich heraus, dass die Kranke von einer Verwandten, die an Lungenkrebs gestorben war, eine wertvolle Brosche geerbt hatte. Dr. Oberbach untersuchte das Schmuckstück mit der Rute und stellte eine hochgradige negative Verstrahlung fest.

Erst als die Dame auf seinen Rat hin die Brosche in die Schmuckschatulle verbannt hatte, verschwanden ihre Beschwerden binnen kurzer Zeit restlos.

Meiner Meinung nach hätte es genügt, die Brosche eine Weile unter fließendes Wasser zu halten und eventuell noch einige Stunden in die Sonne zu legen.

Wenn Sie einen Stein für sich aussuchen, vertrauen Sie auf Ihr »Bauchgefühl«, lassen Sie Farbe und Form auf sich wirken, nehmen Sie den Stein in die Hand. Spüren Sie dabei ein angenehmes Kribbeln, dann liegen Sie richtig. Bleibt der Stein in Ihrer Hand kalt, dann sollten Sie ihn lieber nicht kaufen. Um ganz sicher zu gehen, überprüfen Sie Ihre Wahl eventuell auch noch mit Rute oder Pendel.

Das Wissen um die Heilkraft der Steine ist uralt. Bereits in alten Kulturen wurden edle Steine nicht nur als Schmuck, sondern auch zu Heilzwecken verwendet. Die »Freudentränen der Götter«, wie die alten Griechen sie nannten, senden wunderbare positive Schwingungen aus. Allein die bloße Anwesenheit von Kristallen in einem Raum schafft eine wohltuende Energie, der sich niemand entziehen kann.

Ich beschränke mich bei meiner Aufzählung hauptsächlich auf die

Heilsteine der Heiligen Hildegard von Bingen, weil ich damit die besten Erfahrungen gemacht habe.

Andreas Korte, den ich vor Jahren kennengelernt habe, als er einen Vortrag über seine großartigen Essenzen aus Orchideen-Blüten hielt, sprach mit mir auch über Edelstein-Essenzen. Einige seiner Hinweise füge ich, soweit sie neue Erkenntnisse enthalten, meiner Aufzählung der Hildegard-Steine hinzu.

Und so wird's gemacht...

Für die Herstellung von Edelstein-Essenzen empfiehlt Andreas Korte folgendes Vorgehen: Man nimmt eine glatte Glasschale und sterilisiert sie mit hochprozentigem Alkohol. Nun legt man den Stein, den man sich ausgesucht hat, in die Schale und fügt etwa einen Viertelliter destilliertes Wasser hinzu. Dann deckt man den Behälter mit Gaze zu und stellt ihn im Freien in die Sonne.

Um die Wirkung zu verstärken, kann man rund um die Schale noch einige Bergkristallspitzen anordnen, wobei die Spitzen zum Gefäß hin zeigen.

Man visualisiere sich und die Schale mit dem Stein in einer Lichthülle. Man lässt die Schale mindestens acht Stunden, besser noch zwei Tage in der Sonne stehen.

Um die Essenz bei längerer Einnahme zu konservieren, nimmt man ein sterilisiertes Tropffläschchen und füllt es je zur Hälfte mit gutem Kognak und dem Elixier.

Von dieser »Mutteressenz« nehme ich einen Tropfen auf ein Glas Wasser. Man kann diese Tropfen innerlich und äußerlich anwenden, kann sie mit Blütenessenzen kombinieren, kann Tiere und Pflanzen damit behandeln und sie auch in heilenden Salben verarbeiten.

Hier also die Hildegard-Steine:

Achat ist ein sehr vielseitiger Stein, der in Indien und Tibet heute noch als Glücksbringer gilt. Es gibt ihn in verschiedenen Farbschattierungen und Formen. Dementsprechend unterschiedlich sind auch seine Heilwirkungen. Nach Hildegard von Bingen macht er geschickt und feinfühlig. Darüber hinaus gilt er als Schutzstein gegen alles Böse. Dieser dekorative und nicht besonders teure Stein schützt Schwangere, bewahrt vor Hauterkrankungen, er beruhigt und besänftigt, wenn man innerlich aufgewühlt ist. Eine Achatscheibe unter einen Blumentopf gestellt kann schwächelnden Pflanzen wieder neue Kraft geben.

Amethyst ist einer meiner Lieblinge. Gerade, als ich das schrieb, war mein Kater Toni nach einer mikrochirurgischen Operation am Auge noch sehr aufgeregt. Seine begreifliche Unruhe konnte ich mit einem Amethyst binnen Minuten dämpfen. Toni zog sich den strahlend violetten Stein mit einer Pfote eng an die Brust und schlief ein.

Tatsächlich wird dem Amethyst von alters her eine beruhigende Wirkung auf Herz und Nerven zugesprochen. Stressgeplagte sollten diesen Stein stets bei sich tragen. Die alten Griechen waren der Meinung, der Amethyst könne die nachteilige Wirkung von alkoholischen Getränken aufheben. »Amethystos« bedeutet so viel wie »nicht betrunken«. Der Stein lindert und heilt in kurzer Zeit Hautirritationen wie Insektenstiche, blaue Flecken, Schwellungen.

Die Einnahme der Amethyst-Essenz ist eine ideale Vorbereitung zur Meditation. Es reicht aber auch, nur die Flasche mit der Essenz bei der Meditation in der Hand zu halten.

Bergkristall. Bischof Djebarus bezeichnet ihn als einen Stein, der klaren Verstand verleiht. Er beruhigt, lindert Schmerzen und kräftigt Herz und Kreislauf. Außerdem gibt er Energie, löst Blockaden und wirkt auf alle Chakren. Am besten lässt er sich mit der Bach-Blüte ›Crab Apple‹ kombinieren.

Hildegard von Bingen empfahl ihn bei Über- und Unterfunktion der Schilddrüse, gegen Augenleiden und Verdauungsstörungen. Dieser wunderbare glasklare bis weiße Kristall ist ein Alleskönner. Eine Bergkristallgruppe kann einen Raum mit strahlender Energie aufladen. Zahlreiche andere Edelsteine werden über Nacht in eine Schale mit Bergkristallen gelegt und dadurch aufgeladen.

Herzpatienten sollten einen Bergkristall bei sich tragen und nachts auf die Brust legen, denn dieser Stein hat den Ruf, die Adern zu reinigen und die Durchblutung zu fördern. Bergkristall-Wasser unterstützt die heilende Wirkung.

Im *Großen Lexikon der Heilsteine* (Edition Methusalem) steht: »Durch seine entstrahlende Wirkung bindet der Bergkristall, besonders als Kugel, Erdstrahlen und Wasserstrahlen in sich und verwandelt diese in positive Energie ... Eine polierte Bergkristallspitze in Verbindung mit Rosenquarz und Azurit hat sich als optimaler Schutz vor Computerstrahlen erwiesen.«

Nach Korte hat die Edelsteinessenz des Bergkristalls eine reinigende Wirkung im körperlichen und seelischen Bereich. Die lichtvolle Schwingung stärkt und schützt das körpereigene Energiefeld, die Aura.

Silvia Breves schreibt in der Zeitschrift *Orgon-Welt* (02/05), dass sich der Bergkristall besonders gut dafür eignet, Schwingungen aufzuprogrammieren und ihn dann bei sich zu tragen, denn kein anderer Stein passt sich so hervorragend jeder Körperschwingung an und ist so pflegeleicht und so vielseitig programmierbar.

Die Expertin verrät auch einen Trick, wie man einen Bergkristall mit verschiedenen Programmen bestücken kann. Man nimmt dazu einen Bergkristall mit mehreren Spitzen. Bei der Programmierung werden alle Spitzen bis auf eine mit Alufolie abgedeckt. Nun wird nur diese eine Spitze mit bestimmten ausgetesteten Schwingungen programmiert. Danach wird diese Spitze abgedeckt und die nächste Spitze bekommt ein anderes Programm. Dadurch ist es möglich, mehrere verschiedene Programme, die sich gegenseitig sogar noch optimieren können, auf einen einzigen Stein aufzubringen.

Frau Breves weist auch darauf hin, dass Bergkristalle sich der Schwingung ihres Besitzers anpassen und daher nicht an andere Menschen weitergereicht werden sollten.

Beryll – Meist ist er durchscheinend weiß. Hildegard von Bingen hat diesen Stein vor allem als Entgiftungsmittel eingesetzt. Außerdem hilft er bei Arterienverkalkung, Durchfall und Reiseübelkeit. Beryll-Aquamarin-Wasser beruhigt die Nerven.

Interessant sind die zahlreichen Varianten der Beryll-Gruppe. Die rosa Version heißt **Morganit**, benannt nach dem US-Finanzmagnaten J. P. Morgan, der einen der schönsten Morganite besaß. Dieser Stein wirkt heilend auf die ableitenden Harnwege (Blasenschwäche, Blasenentzündung, Bettnässen, Schmerzen beim Wasserlassen usw.). Oft hilft ein Morganit auch, wenn man ihn bei einem Hexenschuss auf die Wirbelsäule auflegt.

Aquamarin heißt die hellblaue Beryll-Variante. Die alten Griechen verehrten ihn als Schutzstein des ehelichen Glücks. In der alternativen Heilkunde wird dieser Stein vor allem bei Erkrankungen der Atemwege eingesetzt. Ein bewährtes Rezept bei Halsentzündung: Aquamarin-Wasser mit Kamillentee und Zitrone mischen, so warm wie möglich schluckweise trinken. Ferner wirkt Aquamarin-Wasser bei Hautallergien. Dazu wird der Stein über Nacht in Wasser gelegt und dann lauwarm aufgetragen. Unter das Kopfkissen gelegt, wirkt der Aquamarin beruhigend.

Heliodor ist die hellgrüne bis orange-gelbe Variante. Der Name bedeutet so viel wie »Sonnengeschenk«. Die Griechen glaubten, dass in diesem Stein die Kraft der Sonne wohnt. Zum Einsatz kommt er bei Herz- und Kreislaufproblemen. Auf die Psyche wirkt der Heliodor ausgleichend und kraftspendend.

Chalcedon ist ein hellblaues bis taubenblaues Quarzaggregat. Der Stein verleiht die Gabe der Redegewandtheit. Es liegt also nahe, dass er – am Hals getragen oder als Heilwasser – bei Problemen im Hals- und Kehlkopfbereich hilft, Heiserkeit lindert und eine angenehme, weiche und warme Stimme gibt.

Chrysolith, auch als Peridot oder Olivin bezeichnet, ist olivgrün durchsichtig, glasähnlich. Er stärkt Herz und Kreislauf und wirkt heilend auf alle Organe im Brustbereich. Eine Chrysolith-Kette strafft die Haut und hilft wetterfühligen Menschen. Das Immunsystem wird gestärkt, Negativgefühle schwinden.

Chrysopras – Der apfelgrüne durchscheinende Stein wirkt heilend auf Herz, Prostata, Hoden, Eierstöcke und Eileiter, außerdem reinigt er verstopfte Blutgefäße. Auf psychischer Ebene wirkt der Chrysopras sanft beruhigend.

Diamant – Der Meisterheiler unter den Edelsteinen entfernt Blockaden, hilft seinem Besitzer, sich aus emotionalen, belastenden Abhängigkeiten zu befreien, schafft geistige Klarheit. Diamanten sollte man jedoch nicht auf das Hals- oder Herz-Chakra auflegen, weil ihre überaus starke Ausstrahlung die Energie erschöpfen kann.

Hyazinth ist auch als **Zirkon** bekannt. Er ist ein gelbroter bis rotbrauner, kräftiger Heilstein. Im Altertum wurde er als Bruder des Diamanten verehrt. Er hilft bei Allergien, Lungen- und Bronchialerkrankungen, er wirkt außerdem antiseptisch und fiebersenkend. Der Hyazinth vertreibt Trübsinn und schenkt Selbstvertrauen.

Jaspis ist beige bis gelblich und gilt bei vielen Völkern seit jeher als Heilstein, der vor allem auf Leber, Galle und Bauchspeicheldrüse wirkt. Er regt ferner die Thymusdrüse an und bewahrt vor einer Überfunktion der Schilddrüse. Psychisch fördert der Stein die Sensibilität und das Verständnis für andere.

Karneol ist laut Bischof Djebarus stark strahlenabweisend. Er pflegte da gern Goethe zu zitieren: »Talisman ist Karneol! Gläubigen bringt er Glück und Wohl, alles Üble heilt er fort, schützet dich und schützt den Ort.« Der orange bis dunkelrot leuchtende Stein gehört zu den Quarzen. Er wirkt heilend und lindernd bei Bluterkrankungen, Unterleibsbeschwerden und Erkrankungen des Darmes. Seinem Träger schenkt der Karneol Vitalität und Lebensfreude.

Onyx ist ein schwarzer Achat. In vielen Kulturen gilt er als Schutzstein gegen Schwarze Magie. Der geheimnisvolle Stein bewahrt vor negativen Einflüssen, er hilft bei Haut- und Haarproblemen und beschleunigt den Heilungsprozess nach Operationen. Wer schlecht hört oder schlecht sieht, sollte eine Onyx-Kette tragen.

Prasem gibt es in verschiedenen Grünschattierungen, teilweise mit schwarzen Einschlüssen. Er ist der ideale Stein für nervöse, stressgeplagte Menschen. Bei Prellungen und leichten Verbrennungen wirkt der aufgelegte Stein angenehm kühlend.

Rubin hielt Hildegard von Bingen fast für ein Allheilmittel. In erster Linie wirkt er heilend auf Blut und Knochenmark, er ist blutdrucksenkend und hilft bei Menstruations- und Wechseljahresbeschwerden. Der Rubin gilt ferner als Schutzstein und als Förderer der Liebe auf allen Ebenen. Die Edelsteinessenz des Rubins regt die Lebenskraft an und stärkt das Herz.

Saphire gibt es in den Farben gelb, violett, braun, grün bis kornblumenblau. Der Saphir galt schon den alten Griechen als Stein der Weisheit. Als Heilstein lindert er Nerven- und rheumatische Schmerzen. Einige Stunden in Wasser gelegt, das man dann schluckweise trinkt, beseitigt er Sodbrennen. Dieses Wasser hilft auch bei Juckreiz und Haarausfall.

Sarder ist rötlich braun und gehört zu den Chalcedon-Achaten. Ihm wird eine heilende Wirkung bei Tumoren und Geschwüren nachgesagt. In der Schwangerschaft und bei der Geburt ist er ein guter Begleiter. In der Partnerschaft festigt er die Beziehung.

Sardonyx, rostbraun bis schwarz mit hellen Streifen, war für die alten Griechen und Römer der Schutzstein schlechthin. Er bewahrt vor Infektionen und hilft bei der Heilung von Leberleiden. Liebenden bringt er Glück, heißt es, und Trauernden Trost.

Smaragd – Er gehört zu den begehrtesten Edelsteinen. Johann Wolfgang von Goethe dichtete:

»Und Haufen Goldes waren mein,
am herrlichsten der Edelstein;
nur der Smaragd allein verdient,
dass er an deinem Herzen grünt.«

Dass der Dichterfürst von diesem grünen Edelstein schwärmt, mag daran liegen, dass Smaragde schon bei den Altvorderen als Steine der

Liebe und Treue galten. Aber auch jenen, die sich zu sehr um andere kümmern, hilft der Smaragd, wieder zu sich selbst zu finden.

Auf der körperlichen Ebene sind die Heilwirkungen ungemein vielfältig. Smaragdwasser wirkt bei Rückenschmerzen, Rheuma und Gelenkschmerzen, Durchblutungsstörungen und Schwächezuständen. Als Kette um den Hals getragen, hilft er bei Herzerkrankungen. Bei müden Augen und Schlaflosigkeit soll man sich Smaragdsplitter auf die Lider legen. Hildegard von Bingen verwendete ihn bei Epilepsie. Bei Kopfschmerzen soll man den Smaragd anhauchen und dann Stirn und Schläfen damit befeuchten.

Nach Korte erfrischt und regeneriert die liebevolle, harmonische Schwingung dieses Elixiers Körper und Geist. Die Persönlichkeit wird gefestigt, Ängste werden gelindert und beseitigt.

Den **Topas** gibt es weiß, blau, gelblich bis orangefarben durchscheinend. Je nach Farbe variiert die Heilwirkung. Er hilft bei Sehstörungen, er harmonisiert, beruhigt die Nerven, kräftigt das Herz, lindert Erkältungskrankheiten und fördert die Kreativität.

Die Topas-Edelsteinessenz ersetzt Negativität durch Freude und Liebe. Die Welt erscheint farbiger und lebendiger.

Perlen verwendete Hildegard bei Fieber und Kopfweh. Perlen-Wasser aktiviert die Hormonproduktion und hilft bei Calciummangel. Allergische Erkrankungen wie Heuschnupfen oder Nesselsucht können durch Auflegen von Perlen gelindert werden. Eine Perlenkette, heißt es, verhindert auch psychische Störungen wie Fettsucht oder Magersucht. Perlen sind Lichtbringer, die helfen, verdrängte Probleme zu lösen.

Bernstein ist eigentlich kein Stein, sondern ein gelbes bis honigbraunes fossiles, versteinertes Harz von Nadelbäumen. Die Griechen nannten ihn Elektronenstein, weil er sich durch Reiben elektrostatisch auflädt. Der Bernstein wirkt bei allen Arten von Hautausschlägen. Kleinen Kindern hilft er beim Zahnen. Menschen, die an Arthritis, Arthrose, Rheuma, Zahnschmerzen und Rückenschmerzen leiden, sollten öfters Bernstein-Wasser trinken.

So weit die Hildegard-Steine. Ein paar andere seien zur Ergänzung noch hinzugefügt. Es muss nicht immer ein teurer Stein sein, der zu bestimmten Heilzwecken verwendet wird. Nehmen wir nur den unscheinbaren, alltäglichen **Granit**. Er besteht vorwiegend aus Feldspat, Quarz, Glimmer, Turmalin, Zirkon, Magnetit und anderen

Mineralien. In seiner Heilwirkung ist dieses Urgestein jedoch voller Ur-Kraft. Vor allem der rosafarbene Granit hilft bei Geweberegeneration, er lindert Probleme, die durch Strahlungsüberdosen entstehen. Ins Badewasser gelegt, gleicht der Granit Yin- und Yang-Eigenschaften aus. Er verbessert die Aufnahme von Vitaminen und Mineralien, hilft bei Nahrungsmittelallergien und verleiht allgemein mehr Stabilität.

Ich lege Heilsteine, auch den Granit, meist kombiniert mit ausgetesteten Kräutern in einen Glaskrug, fülle ihn mit Quellwasser oder gutem, stillem Mineralwasser und stelle ihn für ein paar Stunden in die Sonne. Das ergibt ein wohltuendes Kraft-Elixier.

Meteorit – Ein unscheinbar wirkender Stein, ein Gast aus dem Weltall. Millionen von Lichtjahren war er unterwegs und ist aufgeladen mit den Schwingungsmustern anderer Sternensysteme. Er hilft, wenn man ihn beim Meditieren in der Hand hält, er schärft die Sinne auch für Dinge jenseits des Begreifbaren. Der Meteorit wirkt harmonisierend auf Körper, Geist und Seele, er stärkt das Immunsystem, bewahrt vor vorzeitigem Altern und hilft auch bei Erkrankungen von Tieren.

Granat ist der ideale Kraftspender bei sexueller Schwäche bis ins hohe Alter. Meist sieht man ihn zu Schmuck verarbeitet in eindrucksvoll dunkelroter Färbung. Er hilft bei Durchblutungsstörungen und gegen Depressionen, er stärkt das Herz und bewahrt vor Blutarmut, um nur einige der zahlreichen Heilwirkungen dieses schönen Steins zu erwähnen.

Malachit – Ein bemerkenswerter Stein. Dunkelgrün, von Wellenmustern durchzogen. Ich habe mehrfach festgestellt, dass er tatsächlich die schmerzstillende Wirkung hat, die ihm nachgesagt wird. Nach einer Sehnenzerrung am Fuß band ich mir einen flachen Malachit über die schmerzende Stelle. Binnen etwa einer Stunde spürte ich nichts mehr. Durch Auflegen auf die Brust hilft der Malachit bei chronischen Erkrankungen der Atemwege. Der Stein ist entgiftend, schützt vor negativen Strahlungen, stärkt das Immunsystem bei Infektionskrankheiten. Er gibt uns mehr Lebensfreude und Ausgeglichenheit.

Rosenquarz und **Rauchquarz** – Bischof Djebarus empfahl ihn gegen schädigende Strahlung. Er schwor darauf, dass ein Brocken Rosenquarz, unter ein gestörtes Bett gelegt, wirksame Abhilfe schafft. Aber auch dieser Stein muss dann alle paar Tage unter fließendem

Wasser gereinigt werden. Es sei zwar gut und schütze vor gesundheitsschädigenden Strahlen, wenn man einen Rosenquarz vor seinen Computerbildschirm stelle, aber wenn man den Stein nicht regelmäßig reinige, könne er sich negativ aufladen. Dann ist es vorbei mit dem Schutz, denn dann strahlt der PC samt dem Stein!

Auch nach dem Kauf eines Steines solle man ihn sofort reinigen, um ihn von eventuellen negativen Schwingungen des Vorbesitzers zu befreien.

Man kann auch, wie ich es in der bischöflichen Residenz erlebt habe, die Steine durch Räuchern entoden. Am besten mit Weihrauch oder Wacholder, meinte Djebarus. Nach seiner Erfahrung sollte man nach der Reinigung den Steinen mental oder verbal erklären, wozu sie jetzt verwendet werden.

Die Glückssteine der Tierkreiszeichen

Wer sich nicht entscheiden kann, welchen Edelstein er für sich wählen soll, dem gebe ich eine kleine Hilfe zur Hand. Denn natürlich hat seit undenklichen Zeiten jedes Tierkreiszeichen seine speziellen Glücks- und Schutzsteine. Auch hier sind die Angaben in den zahlreichen Stein-Büchern sehr unterschiedlich. Ich habe die am häufigsten genannten Steine ausgewählt, u.a. aus dem im Windpferd-Verlag erschienenen Büchlein *Edelsteine und Sternzeichen* von Shalila Sharamon und Bodo J. Baginski. Ich notiere es für Sie mit einem Augenzwinkern, und Sie lesen es bitte ebenfalls so. Mögen Ihnen »Ihre« Steine auf jeden Fall viel Glück bringen!

Widder-Geborene (21. März bis 20. April) sollten Roten Jaspis oder Heliotrop wählen. Empfohlen werden auch Granat und Roter Turmalin.

Stier-Geborenen (21. April bis 20. Mai) sollen vor allem Saphir, Karneol, Aventurin, Rosenquarz und Malachit helfen.

Zwillinge (21. Mai bis 21. Juni) Ihre Glückssteine sind Bernstein, Goldtopas, Tigerauge, Chrysokoll.

Krebs-Geborene (22. Juni bis 22. Juli) haben Smaragd, Chrysopras, Jade, Koralle als Glückstein.

Löwe-Geborene (23. Juli bis 23. August) sollten einen Diamanten oder einen Bergkristall bei sich tragen. Auch Rubin und Bergkristall sind zu empfehlen.

Jungfrau-Geborene (24. August bis 23. September) werden durch einen Topas besonders gut beschützt. Zitrin, Lapislazuli und Sodalith eignen sich ebenfalls für dieses Sternzeichen.

Waage-Geborenen (24. September bis 23. Oktober) bringt der Aquamarin oder die Jade das große Glück. Perlen und Rosa Turmalin kommen ebenfalls in Frage.

Skorpion-Geborene (24. Oktober bis 22. November) haben als persönlichen Glücksstein Granat oder Roten Turmalin, ferner Malachit und Obsidian.

Schütze-Geborene (23. November bis 21. Dezember) haben Türkis oder Saphir als idealen Edelstein. Empfehlenswert auch Aventurin und Opal.

Steinbock-Geborene (22. Dezember bis 20. Januar) haben Onyx, Mondstein, Rauchquarz oder Malachit als Talisman.

Wassermann-Geborene (21. Januar bis 19. Februar) sind bei einem Aquamarin am besten aufgehoben, dem »Stein der Freude«, wie er im Arabischen heißt. Aber auch der hellblaue Fluorit und der blaue Saphir erfreuen den Wassermann als Glücksbringer.

Fische-Geborene (20. Februar bis 20. März) werden mit Koralle, Amethyst, Kunzit und Türkis glücklich.

Metalle, die heilen

Auch Metalle sind Kinder der Erde wie die edlen Steine. Sie enthalten Baustoffe für das Leben von Mensch, Tier und Pflanze und wirken oft in kleinster Verdünnung heilend. Weist der Körper des Menschen einen Mangel an bestimmten Metallen auf, dann kann Mutter Erde diese Metalle als Medizin für den Menschen bereitstellen.

Ich zähle auch hier nur die wichtigsten Heil-Metalle auf.

Gold, das edle Metall der Sonne, das zum Tierkreiszeichen Löwe gehört, steht natürlich an erster Stelle. Man kann mit einer Goldmünze ein ganzes Kirchendach vergolden, so dünn lässt es sich auswalzen. Aus einem Gramm Gold kann man einen Faden von 35 Kilometer Länge ziehen!

Die medizinische Wirkung des Goldes ist seit Jahrtausenden bekannt. In der Allopathie werden Goldspritzen gegen Rheuma verwendet. In der Homöopathie spielt dieses erstaunliche Element (Aurum metallicum) eine bedeutende Rolle. In verschiedenen Variationen wirkt es als »Aurum sulfuricum« bei der Parkinsonschen Krankheit (Schüttellähmung). Als »Aurum arsenicum« bei Anämie, als »Aurum muriaticum« bei Multipler Sklerose, als »Aurum jodatum« bei Arteriosklerose – um nur einige wenige Beispiele zu nennen.

Man kann die sanfte Heilwirkung des Goldes auch in Form von Gold-Wasser zu sich nehmen. Dazu legt man eine Goldmünze oder einen anderen Goldgegenstand für ein paar Stunden in ein Glas Wasser. Auch das ist nichts anderes als Homöopathie, genau wie bei den Edelsteinen. Am Körper getragen soll Gold den Alterungsprozess verzögern. Kombiniert mit den Heilsteinen Diamant, Smaragd und Bergkristall bewahrt Gold vor altersbedingten Stoffwechselstörungen, heilt Arthritis und Gelenkrheumatismus. Gold kräftigt das Selbstbewusstsein.

Auch Gold sollte einmal im Monat unter fließendem Wasser gereinigt und dann an der Sonne aufgeladen werden.

Platin, das »Weiße Gold«, hat, wie Forschungen an der Universität von Michigan zeigen, eine Antikrebswirkung. »Platina metallica« ist in der Homöopathie in erster Linie ein Mittel bei Frauenleiden. Platin wirkt auch als Gegengift bei Bleivergiftung.

Kupfer ist eines der wichtigsten Metalle überhaupt. Es wirkt heilsam vor allem auf das Blut und den Blutkreislauf, kräftigt das Immunsystem, lindert Menstruationsschmerzen, hilft bei Ischias und Nervenschmerz. Wer unter Schlafproblemen leidet, sollte ein Stück Natur-Kupfer am Hals tragen. Einlegesohlen mit feinen Kupferplättchen können sogar Krampfadern heilen, weil sie die Durchblutung der Venen fördern. Auch in der Homöopathie ist »Cuprum metallicum« überall dort angezeigt, wo krampfartige Beschwerden vorliegen. Im Akutfall helfen die Kupfer-Globuli bei anhaltendem Schluckauf, bei Magen- und Bauchkrämpfen und krampfartigem Husten.

Kupferarmbänder haben schon vielen Rheumakranken geholfen. Oberarzt Dr. A. Wittenborg von der Medizinischen Hochschule Hannover bestätigt: »In der medizinisch-wissenschaftlichen Literatur bestehen Hinweise, dass bei entzündlich-rheumatischen Erkrankungen in den Körper verabreichtes Kupfer therapeutisch wirksam ist.«

Berichte über eine erfolglose Therapie mit Kupferarmbändern, so stellte Dr. Wittenborg nachdrücklich fest, konnten in der umfangreichen Literatur nicht gefunden werden.

Eisen ist Träger des roten Blutfarbstoffes Hämoglobin, der den Sauerstoff in die Zellen transportiert. Es hilft bei Blutarmut. Ich musste als Kind Berge ungeliebten Spinats essen, weil er angeblich so viel

Eisen enthält. Die heutige Wissenschaft ist da schon wieder anderer Meinung.

Eisenwasser hilft bei Hirnhautentzündung. Bei Eisenmangel gibt es eine so einfache wie kuriose Empfehlung: Man lege einen rostigen Eisennagel in eine Kanne, die immer wieder mit Wasser gefüllt wird, und trinke davon regelmäßig.

In der Homöopathie verabreicht man »Ferrum fos« gegen Anämie und allgemeine Lustlosigkeit, »Ferrum metallicum« gegen Überempfindlichkeit, »Ferrum magneticum« gegen Nackenschmerzen, »Ferrum phosphoricum« bei Kopfschmerzen, Kreislaufbeschwerden, Erkältung und Grippe.

Quecksilber in unverdünnter Form ist hochgiftig. Im 18. und 19. Jahrhundert hat man mit dieser Brutalmethode die Syphilis bekämpft. Quecksilber ist das Metall des Götterboten Merkur. Als »Mercurius solubilis« wirkt es in homöopathischer Verdünnung bei Halsschmerzen, Schnupfen, Erkältung, Grippe, Fieber, Schwäche und Zerschlagenheit.

»Mercurius cyanatus« gibt man bei akuter Lungen- und Nierenentzündung. »Mercurius dulcis« (Calomel) hilft bei Ohrenentzündung. »Mercurius jodatus« wird oft bei Diphterie und Entzündungen im Mundbereich verschrieben.

Aluminium setzt bei der Herstellung Gifte frei, in erster Linie das Fluorgas. »Wohin damit?«, fragte sich die US-Aluminiumindustrie. Man fand heraus, dass Fluor im Zahnschmelz vorkommt und investierte Millionen Dollar in einen Werbefeldzug für die Fluoridierung von Trinkwasser, angeblich zum Schutz der Zähne der Kleinkinder. Die Folgen: Nach zwei Jahren stellte man fest, dass der Zahnschmelz spröde wurde und die Zahnfäule rascher zunahm als je zuvor.

Bestätigt wird diese Aussage durch Studien, die in Finnland, Holland, Deutschland, Kanada, in den USA und in der Schweiz durchgeführt wurden. Sie beweisen, dass, nachdem die Fluoridierung des Wassers eingestellt wurde, die Zahl der Karieserkrankungen drastisch zurückging. Fluor, das doppelt so giftig ist wie Arsen, wurde ursprünglich als Rattengift und Insektenvertilgungsmittel eingesetzt.

Adolf Hitler hatte den Plan gefasst, alle von ihm eroberten Länder zu fluoridieren, weil eine tägliche Dosis mit Fluor versetzten Wassers den Menschen gefügig, lenksam und gleichgültig macht, so dass er sich nicht mehr widersetzt. Das wird durch den Einfluss des Fluorids auf die Gehirn-Hinterlappen, den Sitz des Freiheitssinns, verursacht.

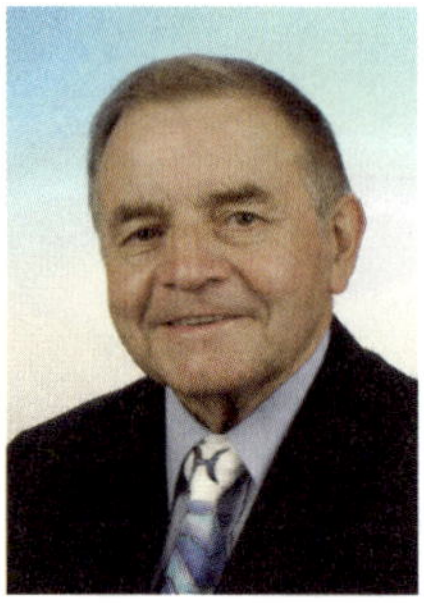

Hans Robus

In der Heilkunde hingegen hat Aluminium durchaus eine segensreiche Wirkung. In der Homöopathie wird Alumina in starker Verdünnung (Potenzierung) vor allem bei großer Schwäche eingesetzt, ferner bei Lähmung, Schwindelgefühl am Morgen, trockenen Schleimhäuten, Magen- und Darmbeschwerden.

Man sollte allerdings die Warnungen ernst nehmen, wonach die Verwendung von Aluminium-Kochgeschirr äußerst problematisch ist.

Mäuse, die aus Aluminiumschüsselchen ernährt wurden, bekamen 42 Mal öfter Krebs als andere Versuchstiere. Aluminium wird vom Körper gespeichert und war die Ursache bösartiger Krankheiten dieser Aluminiumtopf-Zeit. Der Arzt Dr. Leo Spira hat bei sich und anderen über einen Zeitraum von zehn Jahren beobachtet, was Aluminium-Kochgeschirr anrichten kann. 1933 erschien sein Buch »The clinical aspect of chronic poisoning by aluminium and its alloys«, in dem er die Folgen beschrieb: Gasbildung, Magen- und Darmgeschwüre, Gallensteine, Kolitis, Übelkeit und Erbrechen, die Hauterkrankungen Urtikaria, Pruritus, Herpes und viele Ekzeme; außerdem Neuralgie, Stechen in den Beinen, heftiges Schwitzen, niedriger Blutdruck, Depressionen und Übermüdung. Alle diese Erscheinungen hörten auf, als die Patienten keine Aluminiumtöpfe mehr benutzten!

Heilen wie die Pharaonen

Kurz vor Fertigstellung dieses Buches machte mich mein Verleger auf einen Erfinder aus Thüringen aufmerksam, der mit Metallhülsen und auch mit einer »Energiespirale« Kranken nachweislich helfen könne. Ich setzte mich sofort mit dem Mann in Verbindung und ließ mir die Geräte samt Unterlagen zuschicken. Es ist Prinzip, meinen Lesern nichts zu empfehlen, das ich nicht selbst erprobt habe. So auch in diesem Fall, und um es vorweg zu nehmen: Die Ergebnisse sind verblüffend!

Hans Robus, 71, aus Sonneborn bei Gotha beschäftigt sich seit Jahren mit verschiedenen Naturheilverfahren. Bereits mit 14 Jahren erkrankte der gelernte Bäcker an Asthma und schweren Allergien. Ein allgemeiner körperlicher Verfall, nicht zuletzt bedingt durch giftige Amalgam-Zahnfüllungen, führte zu insgesamt 26 Aufenthalten in Spezialkliniken. Nachdem alle Maßnahmen der Schulmedizin versagt hatten, nahm Hans Robus seine Therapie schließlich selbst in die Hand und wandte sich aktiv forschend der Naturheilkunde zu, insbesondere der Bioenergie. Er lernte das energetische Testen mit Pendel

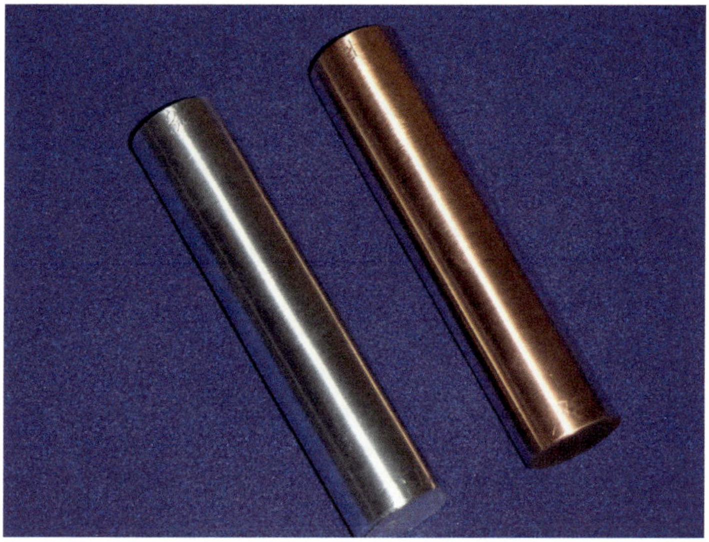

Die Energie-Hülsen von Hans Robus

und Rute. Sie wurden, wie er versicherte, nicht nur Freund und Helfer, sondern auch Lebensretter, die genaue Vorgaben erteilten, welche Maßnahmen er an sich selbst vornehmen musste.

Sein Drang nach noch nicht erforschter Energie und deren Anwendung veranlasste Hans Robus zu immer neuen Experimenten. Er berichtete: »In alten überlieferten Schriften der Pharaonen entdeckte ich einen Pharao, der zwei Hülsen in der Hand hielt. Den Schriften konnte ich entnehmen, dass die Leibärzte der Könige mit diesen Hülsen große gesundheitliche Heilerfolge erzielten. Leider wurde nur beschrieben, dass die eine Hülse aus Kupfer, die andere aus Zink bestand. Neugierig fertigte ich mir diese zwei Rohre an und experimentierte monatelang damit. Endlich, nach etwa einem Jahr, kam der Durchbruch: Die Hülsen setzten ihre hochwirksamen Schwingungen frei! Damit war es möglich, das gesamte Zellsystem des Körpers zu aktivieren.

Ständige Messungen an mir, an anderen Personen und sogar an Tieren und Pflanzen, durchgeführt von einem Experten für Schwingungsmedizin, bestätigten die hohe heilungsfördernde Wirksamkeit.«

Wie Robus es geschafft hat, aus den Hülsen derart wirksame Energiespender zu machen, bleibt sein Betriebsgeheimnis. Es handelt sich um zwei 13 cm lange zylindrische Metallstücke mit 2,7 cm Durchmesser. Hält man diese Energie-Hülsen ein paar Minuten in den Händen – Kupfer in der rechten, Zink in der linken –, spürt man zunächst

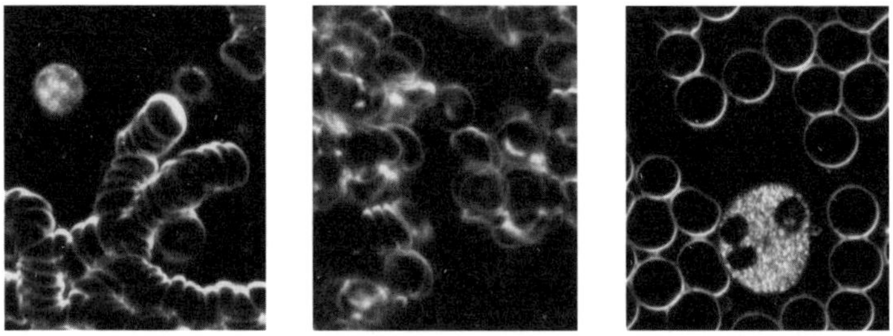

Dunkelfeld-Blutuntersuchung

links: vor der Anwendung der Energie-Hülsen
Mitte: nach zehnminütiger Anwendung
rechts: Nach sechswöchiger Anwendung

ein angenehmes Prickeln auf den Handflächen. Nach einer Weile überrieselt es den ganzen Körper. Einige Testpersonen fühlten sich nach wenigen Minuten »richtig erfrischt«. Andere, die die Hülsen über eine halbe Stunde in der Hand gehalten hatten, waren so »aufgeladen«, dass sie nachts nur schwer einschlafen konnten. Man sollte die Hülsen deshalb nicht länger als ca. fünf Minuten in der Hand halten. Die Anwendung ist überall möglich, man sollte allerdings die Nähe eingeschalteter Mikrowellen, Fernseh- oder Röntgengeräte meiden.

Die Hülsen geben Schwingungen ab, die der Körper aufnimmt. Dabei werden Zellen aktiviert und die Schwingungen werden gespeichert. Bei jungen und gesunden Menschen sind Zellen und Schwingungen noch intakt, bei alten und kranken Menschen hingegen nicht. Wenn Zellen nicht mehr voll funktionieren, verursachen sie Krankheiten.

Eindrucksvolle Bilder von Dunkelfeld-Blutuntersuchungen bezeugen die Behauptungen des Erfinders. Man sieht starke Verklebungen der Blutplättchen auf dem ersten Bild. Nach einer zehnminütigen Anwendung der Hülsen erkennt man eine deutliche Auflösung der Verklebung und nach sechswöchiger Anwendung ist das Blutbild klar und normal.

Außer bei schweren Herzerkrankungen und Epilepsie seien die Energiehülsen für alle Krankheiten einsetzbar, da eine Zellaktivierung immer positiv zu bewerten sei. Therapeuten in Deutschland, in der Schweiz, in Österreich, Luxemburg, Holland, Dänemark, Thailand, Neuseeland, Japan und Südafrika bestätigen die große Wirksamkeit der Hülsen, erklärt Hans Robus. Eine Dokumentation über Erfahrungen im Klinikbereich wird vorbereitet.

Bei der zweiten Erfindung von Hans Robus handelt es sich um eine so genannte »Energiespirale«. Sie sieht aus wie ein nach allen Seiten offener, auf dem Kopf stehender Kegel mit den Maßen 42×42×10 cm.

Auch dieses Gerät sendet freie Energie, die das gesamte Zellsystem

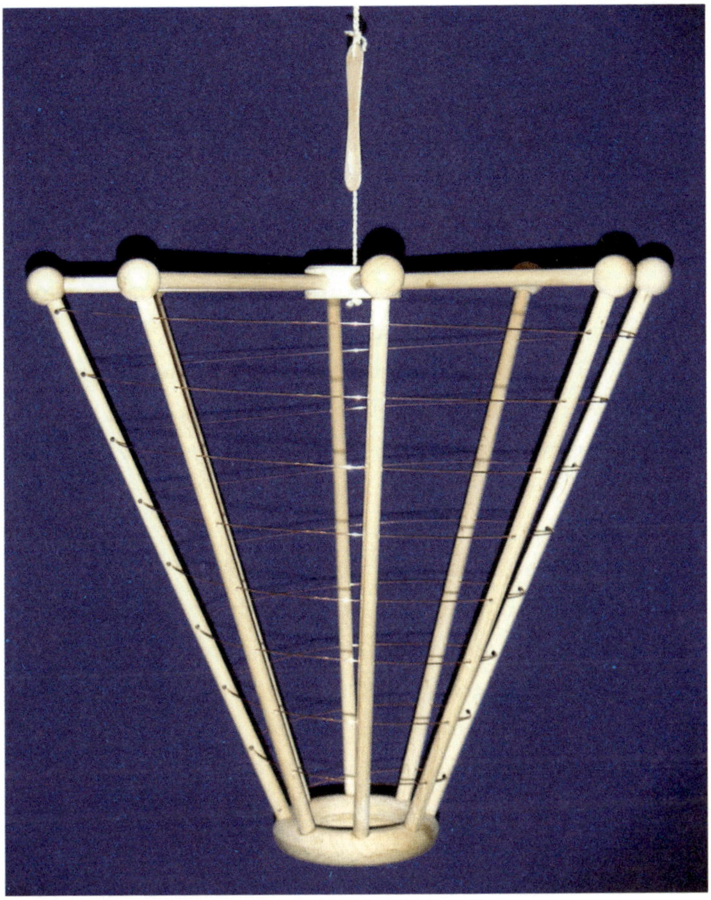

Die Energiespirale von Hans Robus

aktiviert. Man kann sich damit auch einen Ort der Kraft im Wohnzimmer schaffen. Ich habe einen Krug Leitungswasser unter die Spirale gestellt – und schon nach ca. zehn Minuten hatte ich ein hervorragendes Energiewasser, dessen belebende Wirkung auch noch nach 24 Stunden unvermindert anhielt.

Ein bisschen unbequem finde ich die Handhabung für den Einsatz im Körperbereich, denn die Spirale ist nur in hängender Position funktionsfähig. Der zu bestrahlende Körperteil muss sich in einem Abstand von 10 bis 30 cm unter der unteren kleinen Öffnung der Spirale befinden. Trotzdem darf man sich nicht verrenken und muss entspannt bleiben. Die Dauer der Bestrahlung muss jeder individuell austesten. – Hier verweise ich wiederholt auf das Pendel-Einmaleins, das Ihnen helfen soll, energetisches Testen zu erlernen.

Hans Robus machte mich darauf aufmerksam, dass man die Spirale auch indirekt einsetzen kann, indem man Gegenstände aus beliebigem Material (Metall, Kunststoffscheiben, Steine, Wasser, Salben, Pflanzen usw.) bestrahlt und diese dann z.B. auf Problemzonen des Körpers auflegt.

Meine Testergebnisse nach ca. vier Wochen: Rückenschmerzen wurden schon nach zweimaliger »Bestrahlung« mit der Spirale stark gemindert. Wochenlange Schmerzen durch einen verstauchten Knöchel verschwanden nach einmaliger Anwendung.

Rheumatische Gelenkschmerzen in den Händen wurden bereits nach zweimaliger Anwendung schwächer.

Erika Robus, die 65-jährige Frau des Erfinders Hans Robus, wurde nach zwei Schlaganfällen zum Pflegefall. Sie konnte nicht mehr verständlich sprechen, ihre rechte Körperhälfte war nahezu gelähmt. Die Energiehülsen hatte noch niemand bei solch einem Extremfall eingesetzt, es lagen somit auch noch keine Erfahrungsberichte vor. Frau Robus benutzte die Hülsen dreimal täglich, aber immer nur kurz, da ja ihre rechte Hand in ihrer Funktion stark eingeschränkt war. Sie ließ sich trotzdem nicht entmutigen.

Sehr langsam, nach einigen Wochen, verbesserte sich ihre Ansprechreaktion. Ihr Körper wurde besser durchblutet, das Kreislaufsystem begann wieder normal zu arbeiten. Innerhalb etwa eines Jahres verschwanden die lähmungsbedingten Fehlfunktionen fast vollständig. Heute kann Erika Robus Hausarbeiten wieder selbstständig verrichten, telefonieren und auch alleine in die Stadt zum Einkaufen fahren.

Doch gibt es auch eine Fülle von außerfamiliären Erfahrungsberichten, von denen ich einen erwähnen möchte. Uta H. aus Radebeul hatte nach einer Beckenvenenthrombose und einer Lungenembolie stark anhaltende Beinschwellungen sowie Schmerzen im Becken und in den Beinen. Im Juli 2005 bekam sie von Herrn Robus die Universal-Energiehülsen in die Hand gelegt. Sie spürte ein Prickeln und ein Wärmegefühl im ganzen Körper, was sie veranlasste, die Hülsen nun jeden Tag zu benutzen. Schon nach einer Woche spürte sie erste Erfolge und setzte verschiedene Tabletten ab, ohne die sie früher nicht gehen konnte. Vier Wochen später nahm ihre Kraft zu, die Beine wurden schlanker, die Wasseransammlungen verschwanden.

Es würde mich freuen, wenn ich mit dem Hinweis auf die Energiehülsen Menschen helfen könnte, die für ihre Leiden bisher keine Hilfe gefunden haben. Es gibt darüber bisher noch keine Veröffentlichung. Dank meines Verlegers sind wir die Ersten, die über diese völlig neue alternative Heilmöglichkeit berichten.

Was sind Chakren?

Neben Steinen und Blütenessenzen waren es die Chakren, die Bischof Djebarus bei seinen Heilungen am häufigsten verwendete. Er war es, der mir 1992 den Anstoß zu meinem Buch *Heilende Blüten* gab, welches im Econ-Verlag erschienen ist.

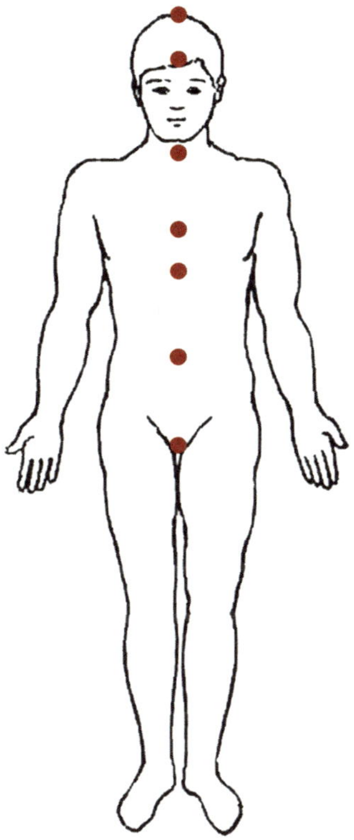

Die sieben Chakren eines Menschen

Chakren sind Energiewirbel im ätherischen Körper des Menschen, die sich wie Lotusblüten von der Basis der Wirbelsäule über Scham, Nabel, Herz, Hals, Stirn bis zum Scheitel empor ranken. Es sind Öffnungen, erklärte mir der Geistliche, durch die die kosmische Energie in den menschlichen Organismus einströmt. Seit Tausenden von Jahren kennen die Inder dieses Energiesystem. Eigentlich sind es sieben Kraftzentren, die entlang der Wirbelsäule liegen und über viele Kanäle auf den physischen Körper einwirken. Bestimmte Menschen haben die Fähigkeit, diese Energie zu verstärken und so zum Beispiel einen Kranken zu heilen.

Das Wurzel-Chakra, erfuhr ich, hat vier Blätter, das Sakral-Chakra sechs, das Solarplexus-Chakra hat zehn Schwingungsfelder oder Blumenblätter, das Herz-Chakra besitzt zwölf, das Hals-Chakra sechzehn, das Stirn-Chakra sechsundneunzig Blütenblätter und das oberste, das Kronen-Chakra, ist tausendblättrig, dreht sich am schnellsten und erstrahlt in allen Spektralfarben. Wichtig zu wissen ist auch, dass die Chakren einander bedingen und eng miteinander kommunizieren.

Jedes Chakra hat eine charakteristische Farbe und kontrolliert einen eigenen körperlichen Bereich. Mancher kann es lernen, diese Lichträder zu sehen und festzustellen, welches Chakra aktiv und welches schwach ist. Wer Chakren erkennen kann, der kann meist auch die Farben der Aura eines Menschen sehen.

Djebarus sprach auch von den magischen Mitteln der Balinesen, von Talismanen und Amuletten, oft versehen mit bestimmten Zeichen. Er selbst bezeichnete sich als »Balyan«, halb Priester, halb Heiler. Ich sah auf seinen Regalen einige Amulette, die ihm geheilte Patienten geschenkt hatten. Der Bischof sprach über die Anwendung des »Körperfeuers« und des »Lebenswassers« bei den Eingeborenen. Sie meinen: Das im Körper jedes Menschen vorhandene Feuer verbrennt alles, was krank macht. Es gehört ein gewisses Geschick und viel Erfahrung dazu, um je nach Krankheit das Feuer anzufachen oder Wasser einzusetzen, um zu viel Hitze zu dämpfen. Heilendes Wasser wird über Nacht in den Haustempel gestellt, manchmal angereichert mit Meersalz, Kalk, Kräutern, Kupferplättchen mit eingeritzten Symbolen. Auch dabei werden positive Schwingungen auf das Wasser übertragen, das dann meist schluckweise getrunken wird. Das Wasser kann aber auch in Form von Dampf mit verschiedenen Düften angereichert eingeatmet werden. Manchmal wird der Kranke mit dem Heilwasser vom Medizinmann bespuckt, bespritzt, begossen oder eingerieben.

Der Priester erzählte, dass der einheimische Heiler erst einmal die Chakren seines Patienten eine Weile betrachtet und so feststellt, wo im Körper das Problem liegt. Er verfolgt die Rotation der Lichträder und erkennt so eine Über- und eine Unterfunktion. Sieht er auf diese Weise einen Krankheitsherd, zum Beispiel in der Brust einer Frau, dann spricht er die Patientin direkt an: »Du, höre mich! Ich sehe das Schwarze in deiner Brust! Ich schicke das Feuer und verbrenne es. Die Asche fließt in deine Blase und wird mit dem Urin ausgeschieden. Steh' auf, beeile dich! Sobald du urinierst, wird deine Krankheit ausgeschieden und du bist geheilt!«

Der Heiler aktiviert die Selbstheilungskräfte seines Patienten. Je mehr Liebe er dabei einsetzt, desto sicherer ist sein Erfolg.

Djebarus erzählte mir auch vom Aberglauben, der auf Bali herrscht und gegen den er als christlicher Priester einen schweren Stand hatte. Aber es sei auch manches dabei, das man heute als positives Denken bezeichnen könne. Etwa bei manchem Liebeszauber. So wird zum Beispiel einem jungen, schüchternen Mann, der ein bestimmtes Mädchen begehrt, geraten, sich des ›pangacep‹ zu bedienen, einer Art Gedankenübertragung. Der Bursche soll möglichst ständig an seine Angebetete denken. Egal, was er tut, ob er isst, trinkt oder schläft, soll er sie in Gedanken einladen, daran teilzunehmen. Auf diese Weise gewinnt er Vertrauen zu sich selbst und den Mut, das Mädchen anzusprechen.

Vom Magier verhext

Der Bischof erzählte mir von einem kaum vorstellbaren Fall einer mentalen Heilung, dessen Augenzeugen er und ein deutscher Pater waren. Durchgeführt wurde die Prozedur von einem holländischen katholischen Priester auf Java. Ich habe diesen Mann später in seiner von Dutzenden Einheimischen geradezu belagerten Klinik besucht. Der Bischof erzählte, dass er die Patientin, eine junge hübsche Frau, selbst untersucht hat. Die Rute zeigte, dass die Chakren ein einziges Chaos waren.

»Ich habe so etwas noch nie erlebt, weißt du. Die Frau war verhext!« So der Bischof wörtlich. Er sah mein ungläubiges Staunen, machte eine Pause und dann erklärte er: »Ein alter Magier hatte sich in das Mädchen verliebt, und weil sie ihn abwies, wurde sie von ihm verhext. Ich habe es mit eigenen Augen gesehen und auch fotografiert. Die Unterarme der jungen Frau waren mit kleinen Wunden übersät. Sie sahen aus wie Einstiche von einem Messer. Das waren lauter Glassplitter. Mein medizinisch ausgebildeter Amtskollege hat sie herausgeholt. In ihrer Scheide waren sogar Rasierklingen. Damit wollte der Magier verhindern, dass ein anderer Mann diese Frau bekommt. Natürlich hat sie sich das nicht selbst zugefügt, auch der Magier hat sie nicht berührt. Diese Dinge wurden durch mentale Kraft in den Körper der jungen Frau transportiert, in diesem Fall mit der Kraft des Bösen. Eine kleine Waschschüssel voll mit Rasierklingen und bis zu zwei Zentimeter große Glasscherben hat er aus dem Körper der Verhexten herausgeholt. Solche Dinge passieren hier immer wieder.«

Ich dachte an schlechte Filme. Der Bischof bemerkte mein ungläubiges Gesicht und zeigte mir erschütternde Fotos. Die sahen nun wirklich nicht aus wie Fälschungen. Ich war fassungslos und fragte ihn, was man dagegen tun könne.

»Da hilft nur beten«, sagte er. »Damit haben wir immer Erfolg – fast immer. In diesem Fall ist es uns gelungen, das Böse aus dem Mädchen auszutreiben.«

Für mich klang es wie ein Wunder. Der Gottesmann erklärte, dass die Chakren der geheilten Frau dann wieder normal und voller Kraft gewesen seien. Um Fehler zu vermeiden, solle man vor jeder Heilung zuerst seine eigenen Chakren, dann die seines Patienten reinigen. Das sei einfacher, als man annehme. Aura und Chakren befinden sich in ständiger Fluktuation. Gedanken, Gefühle, Sinneswahrnehmungen verändern die Farben fast ununterbrochen. Es sei wie beim Regenbogen. Bei ihm kann man oft nicht sagen, wo die eine Farbe aufhört und die andere anfängt.

Der Bischof wusste, dass man heute die Frequenzen der einzelnen Chakra-Farben messen kann. Jede dieser Farben hat eine bestimmte Hertz-Anzahl oder Wellenform. Unsere Aura ist also nichts Mystisches, sondern sie stellt ganz real ein elektromagnetisches Feld dar, das durch die Rotation der Chakren entsteht.

Wenn er Energie auf einen Patienten übertrage, egal ob mit Steinen, Farben oder nur mit seinen Händen, dann spüre er eine Vibration und der Kranke spüre sie ebenfalls, so Djebarus. Wenn diese Vibration nachlasse, habe der Kranke genügend Energie empfangen. Man müsse dann aufhören, weil ein Zuviel an Energie unter Umständen auch schaden könne, etwa bei entzündlichen Prozessen.

Es sei im Übrigen egal, auf welches der sieben Chakren man sich konzentriere, weil zwischen den einzelnen Kraftzentren eine Art Netzwerk bestehe. Das heißt, die Energie wird im Verlauf des Heilungsvorganges automatisch auf alle anderen Chakren übertragen. Man darf allerdings niemals vorher die Chakra-Reinigung vergessen.

Und so wird's gemacht...

Die Chakra-Reinigung – Wie diese Chakra-Reinigung vor sich geht, erklärte mir Djebarus so: »Man beginnt mit den eigenen Chakren. Du setzt dich oder stellst dich locker hin. Wichtig ist, dass du dich über deine Füße erdest. Am besten solltest du barfuss sein und auf Gras oder blanker Erde stehen. Ich weiß, das ist nur selten möglich in eurer Zivilisation. Tragt zumindest keine Schuhe mit Gummi- oder Plastiksohlen, wenn ihr die Reinigung vornehmt, denn die können den Fluss in die Erde behindern. Du beginnst beim dritten Chakra im Solar plexus. Versetze dich hinein, sieh, was dich belastet und schicke oder schiebe diesen Müll nach unten ins zweite Chakra. Dort kommt noch mehr Mist dazu. Ab damit ins erste Chakra, wo dasselbe geschieht. Und jetzt spülst du alles durch einen imaginären Schlauch weiter nach unten in die Erde.

Nachdem du die drei unteren Chakren gereinigt hast, beginnst du jetzt mit dem vierten, dem Herz-Chakra. Jetzt wiederholt sich der gleiche Vorgang, aber diesmal von unten nach oben. Alle schädigenden Ablagerungen werden also vom vierten ins fünfte Chakra gepusht, ins Hals-Chakra, dann weiter ins Stirn-Chakra und ganz hinauf ins Kronenchakra, von wo der ganze Dreck ins All hinaufgesaugt wird, wo er sich in nichts auflöst.

Nun kehrst du zum Wurzelchakra zurück und versenkst dich mental darin. Du bist jetzt leer, der Müll ist draußen: Es ist also wichtig, diese Leere jetzt mit Energie aufzufüllen, denn die Natur duldet kein Vakuum. Fülle nun das erste Chakra mit der Farbe, die du am meisten liebst. Ich wähle stets die orangefarbene Energie. Mit dieser Energie füllst du ein Chakra nach dem anderen von unten nach oben«.

Will man die Chakren eines anderen reinigen, dann müssen sich beide – der Patient und der Heiler – wieder erden.

»Du hältst deine Hand über sein drittes, zweites und erstes Chakra und schickst den Müll, der ihn belastet, durch seinen Erdungsschlauch in die Erde. Dann hältst du deine Hand über den Kopf des anderen, und zwar immer so weit entfernt, dass du seine Aura wie ein weiches Kissen spürst. Jetzt stelle dir vor, dass du den Schrott deines Patienten vom vierten bis zum obersten Chakra gleichsam absaugst, abpumpst und ins All hinaus schickst. Auch hier ist es wieder unbedingt nötig, die leeren, gereinigten Chakren mit neuer, reiner Energie aufzufüllen.«

Der Bischof erklärte mir dann auch noch, wie man Chakren, die sich aus irgendwelchen Gründen verschoben haben, wieder ausrichtet. Die einzelnen Chakren hängen wie die Blüten der Lotusblume an einem Hauptstängel, der sich unmittelbar hinter der Wirbelsäule befindet. Es kommt manchmal zu Verschiebungen dieser Blüten, hervorgerufen meist durch seelische oder körperliche Belastungen. Um die Chakren wieder richtig an den Energiekanal anzuschließen, macht man es wie beschrieben: Zuerst erden, dann die Chakren reinigen, und jetzt in den Menschen »hineinschauen«, indem man mit Rute oder Pendel testet.

Wo man eine Verschiebung oder Loslösung erkenne, befestige man die Blüte mit Hilfe seiner Mentalkraft wieder am Hauptstängel. Sind alle Chakren wieder justiert, schickt man kosmische Energie durch das Kronenchakra in alle Energiezentren.

Solche Verschiebungen vom Hauptkanal können zu ganz bestimmten Störungen führen. Ist zum Beispiel das siebente Chakra nicht richtig ausgerichtet, können Kopfschmerzen die Folge sein. Kalte Füße oder ein Gefühl der Kühle im Unterleib lassen auf eine Verlagerung des Chakrensystems schließen. Richtiges Hineinatmen in diese Problemzonen ist oft sehr hilfreich.

»Es geht sogar noch einfacher«, meinte der Bischof. »Meine Patienten sind einfache Leute, die verstehen es nicht, wenn ich ihnen lang und breit das komplizierte Chakrensystem zu erklären versuche, außerdem habe ich dazu gar nicht die Zeit. Ich sage ihnen, sie sollen sich aufrecht auf einen Stuhl setzen, die Füße flach am Boden. Ich stelle mich hinter den Mann oder die Frau und ziehe mit beiden Händen den Kopf ganz sanft gerade nach oben. Oft spürt dann der Patient eine Wärmewelle, die durch den ganzen Körper von unten nach oben rollt. Ein Zeichen, dass die Energie jetzt wieder ungehindert fließen kann.«

Die Chakren können sich übrigens auch in ihrer Drehung verändern, etwa durch negative Gedanken oder durch falsche Ernährung. Dadurch kann es zu Störungen und Krankheiten kommen. Es gibt jedoch eine ganz einfache Technik, um die Chakren wieder in die richtige Drehrichtung zu versetzen: Man hält die rechte Hand flach einen Zentimeter über den jeweiligen Chakrapunkt und macht etwa drei Minuten lang kreisende Bewegungen im Uhrzeigersinn.

Achtes Kapitel

Die Geheimnisse der Erde

Sofia war gerade ein paar Wochen alt, als sie mit ihrer jungen Mutter aus der Entbindungsstation nach Hause kam. Zunächst war alles ohne Komplikationen verlaufen, doch dann begann das Drama. Das Baby schrie die ganze Nacht und hörte erst auf, wenn man es aus dem Bettchen heraus hob. Die Eltern waren bald am Ende ihrer Kräfte – und ebenso ratlos wie die Ärzte. Die verschrieben für alle Fälle gleich ein Breitband-Antibiotikum, mit dem Erfolg, dass Sofia auch noch einen juckenden Ausschlag bekam.

Auf Wunsch des Vaters untersuchte ich mit Rute und Pendel die Wohnung. Wie erwartet, befand sich genau unter dem Kinderbett eine starke Störung durch Erdstrahlen. Es genügte, das Bett um einen knappen Meter zu verschieben und Sofia schlief von Stund' an so tief und fest, wie nur ein Baby schlafen kann. Und die zermürbten Eltern konnten endlich überglücklich seinem Beispiel folgen.

Solche Erfolge bestärken, doch gibt es auch immer wieder Fälle, die nicht so gut ausgehen.

Eine Bekannte auf dem Land bei Wien bat mich, den Bettplatz ihrer 30-jährigen Tochter zu überprüfen, mit der Bemerkung, dass ich doch bitte am Vormittag erscheinen möge, weil Tochter Christa diese Sachen für Hokuspokus halte und dann nicht im Haus sei.

Ich erfuhr, dass die bildhübsche, lebenslustige Frau seit langem unter quälender Schlaflosigkeit litt und deswegen regelmäßig Tabletten schluckte. Als ich die linke Hand flach über ihr Bett hielt, in der Rechten meine Einhandrute, spürte ich einen leichten elektrischen Schlag. Die Rute drehte sich wie verrückt nach rechts, genau dort, wo sich der Brustbereich der schlafenden Person befinden würde. Es handelte sich um eine stark aufladende Stelle. Das heißt, dieser Mensch steht ständig gleichsam unter Hochspannung. Bei einer Rutendrehung nach links wäre hier eine schwächende Reizzone gewesen.

Die Mutter der jungen Frau sah mein Erschrecken und verriet mir, dass in diesem Bett ihr Mann gestorben sei. Er war gerade mal vierzig Jahre alt geworden. Ihr Mann konnte nie richtig schlafen. Oft war er die halbe Nacht auf und ab gegangen. Sie nahm an, dass Christa diese Schlaflosigkeit geerbt hatte.

Das war natürlich Unsinn. Das Einzige, was Christa von ihrem Vater geerbt hatte, war das verhängnisvolle Bett. Auch hier war das Problem spielend zu lösen. Das Verschieben um einen Meter genügte, um aus der Gefahrenzone heraus zu kommen.

Nach Wochen traf ich die Mutter wieder und fragte, ob Christa nun endlich gut schlafen könne. Die Frau schüttelte bedauernd den Kopf.

Ich war konsterniert. Gewiss, es gibt manchmal nach einer Bett- oder Arbeitsplatzumstellung von einem gestörten hin zu einem neutralen Platz eine leichte Verschlimmerung, weil sich der Körper erst an die neue Situation gewöhnen muss. Aber bisher trat in jedem Fall die gewünschte Ruhe ein. Wieso nicht hier?

»Ich verstehe das nicht«, meinte ich ratlos. »Sie liegt doch jetzt auf dem guten Platz.«

Der Mutter war es sichtlich peinlich, als sie mir mitteilte: »Sie weigert sich, das Bett zu verschieben – es sieht nicht schön aus.«

Trauriger Schluss dieser Geschichte: Wenige Monate später starb die Tochter auf dem Transport ins Krankenhaus im Notarztwagen. Diagnose: plötzliches Herzversagen.

Die zehnjährige Sabine war ein gesundes, fröhliches Mädchen und eine fleißige Schülerin. Dann wurde ihre Klasse in einen anderen Raum verlegt. Auf ihrem neuen Platz änderte sich Sabines Verhalten dramatisch. Sie passte nicht mehr auf, bekam unerklärliche Bauchkrämpfe, fiel sogar zweimal in Ohnmacht. Erst, als die Lehrerin das Kind auf einen anderen Platz setzte, besserte sich Sabines Zustand schlagartig. Sie war wieder putzmunter und lernfreudig wie früher.

Die verständnisvolle Lehrerin heißt Käthe Bachler. Sie hat im Rahmen eines Forschungsauftrags des österreichischen Wissenschaftsministeriums hunderte ähnlicher Fälle untersucht. In ihrem Buch *Erfahrungen einer Rutengängerin* (Veritas Verlag) beschreibt sie ihre Beobachtungen, wie sich geobiologische Einflüsse nachteilig auf Schulleistungen auswirken. So erfand sie die »rollende Klasse«. Die Kinder wechseln etwa alle drei Wochen ihre Plätze, damit kein Kind ein ganzes Jahr benachteiligt wird.

Frau Bachler wurde von Kardinal Dr. Franz König ins erzbischöfliche Palais geladen und gebeten, u. a. auch einen großen Sitzungssaal auf störende Erdstrahlen zu überprüfen. Nach der Untersuchung mit Pendel und Wünschelrute deutete sie auf einen der zwölf Stühle, die um einen ovalen Tisch angeordnet waren, und erklärte dem hohen Würdenträger, dieser Platz sei schwer gestört. Es erstaunte die resolute, zierliche Dame nicht, als sie erfuhr, dass genau auf diesem Stuhl ein erst 50-jähriger Weihbischof während einer Sitzung tot zusammengebrochen war.

Was sind Erdstrahlen?

Erdstrahlen gibt es, seit unser Planet existiert. Mit extrem empfindlichen physikalischen Geräten kann man mittlerweile diese feinsten elektromagnetischen Wellen messen. Sie treten verstärkt dort auf, wo sich unterirdische Gesteinsbrüche, Wasserläufe und Hohlräume befinden, oft in sehr großer Tiefe. Durch die Erdverwerfungen verändert sich das Erdmagnetfeld und es entsteht eine Mikrostrahlung, die sich – je nach Intensität – auf Menschen, Tiere und Pflanzen nachteilig auswirken kann.

Weil sich unterirdisch fließendes Wasser an den verschiedensten Gesteinsschichten »reibt«, entstehen deutlich messbare elektrische und magnetische Felder. Es wurde festgestellt, dass über unterirdischen Wasserläufen häufig die Funktion der Thymusdrüse beeinträchtigt wird. Damit verbunden seien, wie der Strahlenforscher Dr. Alois Felder in seinem 1981 erschienenem Buch *Mensch zwischen Kosmos und Chaos* ausführt, Depressionen und Suizidgefahr, Leukämie, Entzündung des Herzmuskels (Myocarditis), rheumatische Arthritis und im Extremfall sogar Krebs.

Ich will Sie hier nicht mit den verschiedenen Strahlungsformen wie Curry-Netz, Hartmann-Gitter, Globalgitternetz, Kreuzungspunkten usw. langweilen oder verschrecken. Darüber gibt es eine Menge Fachliteratur. Wer mag, kann Anregungen in meiner Literaturliste finden. Einigen wir uns für alle »geopathogenen Störzonen« auf den Sammelbegriff »Erdstrahlen«.

Es ist mir ein besonderes Anliegen, Sie, lieber Leser, auf diese nach wie vor unterschätzte Gefahr aufmerksam zu machen und Ihnen zu zeigen, was Sie dagegen tun können.

Gestörte Harmonie

Bisher konnten nur wenige hochsensible Menschen den schädlichen Einfluss von Erdstrahlen nachweisen. Weil sie das aber nur mit Pendel und Rute tun konnten, wurden sie von den meisten Schulmedizinern nicht ernst genommen. Das könnte sich ändern, nachdem sich ein Expertenteam aus Wissenschaftlern verschiedener Disziplinen zusammengetan hat, um den unanfechtbaren Beweis für den schädigenden Einfluss von Erdstrahlen auf den menschlichen Organismus anzutreten. Die Initiative dazu ging von meinem väterlichen Freund und Mentor Prof. Paul Artmann aus.

In über 500 000 Einzelmessungen am menschlichen Körper konnten die Wissenschaftler feststellen: Erdstrahlen führen zu einer Reihe von Beschwerden wie Schlaflosigkeit, Kopfschmerzen, Atem-, Darm- und Kreislaufstörungen. Einer der Experten, der Internist Prof. Dr. Otto Bergsmann, meint, dass über einer Erdstrahlenzone der gesamte Lebensrhythmus in seiner Harmonie gestört wird.

985 Versuchspersonen wurden für die Dauer von nur zehn Minuten auf einen Erdstrahlenplatz gesetzt. Bereits nach dieser kurzen Zeitspanne konnten durch komplizierte Messverfahren signifikante körperliche Belastungen nachgewiesen werden! Man kann sich also unschwer ausmalen, welche bösen Folgen ein jahrelanger Aufenthalt über solchen Störzonen haben kann. Die Untersuchungen wurden in dem verdienstvollen Werk *Risikofaktor Standort* (Facultas Universitätsverlag, Wien) zusammengefasst. Heilberufler sollten es unbedingt lesen.

Jedes Lebewesen schwingt in einer eigenen Grundwelle. Ein Eindringen fremder Wellenlängen in den Organismus kann die Ursache von Erkrankungen werden, und zwar immer dann, wenn sich der Körper der fremden Wellenlängen nicht erwehren kann.

Der österreichische praktische Arzt Dr. Erich Skribot aus Bad Kleinkirchheim wies beim 44. Internationalen Kongress für Allgemeinmedizin darauf hin, dass in medizinisch-physikalischen Testverfahren über Störzonen charakteristische Veränderungen im menschlichen Organismus auftreten wie Veränderungen der Pulsfrequenz, unregelmäßiger Herzschlag, Veränderungen der Gehirnströme und des Blutbildes sowie Änderungen im Reaktionsvermögen des Menschen.

Erdstrahlen in der Krebsforschung

Für einige Schulmediziner sind Erdstrahlen in der Krebsforschung ein heikles Kapitel. Aber vielleicht lassen sich Zweifler von einem Mann aus den eigenen Reihen überzeugen. Der französische Arzt Dr. Rambeau bestätigt: »Aus meiner Statistik ergibt sich mit voller Klarheit, dass es keinen Fall von Krebs gibt, der nicht über einem geologisch gestörten Gebiet aufgetreten ist. Ich habe ein Haus gesucht, das auf nicht gestörtem Gelände steht und trotzdem Erkrankungen an Krebs aufweist – ich habe dieses Haus nicht gefunden!«

Wenn besonders stark bestrahlte Häuser im Familienbesitz bleiben, der Sohn immer wieder in das Schlafzimmer des an Krebs verstorbenen Vaters zieht und sich damit unbewusst der Möglichkeit einer Erkrankung an Krebs aussetzt, so ist es erklärlich, dass unter den unendlich vielen Fragen nach der Entstehung des Krebses auch die Frage nach der Vererbbarkeit aufgeworfen und statistisch verfolgt wurde. Krebs ist natürlich nicht vererbbar. Menschen, in deren Familien Krebsfälle vorgekommen sind, brauchen also keine Befürchtungen zu hegen – wenn sie dafür sorgen, dass sie strahlenfrei schlafen und nicht an ihrem Arbeitsplatz bestrahlt sitzen.

Dr. Alois Felder schreibt in seinem genannten Buch über Krebs als Erregerkrankheit: »Der Erreger wird erst durch die Erdstrahleneinwirkung befähigt, seine krebserzeugende Tätigkeit zu entfalten. Die Lebensbedingungen des Erregers werden von diesen Erdstrahlen beeinflusst. Das Meiden solcher Zonen lässt den Erreger erst gar nicht wirksam werden; das Ausheilen der Krankheit im Vorstadium ist möglich durch Verlegung der Schlafstelle auf einen strahlungsfreien Ort. Die berühmte Krebsvorsorge soll sich daher nicht nur auf eine nicht ganz unbedenkliche, möglichst frühzeitige Operation konzentrieren, sondern auch solche Einwirkungen ins Kalkül ziehen.«

Ein junger Landarzt aus dem Burgenland bei Eisenstadt erzählte mir vor Jahren: »In meiner Gemeinde gibt es eine bestimmte Gasse mit so genannten Krebshäusern. Seit Generationen kommt es dort zu einer überdurchschnittlich hohen Krebssterblichkeit. Schon mein Vater und mein Großvater, beide ebenfalls Ärzte in dem Ort, machten die Behörden darauf aufmerksam. Sie ließen Rutengänger kommen, die übereinstimmend feststellten, dass sich unter diesen Häusern fließendes Wasser befindet.«

Bezeichnend, dass der junge Mann noch hinzu fügte: »Aber erwähnen Sie auf keinen Fall meinen Namen, wenn Sie darüber berichten, ich habe sonst die größten Schwierigkeiten bei meinen Kollegen!«

Der deutsche Forscher Gustav Freiherr von Pohl wies bereits 1930 in seinem Buch *Krankheiten durch Erdausstrahlung* nach, dass Strahlen aus der Erde krebserregend sein können. Mit Hilfe seiner Rute untersuchte er im Beisein amtlicher Zeugen die bayerische Gemeinde Vilsbiburg, in der er noch nie zuvor gewesen war. Pohl ging in jedes Haus und zeichnete auf einem Plan jene Punkte ein, bei denen seine Rute ausschlug und sich daher seiner Meinung nach eine Störzone befand. Anschließend verglich der Amtsarzt von Vilsbiburg den Plan mit seiner Krankenkartei. Er stellte verblüfft fest: Gustav von Pohl hatte genau angegeben, wo in den letzten zwanzig Jahren Menschen an Krebs gestorben waren bzw. immer noch an einer bösartigen Tumorerkrankung litten!

Fest steht, dass Erdstrahlen die Krebsentwicklung zumindest fördern. Die couragierte Ärztin Dr. Veronika Carstens erklärte: »Wenn es stimmen sollte, dass bei allen möglichen Entstehungsformen von Krebs immer ein Faktor dabei sein muss, nämlich die Einwirkung von Erdstrahlen, dann ist es nicht zu verantworten, diesem Phänomen nicht mit allen Mitteln der Forschung nachzugehen.«

Eine makabre Entdeckung machte ein Tiroler Rutengänger, der hauptberuflich Totengräber in Innsbruck war: Er ging den Fällen von Selbstmord nach und recherchierte diskret, aber sorgfältig, was bei den einzelnen Menschen zu diesem tragischen Ende geführt hatte. Er brachte in einem Vortrag, dem ich beiwohnte, Erschütterndes zu Tage: In über 90 Prozent waren diese Bedauernswerten durch Erdstrahlen in den Tod getrieben worden!

An einen dieser Fälle erinnere ich mich noch. Ein Förster um die Vierzig, kraftstrotzend und lebenslustig, erfüllte sich einen lang gehegten Wunsch – ein eigenes Häuschen für sich und seine fünfköpfige Familie. Das Haus wurde gebaut und von der Försterfamilie bezogen. Bereits nach wenigen Wochen klagte der Mann über Kopfschmerzen, die mit der Zeit unerträglich wurden. Ärztliche Untersuchungen ergaben keine plausible Erklärung für diese Beschwerden. Hinzu kamen Depressionen – eine Krankheit, die dem Mann Zeit seines Lebens fremd war. Es gab auch keinen Grund für Niedergeschlagenheit: beruflich lief alles bestens, auch Frau und Kinder waren gesund, keine finanziellen Probleme. Doch ein Jahr nach Bezug des neuen Hauses fand ihn seine Frau erhängt in der Garage.

Der Totengräber mit dem Pendel durfte das Haus mit Erlaubnis der Witwe untersuchen und wurde prompt fündig: Das Bett des Försters stand genau über einer Kreuzung zweier unterirdischer Wasseradern, während das Bett seiner Frau störungsfrei war.

Aber keine Panik: Nicht jeder Mensch, der über einer Reizzone schläft, reagiert so dramatisch. Mit Recht meint Jane Thurnell-Read: »Abhängig von der Quelle seiner energetischen Störung kann geopathischer Stress Menschen auf unterschiedliche Weise beeinträchtigen.

Und da die Folgen heimtückisch sind, ist es schwer, sie aufzuspüren. Man fällt nicht plötzlich tot um oder wird krank, nachdem man auf einem bestimmten Platz stand, saß oder schlief. Die Auswirkungen entfalten sich allmählich und ziehen einen langsamen gesundheitlichen Verfall bei jenen Personen nach sich, die solchen Belastungen gegenüber besonders anfällig sind.«

Architekt Dipl.-Ing. Paul Artmann, Initiator der erwähnten interdisziplinären Erdstrahlen-Studie, ist der Meinung, dass die Beweise für das Vorhandensein lebensbedrohender Erdstrahlen – und zwar weltweit – so überzeugend sind, dass jeder Arzt und Heilpraktiker verpflichtet wäre, seine Patienten davor zu warnen. Alle, die das wider besseren Wissens nicht tun, sind in seinen Augen verantwortungslose Scharlatane!

Dieser militante Kämpfer für den gesunden Platz hat im Auftrag der Stadt Wien das Gelände untersucht, auf dem ein riesiges Klinik-Zentrum errichtet werden sollte. Zu seinem Entsetzen fand er genau dort Kreuzungen unterirdischer Thermalgewässer, die sich besonders schädigend auf Menschen, vor allem auf Kranke, auswirken. Doch trotz seines umfangreichen und eindeutigen Gutachtens wurde das Allgemeine Krankenhaus genau an dieser Stelle erbaut.

Der Architekt konnte ferner nachweisen, dass die Abstrahlungen der vielen elektrischen und elektronischen Geräte, die genau unter den Krankenzimmern installiert worden waren, eine zusätzliche Belastung für die Patienten darstellen.

Bereits als junger Offizier der deutschen Wehrmacht an der russisch-norwegischen Front bewies Paul Artmann sein überragendes radiästhetisches Können: Er konnte mittels seiner ausgestreckten Hände – die Technik hatte er von einem Lappen erlernt – Tausende von tödlichen Landminen aufspüren und so vielen seiner Kameraden das Leben retten. Nicht nur das, er vermochte auch von einem niedrig fliegenden Flugzeug aus Wasserquellen zu orten. Die Stellen, an denen seine Rute ausschlug, wurden dann auf einem Plan eingetragen. Anschließende Bohrungen ergaben in jedem Fall eine reichlich sprudelnde Quelle. Zum damaligen Zeitpunkt war das für die Truppe lebenswichtig.

Paul Artmann hatte einen Zwillingsbruder, der seinerzeit Assistent Ferdinand Sauerbruchs war. Dieser berühmte Chirurg, so erzählte es mir mein Freund, verlegte Patienten, die zu Rückfällen neigten, stets auf unbestrahlte Betten. Er hatte im Laufe der Jahrzehnte festgestellt, dass die Kranken nur auf einem neutralen Platz gesund werden konnten.

Ein anderer Freund, der Wiener Unfallchirurg Prof. Dr. Johannes Poigenfürst, dem ich über meine Erfahrungen mit Erdstrahlen erzählt hatte, schwieg zunächst und wiegte nur skeptisch den Kopf. Nach Monaten berichtete er mir eines Tages, dass er in der Kinderabteilung seiner Klinik, deren Chefarzt er war, eine erstaunliche Entdeckung gemacht habe: In bestimmten Betten brauchten seine kleinen Patienten wesentlich länger, um wieder gesund zu werden, als in anderen. Ein hinzugezogener Rutengänger bestätigte, dass die bewussten Betten tatsächlich auf gestörten Stellen standen.

Und so wird's gemacht...

Käthe Bachler hat in 14 Ländern weit über 3000 Schlaf- und Arbeitsplätze untersucht und empfiehlt folgende Selbsthilfe-Methode zum Auffinden störender Erdstrahlen, wenn man nicht mit Rute oder Pendel umgehen kann: »Ruhig stehend oder auf einem Holzstuhl sitzend prüft man langsam – dabei in den Körper hinein horchend, und zwar nicht verkrampft und ängstlich, sondern entspannt und froh – das gesamte Schlafzimmer Quadratmeter für Quadratmeter und macht sich dabei Notizen auf einem Plan. Dort, wo man sich wohlfühlt, kann man jeweils ein paar Minuten bleiben. Die schlechten Plätze, wo man schwer durchatmen kann, Missbefinden, Schwindel, Kribbeln, Ziehen, Krämpfe, Herzstechen oder verschiedene Schmerzen verspürt, soll man dagegen gleich wieder verlassen. Für das Bett braucht man bloß zwei Quadratmeter gesunden Platz, und diesen wird man ziemlich sicher finden.«

Sensitive Tiere

Auf meinem Nachbargrundstück weideten jahrelang Schafe. Lange Zeit wunderte ich mich über ihr sonderbares Verhalten: Sie grasten überall – nur einem schmalen Streifen quer durch die Wiese wichen sie aus. Ich ging der Sache nach und fand an dieser Stelle eine unterirdische Wasserader. Die Tiere wichen dieser Störzone instinktiv aus. Im Stall können sie das leider nicht tun, sie müssen auf ihrem Platz bleiben und werden krank. Pferde bekommen ein glanzloses Fell, fressen schlecht, werden lahm. Kühe werden steril, geben weniger Milch oder neigen zu Fehlgeburten, wenn sie auf Erdstrahlen stehen. Kaum stellt man diese Tiere auf einen guten Platz, erholen sie sich binnen kurzer Zeit.

Sichere Anzeichen für das Vorhandensein von Störzonen nach Käthe Bachler

- Abneigung gegen das Bett
- stundenlanges Wachliegen
- unruhiger Schlaf
- Flucht aus dem Bett
- Angstträume
- Nachtschweiß, Frieren im Bett
- Müdigkeit, Abgeschlagenheit
- Appetitlosigkeit, Erbrechen am Morgen
- Missmut, Depressionen
- Nervosität, Krämpfe

Schwalben bringen Glück, heißt es im Volksmund. Gewiss hängt das Sprichwort mit einer Beobachtung unserer Vorfahren zusammen: Wo Schwalben nisten, gibt es garantiert keine Erdstrahlen. Das gilt übrigens für die meisten Vogelarten. Wo ein Storchennest auf dem Dach ist, schlägt kein Blitz ein, sagt eine Bauernregel.

Man kann auch beobachten, dass Mücken über Störzonen »tanzen«. Erfolgt der Tanz von oben nach unten – im Volksmund: »Die Mücken pumpen Wasser« – dann gibt es Regen, bewegen sie sich jedoch horizontal, bleibt das Wetter schön.

Als ehemaliger Hobby-Imker kann ich bestätigen, dass sich auch Bienen über Erdstrahlen wohlfühlen. Über solchen Stellen liefern sie besonders viel Honig, sind aber auch auffallend aggressiv. Auch Ameisen errichten ihren Bau fast immer über einem Erdstrahlenplatz.

Sollten Sie Hundebesitzer sein, so begehen Sie nie den Fehler, einen Hund dazu zu zwingen, sich an einem bestimmten Platz aufzuhalten, an dem er sich offensichtlich nicht wohl fühlt, von dem er immer weggehen will. Ihnen zuliebe wird er meist gehorchen – aber es kann sein, dass er dann, wenn er auf dem unguten, ungeliebten Platz bleiben muss, mehr und mehr zu kränkeln beginnt. Kaum ein Tierarzt wird erkennen, was dem Tier wirklich fehlt. Er wird seine Pillen verschreiben, seine Spritzen verpassen, das teure »Spezialfutter« verkaufen, das es nur bei ihm gibt, und der Hund kehrt zurück auf seinen aufgezwungenen Platz und wird immer kränker, bis der Tod ihn von seinen unnötigen Leiden erlöst.

Strahlenspürer Pflanze

Auch unter den Pflanzen gibt es »Strahlensucher« und »Strahlenflüchter«. Durch unterirdische Wasseradern geschädigt werden zum Beispiel Linde, Apfel-, Birn- und Nussbaum, Platanen, Buche, Flieder, aber auch der Johannisbeer- und der Haselnussstrauch, ferner Sonnenblumen, Begonien, Azaleen und Kakteen.

Pflanzen, die über Erdstrahlen besonders gut gedeihen, sind: Kirsche, Aprikose, Pfirsich, Eiche, Fichte, Tanne, Lärche, Weide, Kastanie, Asparagus, Aralie. Das soll nicht heißen, dass die Plätze unter diesen Bäumen für den Menschen gefährlich sind. Besonders strahlenempfindliche Menschen fühlen sich dort eventuell nicht recht wohl, während anderen gar nichts auffällt.

Der Blitz schlägt meist dort ein, wo sich unterirdische Wasserkreuzungen befinden. Das macht uns alte Volksweisheiten verständlich. Bei nahendem Gewitter heißt es: Buchen sollst du suchen! Oder: Eichen sollst du weichen! Oder auch: Weiden sollst du meiden! Diese alten Weisheiten sind natürlich kein hundertprozentiger Schutzbrief.

Wer etwa bei einem Wald- oder Parkspaziergang genau aufpasst, wird Bäume entdecken, die schief wachsen, als ob sie sich angewidert von der Stelle abwenden würden, auf der sie stehen. Bäume mit dicken Krebsknoten, Bäume, die sich schraubenförmig winden – alles typische Anzeichen, dass unterirdische Störfelder vorhanden sind. Auch die Mistel weist auf Wasserkreuzungen tief in der Erde hin. Sie ist ja eine Heilpflanze besonderer Art. Bei manchen Krebsarten wird sie mit Erfolg eingesetzt. Auch andere Heilpflanzen wie Holunder, Fingerhut, Beinwell und Brennnessel gedeihen besonders gut auf Erdstrahlenzonen.

Heißt das, Erdstrahlen können auch nützlich sein? Bei einem Vortrag hörte ich von einem Radiästheten die kluge Aussage, dass es in der Schöpfung nichts Negatives gibt. Wir sind es, die sich nicht mehr natürlich einordnen können. Suchen wir also das Gute, den Platz, an dem wir uns wohlfühlen können!

Ich kenne übrigens keinen Menschentyp, der sich, wie z.B. eine Katze, über einer Erdstrahlenzone wohl fühlt. Die meisten von uns suchen instinktiv den guten Platz.

Wenn Sie schon mit Rute und Pendel umgehen können, werden Sie herausfinden, ob eine Pflanze am richtigen Platz steht. Stellen Sie sich mental auf die Aura der Pflanze ein und gehen Sie mit der Rute immer näher an sie heran. Steht die Pflanze auf einem guten

Platz, auf dem sie sich wohl fühlt, wird die Rute im Abstand von etwa 10 bis 20 cm ausschlagen und so die Aura der Pflanze anzeigen. Auf einem schlechten Platz beträgt die Entfernung maximal drei Zentimeter.

Ich habe das bei einer Zimmerlinde erlebt, die aus zunächst unerklärlichen Gründen dahinkümmerte. Erst durch die Aura-Messung kam ich dahinter, was ihr fehlte. Kaum hatte ich den Topf auf einen positiven Ort gestellt, veränderte sich die Aura und die Zimmerlinde verbreitete ein starkes Kraftfeld um sich her.

Pflanzen reagieren überaus empfindlich auf alle Einflüsse. Man hält sie am besten dort, wo ihre Aura am größten ist. Durch die Aura-Messung kann man auch feststellen, wie viel und welchen Dünger sie brauchen. Das Gleiche gilt für das Begießen. Die Rute zeigt es an: Schwingt sie zwischen Gießkanne und Pflanze horizontal hin und her, kann man noch etwas Wasser nachgießen. So lange, bis die Rute auf und ab schwingt und damit sagt: Jetzt reicht es!

Unfallursache Erdstrahlen

Manchmal sind wir leider der Gefahr durch Erdstrahlen hilflos ausgeliefert – da nützt uns keine Suche nach dem guten Platz. Etwa beim Autofahren. Immer wieder hört man von mysteriösen Autounfällen: Auf schnurgerader Straße, scheinbar ohne äußere Einwirkung, verreißen Autofahrer grundlos ihren Wagen und verunglücken.

Als so etwas wiederholt an ein und derselben Stelle passierte, nämlich bei Kilometer 473 auf der Autobahn Nürnberg–München, wo es innerhalb weniger Tage mehrere schreckliche Unfälle mit insgesamt 26 Toten und über 90 teils Schwerverletzten gab, hieß es in einer Zeitungsmeldung: »Das Polizeipräsidium schließt nicht aus, dass Wasseradern oder Erdmagnetismus in einem Zusammenhang mit der geheimnisvollen Unfallserie stehen.«

Der Rutengänger Josef Massenhauser untersuchte die Unfallstelle. Die Untersuchung ergab eine Anhäufung von Wasseradern, wie er sie noch nie erlebt hatte. Diese erzeugen starke Magnetfelder, deren Strahlung übermüdeten oder sensiblen Autofahrern für Sekundenbruchteile die Konzentration rauben und so zu schlimmen Unglücksfällen führen kann.

Auch diese Phänomene wurden wissenschaftlich untersucht und bestätigt. Prof. Dr. Karl-Ernst Lotz, Leiter einer Fachhochschule für Bauwesen, ließ rund 2000 Straßenabschnitte, auf denen sich rätselhafte schwere Unfälle häuften, mit Messgeräten untersuchen. In fast allen Fällen stellte man fest, dass quer unter der Straße Wasseradern verliefen. Prof. Lotz und sein Team wiesen nach: Unterirdisch fließendes Wasser erzeugt ein Spannungsfeld, das die elektrische Spannung der Erdoberfläche und die der Menschen durcheinander bringt – ähnlich wie ein starker Störsender eine Rundfunkübertragung beeinträchtigt. Die Folge beim Menschen: Sein Hormonsystem wird in Sekundenbruchteilen wie von einem Blitz getroffen – und eine tückische Kettenreaktion beginnt. Fährt der Autofahrer über die Erdstrahlenzone, wird unter anderem die Nebenniere stimuliert, sie stößt das Hormon Adrenalin aus, das den Körper in einen Alarmzustand versetzt und ihn befähigt, rasch zu reagieren. Folgen aber in Sekundenabständen weitere Störangriffe auf dieses komplizierte System, dann kapituliert die Nebenniere. So viel Adrenalin auf einmal kann sie nicht produzieren. Der Fahrer ist wie gelähmt.

Prof. Paul Artmann hat ein aufschlussreiches Detail erkannt: Der Mensch ist in seinen Reaktionen »herzorientiert«, d. h in einer Stresssituation wie etwa bei einem Autounfall verreißt der Fahrer das Steuer unwillkürlich in Herzrichtung, also nach links hin zur Fahrbahnmitte. Auch ein Grund für die schrecklichen Frontalzusammenstöße.

Der deutsche Erfinder und Erdstrahlenforscher Paul Schmidt aus Lennestadt, von dem schon die Rede war, entdeckte, dass Fahrer von Lastkraftwagen besonders gefährdet sind. Der Ring des Lenkrades wirkt nämlich wie ein Verstärker der Erdstrahlen. Geht jedoch eine Speiche quer durch das Lenkrad, dann heben sich die Kräfte gegenseitig auf, es passiert nichts. Nach seinem Ratschlag sollten Lkw-Fahrer einen Kupferdraht um zwei genau entgegengesetzte Stellen des Lenkrades wickeln, um diese miteinander zu verbinden, so dass eine Art Kurzschluss entsteht. Der Draht muss nicht durch die Mitte des Lenkrades verlaufen, sondern kann zum Beispiel hinter dem oberen Teil des Lenkrades verlegt und mit Isolierband oder einem Lenkradschonbezug verdeckt werden.

Orte der Kraft

Ist es Ihnen auch schon so ergangen, dass Sie sich an manchen Orten rundum wohl gefühlt haben, von einem anderen Ort aber am liebsten flüchten wollten? Es gibt Plätze mit einer Ausstrahlung, denen sich kaum jemand entziehen kann. Ein altehrwürdiges Bauwerk zum Beispiel, ein steinalter, mächtiger Baum, eine Quelle, eine Blumenwiese, eine Lichtung im Wald. Man empfindet unbewusst: Dieser Ort hat eine magische Kraft.

Fest steht, dass unterirdische Störfelder an zahlreichen Beschwerden bei Menschen, Tieren und Pflanzen schuld sind. Tatsache ist aber auch, dass es gottlob genügend Plätze auf dieser Erde gibt, an denen wir uns wohl fühlen, an denen wir Kraft tanken können. Das wussten bereits die Druiden, die Priester der Kelten. Sie wählten besondere Orte aus, auf denen Kultstätten errichtet wurden. Untersuchungen dieser Plätze mit modernen Messgeräten ergaben eine starke elektromagnetische Strahlung. Es wurde ferner festgestellt, dass diese besonderen Magnetfelder einen positiven Einfluss ausüben, auf den Einzelnen ebenso wie auf eine Gruppe. Ausgeglichenheit, Harmonie und ein nur schwer zu beschreibendes Behagen werden gefördert. Viele Wallfahrtsorte gehören zu diesen Stellen, wie wir später noch im Kapitel über das Wasser hören werden.

Auch die alten Chinesen beschäftigten sich mit der Wissenschaft der Geomantie, dem »Gespür für die Erde«. Radiästheten haben herausgefunden, dass Orte der Kraft, die schon vor Jahrtausenden entdeckt wurden, auch heute noch durch geheimnisvolle Kraftlinien verbunden sind.

Die Schweizer Forscherin Blanche Merz hat mit einem Team von Wissenschaftlern Orte der Kraft in aller Welt untersucht. Zunächst konnten sie an solchen Orten eine um bis zu 50 Prozent erhöhte Radioaktivität messen. In Ägypten stellte das Team an den bekanntesten Pyramiden eine Art Schutzwall verstärkter Reizzonen fest. In den Totenkammern hingegen gab es nur eine Minimalenergie.

Auch ich erlebte ein seltsames Phänomen, als ich einmal die im Zentrum der Cheops-Pyramide gelegene Kammer mit dem riesigen Granitsteinblock besuchte: Als ich in der Mitte des kleinen Raumes stand, durchrieselte es mich vom Scheitel bis zur Sohle wie ein schwacher elektrischer Strom.

Besonders intensiv strahlende Orte der Kraft fand Blanche Merz in indischen Hindutempeln und in tibetischen Klöstern. In Europa ist ihrer Meinung nach die Kathedrale von Chartres ein Ort mit besonderer Ausstrahlung, die auch von ungläubigen Besuchern empfunden wird. Sie schreibt: »Diese Kathedrale ist mehr als nur ein Meisterwerk. Diese Wesenheit aus Stein wird versorgt durch einen dauernden Kraftstrom des Bodens und durch den kosmischen Energiefluss.«

Englischen Forschern ist es gelungen, über solchen Orten der Kraft

Lichtphänomene mit der Kamera festzuhalten. Sie sehen aus wie ein schräg zum Himmel aufschießender greller Strahl. Zuerst glaubte man an einen Fehler im Film. Doch derselbe Effekt, mit verschiedenen Kameras und Filmen aufgenommen, legt die Vermutung nahe, dass es sich um fotografierte Kraftfelder handelt.

Gute Häuser – schlechte Häuser

Doch zurück zu den Strahlen, die uns schaden. Ihre negative Wirkung auf den menschlichen Organismus wird durch die moderne Bauweise noch zusätzlich verstärkt, wie Geobiologen nachweisen konnten.

So sind z.B. Menschen, die in einem vollklimatisierten Büro arbeiten, abgeschirmt wie in einer Raumkapsel. Was von manchen Architekten als Idealbüro angepriesen wird, erweist sich bald als Giftkammer. Mediziner sprechen von einem »Sick Building Syndrom«, also von Gebäuden, die krank machen. Diese Wirkung der glitzernden Büropaläste erklärt der Baubiologe Dr. Werner Kaufmann so: »Jeder Lichtstrahl, der auf Glas trifft, jedes Lichtquant schlägt Elektronen aus dem Glas. Jede kosmische und jede terrestrische Strahlung, die auf Baumaterial trifft, schlägt aus dem Baumaterial Strahlung heraus. Wenn wir in solchen Räumen keine Naturluft von außen bekommen, sondern die Luft immer nur umpumpen, filtern, waschen und wieder durch Metallrohre pusten, dann haben wir keine lebende Luft, sondern verladene Luft, die in einen Raum kommt, der ebenfalls verladen ist, nämlich durch Kunststoff.«

Die Folgen dieser »verladenen«, d.h. in der Zusammensetzung ihrer Ionen (elektrisch geladene Teilchen) unausgeglichenen Luft sind laut Dr. Kaufmann Nervosität, Gereiztheit, Spannungen und Fehlleistungen.

Es gibt ernstzunehmende Warnungen, Gebäude, die eine in sich geschlossene Klimaanlage haben, zu meiden. Wenn die gleiche Luft ständig nur zirkuliert, erhöht sich deutlich die Gefahr, sich zu infizieren. Niest oder hustet eine Person in diesem Gebäude, besteht das Risiko, dass jeder, der sich in diesem Gebäude aufhält, auch diesem Krankheitserreger ausgesetzt ist.

Mein persönlicher Rat: Ehe Sie ein Grundstück erwerben, ein Haus bauen, eine Wohnung kaufen, lassen Sie die Immobilie unbedingt von einem Rutengänger untersuchen! Und verwenden Sie auch nicht jedes Baumaterial, nur weil es billig ist. Holz, wenn es nicht mit giftigen Imprägnierungsmitteln gestrichen wurde, ist ein optimaler Baustoff.

Ich werde manchmal gefragt, ob man in Hochhäusern in den obersten Stockwerken vor Erdstrahlen besser geschützt ist als in den unteren. Leider ist das Gegenteil der Fall. Durch die moderne Bauweise verstärkt sich die Strahlung, denn Stahl und Beton sind ideale Leiter. So kommt es zu einem so genannten MASER-Effekt, einer Bündelung der Erdstrahlung.

Wie man sich bettet

Um gut schlafen zu können, brauchen Sie ein gutes Bett. Wenn Sie auf Federkernmatratzen und Drahtgittereinsätzen liegen, werden Sie garantiert nicht optimal schlafen können. Die Sprungfedern aus Stahl wirken wie Antennen, die alle möglichen störenden Strahlungen noch verstärken. Aus Erfahrung empfehle ich Betten aus Vollholz und Biomatratzen aus Naturfasern. Die Bettwäsche sollte aus Leinen oder Baumwolle bestehen, keinesfalls aus Kunststoffen. Was Sie in Schlafzimmern mit Reizzonen unbedingt vermeiden sollten, sind große Spiegel, die oft in Schranktüren eingebaut werden. Spiegel reflektieren Störsignale.

Schließlich arbeiten alle unsere Organe und Zellen mit bestimmten elektrischen Spannungen. Wenn von außen länger anhaltende elektrische und magnetische Störreize auf Menschen oder Tiere einwirken, etwa auf ein Bett oder den Arbeitsplatz, dann kommt es unweigerlich zu Beschwerden und Krankheiten. Ich kann das nicht oft genug wiederholen. Kann oder will man das gestörte Bett aus optischen Gründen nicht auf einen guten Platz stellen, hilft es vielleicht, Rollen anzubringen, so dass man das gute Stück vor dem Schlafengehen an die richtige Stelle schiebt.

Ideal waren die Strohmatratzen unserer Vorfahren, denn die kristalline Struktur der Halme beugt die Erdstrahlen ab und reduziert so ihre schädigende Wirkung auf ein Minimum. Und noch etwas sollten Sie beachten: Es ist nicht egal, in welcher Himmelsrichtung man im Bett liegt. Empfohlen wird von Experten die Nord-Süd-Richtung, Kopf gen Norden.

Erdstrahlen lassen sich übrigens oft sogar am Teppich im Wohn- oder Schlafzimmer erkennen. Die Strahlen bewirken bei hohem Flor ein Phänomen, das schon viele Hausfrauen zur Verzweiflung gebracht hat: Die Teppichfäden werden an den bestrahlten Stellen von Magnetkräften gedreht oder geknickt. Dadurch entstehen Schattierungen, die nicht mehr rückgängig gemacht werden können.

Wenn Sie es selbst nicht können, lassen Sie Ihre Wohnung oder Ihr Haus von einem wirklich guten, angesehenen Rutengänger untersuchen. Wählen Sie am besten jemanden, der Ihnen von einer verlässlichen Person empfohlen wurde. Denn gerade auf diesem Feld wimmelt es von Scharlatanen.

Dr. Hanjo Kreitz, ein kostenlos arbeitender Rutengänger, schreibt in seinem Buch *Wasseradern und Erdstrahlen*: »Es wäre Pflicht der Gesetzgeber, der Medien und der Krankenkassen, dass mehr aufgeklärt würde, vielleicht durch Faltblätter der Krankenkassen, und dass alle Betten und Arbeitsstühle auf Reizstreifen untersucht würden, auch alle Dauerarbeitsplätze. Was kosten sonstige medizinische Untersuchungen? Die Reizstreifen verursachen erst nur Beschwerden, dann Schmerzen, Krankheit, Leid und Tod. Fast alle Nervenkranken liegen auf Reizstreifen – und viele Selbstmörder. Vielleicht kommen wir einmal so weit, dass der Rutengänger zum Alltäglichen gehört und kaum noch belächelt wird, wie es leider heute der Fall ist.«

Es gibt heute so viele krank machende Nachrichten, dass es wieder einmal an der Zeit ist, eine befreiende Nachricht zu verbreiten, nämlich die zehntausendfach bewiesene Tatsache, dass viele Krankheiten durch einfaches Bettverrücken kuriert oder zum Stillstand gebracht werden können.

Schutz vor Erdstrahlen

Ich habe zwei sehr einfache Utensilien gefunden, die tatsächlich Schutz bieten. Außerdem haben sie den Vorteil, billig und überall problemlos einsetzbar zu sein. Das eine ist Erich Körblers mit Balkenkreuzen bedrucktes Betttuch, das andere nennt sich Bio-Energie-Generator, eine der ersten Erfindungen von Arno Herbert. Dieses scheinbar simple Stück Plastik, etwa 25×15 cm groß, kann man überallhin mitnehmen. Ich verwende es seit Jahren mit Erfolg.

Und so wird's gemacht …

Der Energie-Generator wird an passender Stelle auf den Boden gelegt und in Nord-Süd-Richtung ausgerichtet. Eine Aufladung mit negativen Energien, wie bei vielen anderen Geräten, erfolgt nicht.

In Bali hatte ich einmal den Generator vergessen, und es erwartete mich ein fürchterlich gestörtes Bett. Verschieben war nicht möglich.

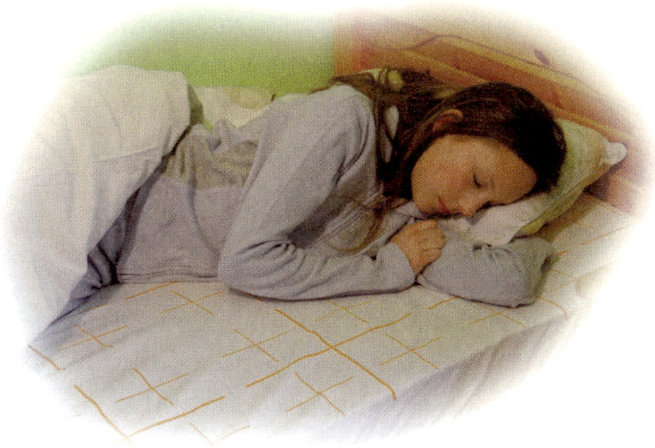

Das mit Balkenkreuzen bedruckte Betttuch

Auf den Rat von Bischof Djebarus hörend, füllte ich drei Flaschen mit Wasser und lehnte sie für ein paar Stunden an eine mächtige Palme. Danach legte ich die so energetisierten Flaschen sternförmig unter mein Bett. Eine Nacht lang konnte ich prächtig schlafen, dann war die Störung wieder da und ich musste die Prozedur wiederholen. Wenn ich die Flaschen mit einer schwachen Salzlösung, etwa mit Meerwasser, gefüllt hätte, wäre die abschirmende Wirkung noch besser gewesen, aber das wusste ich damals noch nicht.

Der österreichische Radiästhet John Rabitsch empfiehlt als natürliche Abschirmung gegen Erdstrahlen außer Strohmatratzen auch Salz oder Salzwasser. In einem Artikel in der Schweizerischen *Zeitschrift für Radiästhesie* erwähnt er außerdem eine etwas, im wahrsten Sinne des Wortes, anrüchige Art der Abschirmung, die ich aus Kuriositätsgründen gern wiedergebe. Früher wurde das Nachtgeschirr normalerweise unter das Bett gestellt. Urin ist bekanntlich sehr salzhaltig. Dieses »Salzwasser« war eine natürliche Abschirmung gegen Erdstrahlen. Die Abschirmung eines vollen Nachttopfes erstreckt sich auf einen Umkreis von ca. drei bis fünf Meter. Ein Tongeschirr verstärkt die Wirkung noch.

Da ich ein normales Klo mit Wasserspülung einem Nachtgeschirr vorziehe, vermag ich nicht zu sagen, ob die Sache funktioniert. Ich muss Sie also bitten, in dem Falle selbst zu experimentieren.

Eine etwas absonderlich anmutende Entstör-Methode empfiehlt auch die englische Kinesiologin und Erdstrahlen-Expertin Jane Thurnell-Read in ihrem Büchlein *Wie Erdstrahlen unser Leben beeinflussen*:

»Man fährt mit einem Fön, sobald er eingeschaltet ist, über den ganzen Körper, als wolle man ihn trocknen. Normalerweise muss dieser Vorgang regelmäßig wiederholt werden.«

Einer Klientin, die an quälenden Kopfschmerzen litt, empfahl Frau Thurnell-Read die Fön-Methode. Zwei Monate danach teilte sie ihr mit, dass sie seit dieser Prozedur niemals mehr Kopfschmerzen hatte.

Die Britin stellte eine weitere interessante positive »Nebenwirkung« ihrer Fön-Behandlung fest: Menschen, die allzu viel Zeit vor dem Fernseher verbringen, verlieren ihre Fernsehsucht, wenn sie ihren Körper regelmäßig mit dem Fön »entmagnetisieren.« Das habe ich nun noch nicht selbst probiert – aber vielleicht ist es einen Versuch wert.

Und noch ein Entstörungs-Tipp vom slowenischen Geobiologen und Dozenten Marko Pogacnik. Dieser Experte hat sich auf die »Heilung« von Plätzen, aber auch ganzer Landschaften mit Hilfe der von ihm erfundenen »Lithopunktur« spezialisiert. Besonders behandelte und mit Symbolen versehene Steinsäulen werden an bestimmten ausgesuchten Punkten aufgestellt und sollen den Kraftfluss in den Erdmeridianen wieder in Gang setzen, ähnlich wie bei der Akupunktur des Menschen mittels Nadeln.

In Wohnräumen empfiehlt Pogacnik folgendes Vorgehen für den Fall, dass die Möbel nicht umgestellt werden können: Man nehme zwei lange Stangen aus Eisen mit einem Durchmesser von 15 bis 20 mm, die man außerhalb des Hauses in die Erde einschlägt – einmal an dem Punkt, an dem die unerwünschte Wasser- oder Verwerfungslinie in das Gebäude eintritt, und einmal da, wo sie das Gebäude wieder verlässt. Werden die Akupunkturstangen richtig platziert, müsste es zu einer Ausblendung der bedrohlichen Strahlung im Bereich zwischen den beiden »Eisennadeln« kommen.

Buchsbaumbüsche können Wasseradern ablenken. Ich habe es ausprobiert und drei große Töpfe mit dieser Pflanze dort vor mein Haus gestellt, wo sich der Eintritt der Störzone befand – und es hat funktioniert! Selbst ein versierter Rutengänger konnte keine Störung mehr entdecken. Die Büsche sollen übrigens immer in ungerader Anzahl aufgestellt werden. Die kleinen Blätter, die sich paarweise gegenüber stehen, helfen dem Buchs, zu vielen Schwingungen in Resonanz zu stehen und die schädigenden zu neutralisieren. Und da der Buchsbaum kugelförmig ist, hat er eine gute Streukraft nach allen Seiten. Richtig aufgestellt kann ein Buchsbaum eine Wasserader auf bis zu 20 Meter hinaus entstören. Aus diesem Grund seien seit jeher Klostergärten mit Buchshecken eingefasst, heißt es. Die Heilkräuter der Mönche blieben dadurch von negativen Einflüssen verschont.

Ein alter Radiästhet gab mir den Rat, einen Mistelzweig an der Wand eines durch Erdstrahlen gestörten Raumes zu befestigen, und zwar genau über der eintretenden Wasserader. Dadurch werde die Störung abgeleitet. Speziell für Büroräume empfahl der Experte einen Ficus Benjamini. Die Pflanze schütze nicht nur vor Erdstörungen, sondern fördere auch die Inspiration und Kreativität.

Der Schweizer Bioenergetiker Charles Waldemar schrieb 1985 in seinem Buch *Jung durch Bioenergie*: »Wenn der Körper eine längere Zeit hindurch durch Erdstrahlen gestört wurde, so ist, neben der Bett-Entstörung, tagsüber noch der ausgiebige Gebrauch von Knoblauch hilfreich.« Die würzige Knolle, so Waldemar, sorge für eine ausgewogene Harmonie zwischen Yin und Yang.

Hildegard von Bingen empfiehlt Farnkraut gegen Erdstrahlen, entweder unter das Kopfkissen oder unter das Bett gelegt.

Es gibt freilich auch bizarre Angebote. Leider treiben viele Pfuscher und Schwindler auf diesem Gebiet ihr Unwesen. Wunderkästchen mit irgendwelchen Spulen und eindrucksvoll blinkenden Lämpchen werden für ein Heidengeld an Leichtgläubige verkauft ... Pyramiden aus einer »Speziallegierung«, Holzkistchen, die bei näherem Hinsehen rostige Nägel oder gar eine Hasenpfote enthalten, und vieles mehr. Dadurch wird die ernsthafte und für uns alle so wichtige Forschung herabgesetzt und ihr entgegen gearbeitet.

Geheimnisse des Feng Shui

Lange Zeit hielt ich Feng Shui – wörtlich »Wind und Wasser« – bei uns in der westlichen Welt für ein etwas überspanntes Nachäffen fernöstlicher geomantischer Erkenntnisse. Dann hörte ich von einem befreundeten Arzt, dass ein bislang tristes Wiener Krankenhaus mit Hilfe von Feng Shui umgestaltet wurde. Der Erfolg: Patienten und Personal fühlen sich wesentlich wohler. Die Statistik beweist außerdem, dass die Kranken schneller gesund werden.

Eigentlich wurde gar nicht viel verändert. Das öde Spitalsgrau wurde mit fröhlichen Farben überpinselt. Die langen Angst einflößenden Korridore wurden mit plätschernden Zimmerbrunnen und Topfpflanzen versehen.

Der weit über Österreich hinaus bekannte Kräuterpfarrer Hermann-Josef Weidinger, der viele Jahre als Missionar in China gelebt hat, schrieb in einem seiner Artikel: »Zeigen Sie mir Ihren Garten, und ich sage Ihnen, wer Sie sind! ›Chi‹ nennt der Chinese die Kraft um uns herum. Fühlen Sie sich an einem Ort besonders wohl, so stimmt nach Ansicht des Feng Shui das Chi um Sie herum.«

Als erste Maßnahme empfiehlt der Priester das Entfernen des »Zuviel«. Das gilt übrigens nicht nur für den Garten, sondern auch für das Haus oder die Wohnung. Ein Feuchtbiotop im Garten oder ein Springbrunnen oder Quellstein in der Wohnung schaffen eine heiter-behagliche Atmosphäre.

Wichtig ist auch das Spiel der gegensätzlichen Kräfte von Yin und Yang. Schaffen Sie helle und schattige Bereiche, offene und überwucherte, aktive und ruhige Zonen als Gegenstück zum lauschigen Ruheplatz hinter den Büschen. Gestalten Sie Ihren Garten nach Ihrem Gefühl und Ihrer Intuition. Das ist der Weg zu mehr Energie und einem lebendigen Feng-Shui-Garten.

Schnittlauch und ein Birnbaum dürfen nicht fehlen, denn sie helfen Frauen bei der Entwicklung ihrer weiblichen Energien. Der Apfelbaum fördert die männliche Widerstandskraft. Feurigkeit, aber auch Humor, Offenheit und Selbstsicherheit bringen die Feuerpflanzen Sonnenblumen, Gladiolen, Pfaffenhütchen, unterstützt durch Gartenleuchten. Abwechslungsreich wird Ihr Feng-Shui-Garten, wenn darin die Elemente Feuer, Holz, Erde, Metall und Wasser vorkommen.

Die alten Chinesen beachteten das System des Energieflusses zwischen diesen fünf Elementen. Jedes Element beeinflusst das andere in vielfältiger Weise.

Andere Experten bezeichnen Feng Shui als »Lächeln im Raum« oder als Lehre vom harmonischen Leben mit der Umgebung und der Natur. Ein Wegweiser zu Glück, Gesundheit, Erfolg und erfüllender Partnerschaft. Das klingt alles sehr vielversprechend, doch sind Feng-Shui-Anweisungen nicht immer leicht auszuführen.

Wohl dem, der einen Hügel im Hintergrund des Hauses hat, denn der bietet Schutz wie der Panzer einer Schildkröte. Notfalls tut es auch ein benachbartes Haus. Die Vorderseite hingegen sollte Aussicht auf einen schönen Baum oder ein Landschaftsgebilde haben, welches das Auge erfreut. Chi kommt durch die Eingangstür ins Haus, zirkuliert und fließt dann durch die Fenster bzw. die Hintertür wieder ab.

Um einen ungehinderten Zufluss zu gewährleisten, sollte die Vordertür nach innen und die Hintertür nach außen zu öffnen sein.

Ein Problem kann es geben, wenn Eingangstür und Fenster direkt gegenüber liegen, denn dann saust das gute Chi viel zu schnell durch den Raum und hinterlässt eine öde Leere. Stress, Abgeschlafftheit, Unzufriedenheit und sogar unerklärliche Erkrankungen können die Folge sein. Doch keine Panik – Hilfe naht! Gegen »Chi-Durchfall« wirken z. B. ein Windspiel oder eine Bergkristall-Kugel vor dem Fenster, sie blockieren den unerwünschten Energieabfluss. Man kann auch einen Paravent oder eine größere Pflanze in die Schusslinie stellen. Dadurch wird erreicht, dass das Chi gestoppt wird und sich im Raum verteilt.

Die Chi-Qualität hängt also sehr von der Einrichtung ab. Besonders die Plätze in der Wohnung, an denen man sich längere Zeit aufhält, sollten optimal gestaltet werden. Die Türe sollte man möglichst im Blickfeld haben. Sie kennen vielleicht das unangenehme, verunsichernde Gefühl, wenn man am Schreibtisch sitzt und eine Tür oder gar mehrere im Rücken hat. Der ideale Platz ist diagonal gegenüber der Tür.

Auch im Wohnzimmer sollte die Tür leicht zu sehen und der Rücken nach Möglichkeit gedeckt sein. Anders im Schlafzimmer. Die Tür sollte der Schlafende möglichst nicht im direkten Blickfeld haben, die Füße sollten nicht auf ein Fenster weisen. Lässt sich dies nicht vermeiden, können kleine Spiegel Abhilfe leisten, die das Chi reflektieren. Auch Flöten, an passender Stelle angebracht, können Chi erzeugen und im Raum verteilen. Die Funktion einer Flöte ist es ja, Luft durchzulassen. Experten raten, zwei Flöten mit dem Mundstück nach oben einander zugeneigt an der Wand zu befestigen.

In Hongkong, davon konnte ich mich selbst überzeugen, ist jede Bank und fast jedes Restaurant nach dem Feng-Shui-Prinzip erbaut und eingerichtet. Das bekannteste Beispiel ist die Bank von Shanghai, ein Wolkenkratzer aus Glas und Beton, mit seltsam gewinkelten Rolltreppen, welche die Kunden gleichsam nach oben saugen. Entworfen wurde der Bau vom britischen Architekten Norman Forster.

Die chinesische Mauer durchzieht ein Gebiet mit einer Ausdehnung von rund 2 000 Kilometern, sie ist aber tatsächlich doppelt so lang. Die Mauer wurde mit Windungen gebaut, um die natürlichen Formen nicht zu »verletzen«. Andernfalls hätte das bedeutet, das Erd-Chi zu stören und das Wohlergehen der Bevölkerung zu gefährden.

Jeder Eingriff in die Natur wurde daher genau überlegt und in größtmöglicher Harmonie mit der Umgebung vollzogen. Glückliches, gesundes Leben stellt sich nach chinesischer Auffassung nur dann ein, wenn man im Einklang mit der natürlichen Umwelt lebt.

Ganz wichtig: möglichst alle scharfen Ecken, Kanten und Spitzen vermeiden. Sie schaden dem Fluss der Lebensenergie Chi, denn sie schicken energetische Giftpfeile aus, sagen die Chinesen. Die Wohnung ist für sie der erweiterte Körper des Menschen. Und wie der chinesische Arzt den Energiefluss durch Akupunktur oder Heilkräuter beeinflusst, so kann auch der Feng-Shui-Experte den Energiefluss in einer Wohnung mit verschiedenen Hilfsmitteln beeinflussen. Dazu gehören zum Beispiel Bilder, Spiegel, Pflanzen, Windspiele, Kristalle, Zimmerbrunnen oder Glückssymbole wie Goldfische in einem Aquarium oder paarweise Delfin-Skulpturen.

Feng Shui empfiehlt harmonische Rundungen statt sachlicher, gerader Linien. Geht es Ihnen nicht auch so, dass Sie sich in Griechenland, Italien, Spanien nicht nur wegen der südlichen Wärme so wohl fühlen, sondern auch wegen der sympathischen Architektur, die dort abrundet, wo der Deutsche lieber strenge, kühle, kantige Formen wählt?

Ich meine, wir sollten uns nicht lange mit altchinesischen Vorschriften und Berechnungen abmühen, sondern unseren gesunden Menschenverstand und unser natürliches »Bauchgefühl« walten lassen. Für unser Gefühl sind die meisten Feng-Shui-Regeln einsichtig. Wenn Sie noch Zweifel haben sollten: Befragen Sie Rute oder Pendel! Sie bekommen immer die richtige Antwort. Und ich möchte an dieser Stelle gern noch einmal auf das zweite Kapitel verweisen, in dem gesagt wurde, dass Chi die chinesische Bezeichnung für die Universalenergie Orgon ist – womit wir wieder beim Hauptthema unseres Buches sind.

Neuntes Kapitel

Elektrosmog – Gefahr oder Panikmache?

Es gibt unser Wohlbefinden betreffend kaum ein Thema, über das so widersprüchliche Meinungen existieren wie zu Elektrosmog – was mich wundert, denn es gibt mittlerweile eine Fülle von Beweisen für eine gesundheitliche Beeinträchtigung.

Hier nur einige der Symptome, die durch Elektrosmog ausgelöst werden können: Abgespanntheit, Nervosität, Gereiztheit, Kopfschmerzen, Schlafstörungen, Kreislaufstörungen, innere Unruhe, Potenzstörungen, Neigung zum Schwitzen, leichtes Zittern der Finger usw.

Es gibt rund 10 000 Studien über Elektrosmog. In manchen Gebieten Deutschlands haben sich Bürgerinitiativen gebildet, weil die Menschen es satt haben, einfach nur stumm und widerstandslos unter den Fernsehtürmen, Handymasten und Hochspannungsleitungen zu leiden. In einer TV-Sendung vom 15. März 2004 auf 3Sat wurde berichtet, dass Birgit Stöcker, Leiterin solch einer Initiative, beim Umweltministerium einen Minderheitenschutz für Menschen mit Elektrosensibilität beantragt hat. Die Antwort des zuständigen Beamten: Die Bürgerinitiative müsse erst einmal beweisen, dass Elektrosmog gesundheitsschädigend ist. Das nenne ich Chuzpe!

Die Professoren und Zellforscher Franz Adlkofer und Hugo Rüdiger wollten eigentlich die Harmlosigkeit von Elektrosmog beweisen, doch dann stellten sie fest: Am Erbgut können gravierende Schäden entstehen. Die althergebrachte Meinung, dass elektromagnetische Felder zu schwach seien, um das Erbgut zu verändern, war nicht mehr zu halten. Und was sagt die Gegenseite? Der tschechische »Experte« Jiri Silny meint: Alles nur Panikmache. Es seien die grundlos geschürten Ängste, die die Leute krank machen. Wenn Sie mehr zu diesem Thema wissen wollen, empfehle ich Ihnen die Internet-Seite: *www.elektrosmog.com*

Ist Elektrosmog sichtbar?

Orgonforscher Achim Breves machte eine spannende Entdeckung, als er nach einem Weg suchte, die Wasserstruktur sichtbar zu machen.

Unter dem Mikroskop zeigte sich eine wunderschöne, klar gegliederte Struktur, die Bestand hatte.

Bei einem zweiten Versuch untersuchte er Wasser, das einige Stunden dem Elektrosmog eines elektronischen Geräts ausgesetzt war. Als Achim Breves diesmal durch das Mikroskop blickte, erschrak er, denn was er da sah, ähnelte einem Krebsgeschwür. Es gab keine Struktur, nur einzelne Pünktchen und Trümmer. Der beliebig oft wiederholbare Beweis war erbracht: Elektrosmog kann Wasserstrukturen zerstören.

Der Forscher stellte Wasserschalen in die Nähe verschiedener elektrischer Geräte. Eine Kontrollschale wurde auf einen elektrosmogfreien Platz gestellt. Das Ergebnis war immer dasselbe: Die Wasserstruktur aller Proben, die er in die Nähe elektrischer Geräte gestellt hatte, war zerstört. Die einzige Probe, die ihre geordnete Struktur behalten hatte, war diejenige, die fern von Elektrosmog gestanden hatte.

Nun bestrahlte Achim Breves das durch Elektrosmog in seiner Struktur zerstörte Wasser wenige Minuten mit einem Energiestab, dem ABARIS-Handpfeil, der Energie und Schwingungen überträgt, und betrachtete dann einen Tropfen unter dem Mikroskop.

»Was ich sah, war phantastisch«, schreibt er in einer Studie. »Es war wieder eine Struktur da – so, als wenn sie niemals zerstört worden wäre. Ich wiederholte den Versuch mehrfach und kam jedes Mal zu dem gleichen Ergebnis ... Da die meisten Vorgänge im Körper in wässrigen Lösungen ablaufen und den Wasserstrukturen dabei eine besondere Bedeutung zukommen kann, lauern hier möglicherweise Gefahren, die bislang völlig übersehen wurden.«

In vielen Versuchsreihen hat der Forscher Wasser unterschiedlichen Strahlenquellen ausgesetzt und untersucht, welche Auswirkungen sie auf die Wasserstruktur haben. Dabei stellte sich heraus, dass es selbst im Inneren eines Kühlschranks Elektrosmog gibt, der die Wasserstruktur völlig demoliert. Nun wurde der Kühlschrank innen mit einem Bio-Aktiv-Plättchen entstört. Dabei handelt es sich um kleine aufzuklebende Schutzplättchen, die mit Orgonenergie und positiven Schwingungen aufgeladen sind. Selbst nach 24 Stunden in solch einem »geschützten« Kühlschrank blieb die Wasserstruktur voll erhalten.

Achim Breves rät daher, stets darauf zu achten, Wasser und Lebensmittel mit hohem Wasseranteil, wie z.B. Obst und Gemüse, auf kei-

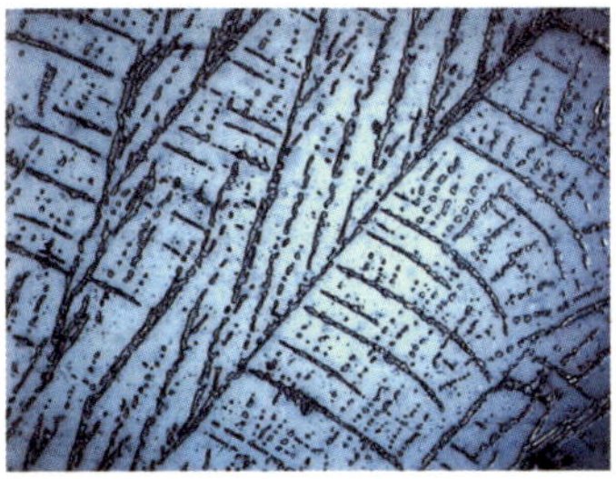

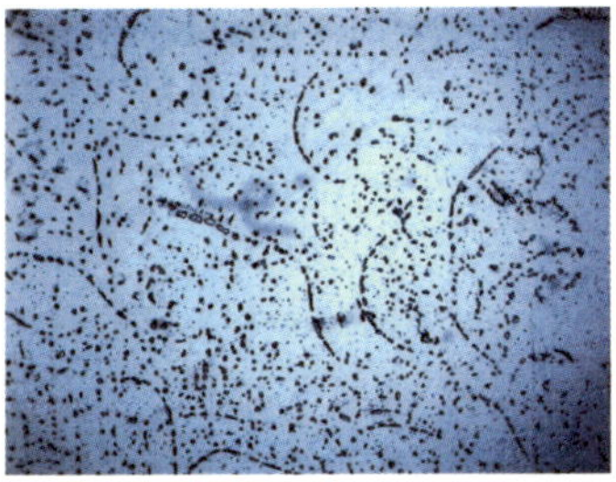

Struktur von Wasser

links: vor der Einwirkung von Elektrosmog

rechts: nach sechs Stunden vor einem PC-Bildschirm

nen Fall in unmittelbarer Nähe von Steckdosen oder in einem ungeschützten Kühlschrank zu lagern.

Mobilfunk: kleine Handys – große Wirkung

Die schlimmste Verformung des Wassers vollzog sich, als ein Handy neben die Schale mit neutralem Wasser gestellt und das Gerät von einem normalen Telefon aus angerufen wurde. Auch dieser Test wurde immer wieder mit demselben Ergebnis wiederholt: In der Wasserstruktur zeigten sich Verklumpungen, dunkle Flecken, Wucherungen und Kristallbildungen.

Achim Breves wunderte sich, dass es ausgerechnet bei Handys zu diesem Effekt kam, den er bei keinem anderen elektrischen Gerät in dieser Weise beobachtet hatte. An der Leistung konnte es nicht liegen, denn bei D-Netz-Handys beträgt sie etwa zwei Watt, bei E-Netz-Handys sogar nur ca. ein Watt. Jede normale Glühlampe hat das Mehrfache dieser Leistung.

Achim Breves: »Das Besondere an D- und E-Netz-Handys ist auch nicht ihre Leistungsstärke, sondern, dass ihre Strahlung in rhythmischen Abständen zerhackt wird. Man nennt dies »Pulsung« oder »Taktung«. Bei den D- und E-Netz-Handys wird die Strahlung 217 Mal pro Sekunde an- und ausgeschaltet. Durch diese Taktung können wesentlich mehr Informationen transportiert werden als bei einer dauerhaft anhaltenden Strahlung.«

Dieses pulsierende Ein- und Ausschalten geschieht jedes Mal, wenn man anruft oder angerufen wird oder wenn SMS-Mitteilungen verschickt werden. Experten-Untersuchungen über Auswirkungen der gepulsten Handy-Strahlen kommen zu folgenden Belastungen:

- krebsfördernde Effekte bei Menschen und Tieren
- Schwächung des Hormon- und Immunsystems bei Menschen und Tieren
- negative Einflüsse auf das zentrale Nervensystem

Weitere Untersuchungen ergaben folgende Gesundheitsrisiken:

- Die Gedächtnisleistung wird reduziert. So das Ergebnis einer Studie an der Universität von Washington.
- An der Universität Essen stellten Mediziner ein Ansteigen des Risikos fest, an Augenkrebs zu erkranken.
- Bereits nach wenigen Minuten Handy-Telefonieren kommt es zu Verklumpungen der roten Blutkörperchen. Dies konnte der Umweltmediziner Dr. Hans-Joachim Petersohn nachweisen.
- Bei Versuchsratten kam es durch die Strahlung von Mobiltelefonen zu deutlichen Schädigungen des Gehirns, so Prof. Leif Saalfort, Neurochirurg an der schwedischen Universität Lund. Die Gehirne der sezierten Ratten waren übersät mit dunklen Flecken – genau wie bei Achim Breves' Wasserprobe, die einer Handystrahlung ausgesetzt war.

Gepulste Strahlen werden aber nicht nur von Handys, sondern auch von schnurlosen Telefonen abgegeben, wie sie in vielen Haushalten zu finden sind. Diese Geräte senden von der Basisstation, auch wenn der portable Hörer aufgelegt ist, gepulste Wellen aus, nonstop, Tag und Nacht, auch wenn nicht telefoniert wird. In einer Entfernung von einem halben Meter beträgt die Strahlung mehr als 15 000 Nanowatt je Quadratzentimeter und liegt damit 150 Mal höher als der Wert, bei dem bereits Hirnstromveränderungen festgestellt wurden. Versuche zeigen, dass diese Strahlungen mit einer Stärke von 1 000 Nanowatt selbst durch 42 cm dicke massive Ziegelsteinwände dringen und damit immer noch die zehnfache Stärke des Wertes aufweisen, der bereits eine Veränderung der Hirnströme bewirkt.

In der Fachzeitschrift *Bioelectromagnetics* bestätigt die Medizinerin Dr. Gabriele Freude von der Bundesanstalt für Arbeitsschutz und Arbeitsmedizin: »Offensichtlich können die Strahlungsdosen eines handelsüblichen Handys die bioelektrische Hirnaktivität beeinflussen.«

Noch deutlicher formuliert es der britische Physiologe Colin Blackmore von der Universität Oxford: »Bis zu zehn Minuten nach Ihrem letzten Handygespräch stehen Sie unter erhöhtem Unfallrisiko. Der intensive Umgang mit Handys kann dauerhafte Konzentrationsschäden nach sich ziehen.«

Es ist bei den Handys ähnlich wie beim Rauchen. Passivraucher werden von einer in der Nähe qualmenden Zigarette nicht nur belästigt, sondern gesundheitlich geschädigt. Der deutsche Baubiologe Wolfgang Maes konnte gehirnstörende Feldstärken noch in 10 bis 30 Metern Entfernung vom Handy messen, d.h. nicht nur der Handybenutzer bestrahlt sich mit Elektrosmog, auch seine Umgebung wird nachhaltig belastet!

Ein unerlaubt eingeschaltetes Handy hat in Turin beim Landeanflug in dichtem Nebel die Selbststeuerungsanlage des Flugzeugs lahm gelegt und dadurch beinahe eine Katastrophe verursacht. Der Pilot konnte gerade noch die Maschine per Hand im Blindflug landen. Kein Wunder, dass die Nutzung von Handys in Flugzeugen und auch an Tankstellen streng verboten ist.

In einem Auto kam es ebenfalls beinahe zu einem schweren Unfall. Der Fahrer telefonierte mit einem Handy ohne Außenantenne und löste dadurch den Airbag und das Antiblockiersystem aus.

Einer der wenigen Ärzte, die sich Gedanken darüber machen, welche Schäden die diversen künstlichen Strahlungen bei unseren Kindern anrichten, ist Dr. Wolfgang Grünzweig. Er schreibt: »Es hat in der Geschichte der Menschheitsentwicklung noch keine Kindergeneration gegeben, die in einer solchen Atmosphäre aufwuchs ... Wir sollten zur Kenntnis nehmen, dass Strahlung, je höherfrequent sie ist, umso mehr unsere biophysikalischen Schwingungsmuster, eben unseren Energiekörper, beeinflussen kann. Und in der Mobilfunktelefonie bewegen wir uns derzeit im Bereich von Gigahertz, einer sehr kurzen Wellenlänge mit beträchtlicher Aggressivität.«

Der *Berliner Kurier* vom 8. Dezember 2004 schrieb unter der Überschrift *Handystrahlung ist für den Menschen weitgehend ungefährlich*: »Das galt bisher! Eine von der EU finanzierte internationale Studie, an der auch Forscher der Berliner Universitäts-Klinik Benjamin Franklin beteiligt waren, kommt jetzt zu ganz anderen Ergebnissen: Handyübliche Strahlungen bewirken schwere Zellschädigungen, knacken die DNS, die das Erbgut trägt.« Das bewiesen zwölf Forscherteams in sieben europäischen Ländern. Unabhängig voneinander! Schlimmer noch: Nach Auskunft des Wiener Wissenschaftlers Hugo Rüdiger, einem der Forscher, haben die Industrie-Lobbyisten in Brüssel massiv versucht, die Ergebnisse zu unterdrücken. Trotz unterschiedlicher Nachweismethoden kamen die Forscher zum gleichen Ergebnis. Projektleiter Prof. Dr. med. Franz Adlkofer: »Die nachgewiesenen Genschäden und Änderungen der Genfunktion sind die Grundlage der Krebsentstehung und der Entstehung aller chronischen Krankheiten.

Mit Handystrahlen wird die Entstehung von Hirntumoren und der Alzheimer'schen Krankheit in Zusammenhang gebracht.«

Hugo Rüdiger empfiehlt dringend, man solle Handys nur dann benutzen, wenn es wirklich erforderlich ist. Stundenlanges Plaudern sollte man tunlichst vermeiden. Wenn möglich, sollte man eine Freisprechanlage benutzen. Denn die Stärke des magnetischen Feldes, die auf den Körper wirkt, ist vom Abstand zum Sender abhängig. Wichtig ist auch, welche Antenne eingebaut ist: Je nach Typ kann sich die Strahlung verzehnfachen.

Was sich bereits bei Werten zehntausendfach unterhalb der Grenzwerte ereignet, zeigt eine Studie, die Prof. Dr. Peter Semm, Zoologisches Institut der Universität Frankfurt, im Auftrag der Telekom durchgeführt hat. Semm: »Wir beschäftigen uns seit Jahren mit den Reaktionen von Vögeln und Insekten. Es werden mit 217 Hz gepulste Felder, wie sie für Handys üblich sind, appliziert. Wir sehen feldbedingte Änderungen der Nervenzellen und Aktionspotentiale bei beiden Tierarten, und zwar nur bei gepulsten Signalen. Die Schwelle für die neuronalen Reaktionen war 400 Mikrowatt/m (=0,0004 Watt; der Grenzwert für Mobiltelefone liegt bei 2 Watt). Das sind Werte, wie sie im Wohnbereich außerhalb der Sicherheitszone von Sendern zu finden sind.«

Die Empfehlung von Hugo Rüdiger zur Handybenutzung ist sicherlich simpel. Aber die Verantwortlichen aus Politik, Wirtschaft und Medizin müssen es sich zur wichtigen Aufgabe machen, den Benutzern dieser nicht mehr aufzuhaltenden modernen Entwicklung klare Hinweise zu geben, wie mit den technischen Segnungen der Zeit umzugehen ist und wie man dabei seine Gesundheit schützen kann.

Elektrosmog-Quellen

Achim Breves kam zu der Überzeugung, dass unsere Körperflüssigkeit – schließlich besteht der Mensch zu 75 Prozent aus Wasser – ebenfalls durch Elektrosmog negativ beeinflusst werden kann. Da Sie gerade mein Buch lesen, bitte ich Sie, es für einen Moment aus der Hand zu legen und sich umzuschauen. Wie viele Elektrosmog-Erzeuger sehen Sie? Da stehen der Fernseher, das Radio, der Videorecorder, der Kühlschrank, die Kaffeemaschine, Steckdosen, Lampen mit Glühbirnen oder Leuchtstoffröhren, das Telefon, der Computer, das Handy – und und und. Individuell sehr unterschiedlich. Falls Sie das Buch in freier Natur lesen können, freue ich mich für Sie, denn dann genießen Sie ein gewisses Privileg. Atmen Sie die frische Luft, lesen Sie weiter und stellen Sie sich die genannten Elektrosmog-Quellen einfach nur vor. Es gibt aber auch Elektrosmog-Speicher, Materialien, in denen sich Elektrosmog über die Zeit hin sammelt. Diese Speicher können sich sogar so stark aufladen, dass sie nach einiger Zeit selber Elektrosmog aussenden. Als Elektrosmog-Speicher gelten u. a.:

- alle Getränke
- Lebensmittel mit hohem Wassergehalt, insbesondere Obst und Gemüse
- Körperpflegemittel mit einem hohen Wasseranteil
- flüssige Medikamente
- Einrichtungsgegenstände aus Metall (z. B. Federkerne in Matratzen, Drehstühle mit Metallfuß, Stehlampen, Metallbetten usw.)
- Brillengestelle aus Metall
- Stahlbetondecken und -fußböden

Sind Grenzwerte realistisch?

Dipl.-Ing. Dietmar Heimes, der sich seit Jahren mit dem Problem des Elektrosmogs beschäftigt, definiert in seinem Buch *Bioresonanz nach Paul Schmidt*: »Unter Elektrosmog versteht man alle Nebenwirkungen, die entstehen, wenn Elektrizität produziert, transportiert oder gebraucht wird, wenn eine elektrische Spannung anliegt, ein elektrischer Strom fließt oder ein Sender elektromagnetische Wellen abgibt … Elektrische Wechselfelder entstehen durch elektrische Wechselspannungen in allen Installationen (z. B. Dosen, Zuleitungen, Verlängerungskabel), auch wenn kein Strom fließt. Die Größe eines elektrischen Wechselfeldes wird in Volt pro Meter (V/m) angegeben.«

Die biologischen Grenzwerte für elektrische Wechselfelder liegen im Wachbereich bei maximal 10 V/m, im Schlafbereich unter 1 V/m. Der britische Wissenschaftler Dr. Roger Coghill veröffentlichte bereits 1996 eine Studie zur Kinderleukämie, in der nachgewiesen wird, dass bereits schwache elektrische Wechselfelder, also etwa 20 V/m, im Schlafbereich das Leukämierisiko bei Kindern nahezu verdoppeln.

Jetzt aufgepasst: Die deutsche Industrienorm unterscheidet Grenzwerte für Arbeitsplätze und für die Bevölkerung. Demnach sind an den Arbeitsplätzen 20 000 V/m erlaubt, in allen anderen Bereichen 7 000 V/m. Die Grenzwerte liegen also 70- bis 200-fach höher als der Grenzwert, bei dem bereits höhere Leukämierisiken festgestellt wurden. Ing. Heimes berichtet von einem Experten, der auf die Frage, warum er denn meine, dass Elektrosmog nicht schädlich sei, antwortete, dass die gemessenen Werte unter den gesetzlichen Grenzwerten liegen.

Tja, mit entsprechenden Grenzwerten kann man selbst den Elektrischen Stuhl als kuschelige Sitzgelegenheit verkaufen.

Wolfgang Maes, ein anderer renommierter Elektrosmog-Forscher, warnt ganz besonders vor elektrischen Heizdecken. Eine Studie ergab: Kinder bis zum Alter von 15 Jahren erkranken häufiger an Hirntumoren und Leukämie, wenn sie in den ersten vier Lebensmonaten regelmäßig mit einer elektrischen Heizdecke gewärmt wurden.

Gewarnt wird auch hier vor Betten mit Federkernmatratzen. Läuft nämlich ein Kabel z. B. einer Nachttischlampe am Bett vorbei, können sich die Metallspiralen aufladen und ein starkes elektrisches Wechselfeld erzeugen.

Tiere reagieren

Tierversuche zeigen, dass z. B. Labormäuse, die verschiedene Räume mit unterschiedlichen luftelektrischen Spannungen zur Verfügung hatten, schon nach kurzer Zeit ihren Schlafraum dort wählten, wo natürliche atmosphärische Bedingungen herrschten.

Noch dramatischer reagieren Bienen. Stellt man ihren Korb unter eine Hochspannungsleitung mit 140 000 Volt oder gar unter eine mit 220 000 Volt, kommt es zum totalen Chaos. Die Bienen drehen durch, erstechen sich gegenseitig, bringen sogar die Königin um, verschließen die Fluglöcher mit Wachs und begehen kollektiven Selbstmord durch Ersticken.

Prof. Dr. Andras Varga vom Hygiene-Institut der Universität Heidelberg konnte nachweisen, dass bei der Bestrahlung von Hühnereiern mit der Energie üblicher Handys überwiegend verkrüppelte Küken schlüpfen.

Schlafzimmer oder Multimedia-Studio

Die Gefahr lauert buchstäblich überall, vor allem, wie gesagt, im Schlafzimmer. Es ist eine weit verbreitete Unsitte, den TV-Apparat in unmittelbarer Nähe der Betten aufzustellen. Selbst wenn das Gerät abgeschaltet ist, strahlt es noch weiter und beeinträchtigt die Gesundheit erheblich. Ebenso das Telefon und der Radiowecker auf dem Nachtschränkchen. Oft ist ein Radio sogar in den Kopfteil des Bettes integriert. Und dann wundern sich die Leute, dass sie nicht schlafen können. Ich habe schon von Leuten gehört, die aus ihren Schlafzimmern wahre Multimedia-Studios gemacht haben.

Besonders störend sind Geräte, die Nachtstrom verbrauchen, wie Elektroboiler, ferner Heizdecken und Leuchtstoffröhren. Amerikanische Untersuchungen deuten darauf hin, dass der plötzliche Kindstod durch Elektrosmog mit verursacht wird. Die Ärzte nehmen an, dass eine Schwächung der Abwehrfunktion des Organismus durch ein Zusammenwirken von verschiedenen Umweltgiften eintritt.

Achten Sie ferner darauf, dass auch im Raum, der an das Schlafzimmer angrenzt, keine Geräte wie Fernseher, Heißwasserboiler, Computer usw. zum Kopfende des Bettes hin strahlen, denn diese Strahlung geht durch die Wand hindurch – das ist eindeutig messbar.

Der Schweizer Elektro-Experte Bert Donasch konnte nachweisen, dass so genannte »vagabundierende Ströme« Störungen in allen Lebensbereichen hervorrufen können. Sie seien tausendmal stärker als die körpereigenen Organströme. Sie können im Haus durch defekte Leitungen auftreten oder dadurch, dass ein in die Wand geschlagener Nagel eine Unterputzleitung berührt. Die entstehenden Leckströme nehmen den Weg des geringsten Widerstandes und fließen den Wänden folgend in breiten Bahnen ab. Stärkere Leckströme seien nachweisbar, da auch bei abgeschalteten Verbrauchern der Zähler ständig weiter läuft.

Aber auch außerhalb des Hauses oder der Wohnung werden wir von Elektrosmog geplagt. Bereits vor 35 Jahren hat eine amerikanische Forschergruppe festgestellt, dass elektromagnetische Strahlungen von Radar, Fernsehen, Fernmeldeeinrichtungen die Umwelt durchdringen. Sie setzen die Menschen einer Strahlung aus, die in der Geschichte kein Gegenstück findet. Die elektromagnetischen Schleusen in Kaufhäusern, die Diebe entlarven sollen, können die Gesundheit von Kindern gefährden. Wie das Fachmagazin *Physics in Medicine and Biology* meldet, lösen die Geräte einen Strom im Gehirn von unter Zehnjährigen aus, der über den internationalen Richtwerten liegt. Bedenklich seien auch die dazugehörigen Deaktivierungssysteme an den Kassen.

Das Fishpond-Syndrom

Berühmt geworden ist die traurige Geschichte des 28-Seelen-Dörfchens Fishpond in England. Hier wurden Leitungsmasten mit einer 400-Kilovolt-Hochspannung dicht an manchen Häusern errichtet.

Schon nach kurzer Zeit klagten 21 der 28 Einwohner, die im Umkreis von etwa 1000 Metern um die Hochspannungsleitung wohnten, über Kopfschmerzen, nervöse Störungen, Depressionen und Schlaflosigkeit. Der Arzt meinte, es sei soweit alles in Ordnung, er stelle bei einigen »lediglich« eine sehr hohe Anzahl weißer Blutkörperchen fest.

Mehrere Einwohner bemerkten, dass sie sich immer wohl fühlten, wenn sie die Gegend für eine Weile verließen, dass sie aber nach ihrer Rückkehr ins Dorf wieder die gleichen Beschwerden hatten. Bald nach Errichtung der Hochspannungsleitung starben vier Menschen an Herzanfällen.

Der Geobiologe Dipl.-Ing. Wolf-Dietrich Rose schrieb dazu in einer Fachzeitschrift: »Die Symptome, die sich an den Bewohnern von Fishpond gezeigt haben, gelten als typisch für die Beschwerden von Menschen, die unter oder in der Nähe von Hochspannungsleitungen leben, und werden deshalb als ›Fishpondsyndrom‹ bezeichnet.«

Aber nicht nur die gesundheitlichen Störungen sind in vielen Ländern ähnlich, sondern auch die Reaktionen der Elektrizitätswerke und der Politiker. Als sich die Bewohner von Fishpond bei der zuständigen Behörde beschwerten, versicherte man ihnen, es gebe nicht den geringsten Grund zur Annahme, dass Hochspannungsleitungen die Gesundheit gefährden.

Eine Gruppe von Bauern in den USA ließ sich nicht so leicht abwimmeln. Die erbosten Landarbeiter behinderten die Arbeiten, indem sie insgesamt zwölf Leitungsmasten umlegten und einige Tausend Isolatoren zertrümmerten. Weitere Bürgerinitiativen folgten landesweit.

Nach Untersuchungen des Instituts für Baubiologie in Rosenheim verursachen auch Trafostationen Störfelder in ihrer unmittelbaren Umgebung, sie dringen bis in benachbarte Häuser und führen u.a. zu Herzrhythmusstörungen, Nackenverspannungen und Vitalitätsverlust.

Biophysiker und Laser-Forscher Dieter Jossner hat sich im Rheingau einen Gebäudekomplex errichtet, der nahezu frei ist von Elektrosmog. Hier sind die natürlichen Energiefelder weitgehend ungestört und die biologisch schädlichen stark reduziert. Erreicht wurde das durch die Verwendung nicht leitender Baumaterialien, aber auch durch Elemente aus dem chinesischen Feng Shui. Alle elektrischen Geräte werden über ein hauseigenes 24-Volt-Gleichstromnetz betrieben. Die Computer sind mit Glasfaserkabeln abgeschirmt.

Dieter Jossner in einem im Juni 1999 gegebenen *Esotera*-Interview: »PCs sind nämlich eigentlich ›Piratensender‹. Der Bildschirm strahlt unter anderem Mikrowellen ab und die Tastatur Radiowellen.«

Der Forscher ist überzeugt, dass unsere Lebensenergie durch den allgegenwärtigen Elektrosmog geschwächt wird. Vor allem Handys nennt er »Mikrowellenherde im Taschenformat«. Wie Achim Breves hält auch Dieter Jossner die Frequenzmodulation der ausgestrahlten Mikrowellen für besonders gefährlich. Durch Mikrowellen werden nachweislich schon bei sehr geringer Stärke, weit unterhalb der Grenzwerte, ganz gravierende Störungen des Organismus ausgelöst. Dazu reicht schon der Standby-Betrieb aus, also das Anmelden des Gerätes alle 20 Sekunden bis zwei Minuten im Telefonnetz.

Es gibt immer Hilfsmittel

Nun sind wir heutzutage nicht mehr in der Lage, dieser neuen Technologie zu entfliehen. Wir können aber vorsichtiger werden und dem Körper Zeit zur Regeneration geben. Gefährdet ist man ja vor allem während des Schlafes, denn durch Elektrosmog kann der Körper nicht mehr richtig regenerieren, auch das Immunsystem wird gestört. Lassen Sie sich in Ihrem Schlafzimmer einen Netzfreischalter vom Elektriker einbauen. Dieses Gerät schaltet automatisch die Stromkreise spannungsfrei, in denen kein Strom benötigt wird. Wenn Sie also abends Ihre Nachttischlampe ausschalten, wird der ganze Stromkreis stillgelegt. Knipsen Sie die Lampe an, fließt wieder Strom. Noch einfacher: Sie können vor dem Schlafengehen die für den jeweiligen Raum zuständige Sicherung abschalten. So machen wir das und schlafen seither viel besser.

Und so wird's gemacht...

Sollte es sich nicht vermeiden lassen, dass ein elektrisches Gerät in Bettnähe steht, dann ziehen Sie wenigstens den Netzstecker heraus. Elektrisch betriebene Uhren und Wecker ersetzen Sie durch batteriebetriebene.

Zu elektrischen Leitungen und Geräten sollte man Abstand halten. Bei TV-Geräten empfehlen Fachleute vier Meter, bei Leuchtstoff-Lampen und nicht abgeschirmten Elektrogeräten zwei Meter.

In Bettnähe sollten in der Wand keine elektrischen Leitungen verlegt werden.

Bei Leckströmen, die aus schadhaften Leitungen oder Geräten auch durch Wände oder Schutzleisten fließen, werden so genannte Fehlerstromschutzschalter empfohlen. Und was machen Menschen, die in der Nähe von Hochspannungsleitungen wohnen?

Prüfen Sie, ob die typischen Gesundheitsbeschwerden bei Ihnen aufgetreten sind oder zugenommen haben. Wer unter solchen gesundheitlichen Belastungen leidet, sollte aus dem Nahbereich der Leitung wegziehen. Denn eine Gewöhnung daran ist wahrlich nicht zu erwarten – eher das Gegenteil.

Es verwundert nicht, dass Menschen, die nach einem langen Leidensweg keine Hoffnung auf Besserung hatten, nach Beseitigung der Elektrostrahlen und Elektrofelder durch Netzfreischalter, abgeschirmte Kabel, abgeschirmte Lampen und abgeschirmte Geräte plötzlich wieder gesund wurden.

Und dann gibt es noch die bereits erwähnten »Bio-Aktiv-Plättchen« zum Aufkleben auf elektrische Geräte und Stromquellen. Natürlich habe ich auch die mit Erfolg getestet. Diese selbstklebenden Plättchen der Firma MEDEA 7 bestehen aus einer präparierten Alufolie. Am besten klebt man zwei davon auf den Verteilerkasten. Die Plättchen laden sich nicht mit negativer Energie auf. Sie behalten ihre abschirmende Wirkung etwa vier Jahre.

Eine bemerkenswerte Idee zur Abwehr schädigender Mobilfunk-Strahlung vertritt der deutsche Arzt Dr. Gerhard Moderegger in einem *raum & zeit*-Artikel von 1996. In seiner Praxis konnte er immer wieder an seinen Patienten beobachten, wie nachteilig sich diese Strahlung auswirkt. »Vor allem die biologische Abwehr wurde auffällig gestört. Die ›Entwöhnung‹ vom Mobiltelefon brachte nach Wochen und Monaten wieder normale Abwehrverhältnisse.«

Dr. Moderegger ist überzeugt, man könne elektromagnetische Strahlen mit Körblers gleichschenkligem Kreuz neutralisieren. »Bei Mobiltelefonen bleibt nichts anderes übrig, als die Störwirkung vor allem durch Hautzeichnungen einzudämmen. Die haben eine messbare Abschirmwirkung über dem Hinterkopf. Mit einer Kreuzzeichnung über der Mitte des Brustbeines lässt sich ebenfalls eine nachzumessende Wirkung erzielen.«

Eine ähnliche Wirkung wie durch die Kreuzzeichnungen stellt sich ein, wenn man anstelle des Kreuzes vier waagerechte Striche zieht.

Dr. Moderegger hat Versuche angestellt, nach denen eine dicke Silberkette mit einem Silberkreuz als Anhänger, das auf der Spitze des Brustbeins liegen muss, die besten messbaren Ausgleichsergebnisse bringt. Silber entspannt die Muskulatur. Vom Hals bis zum Ende des Brustbeins bildet diese Kette ein umgekehrtes Y. Das Y hat laut Erich Körbler eine Yang-Funktion. Silber ist Yin-unterstützend. Der Kettenverlauf wiederum verbindet die Bipolarität des Körpers. Das Kreuzamulett schirmt psychoaktive Akupunkturpunkte ab. Die Kette sollte allerdings durch einen nichtmetallischen Verschluss unterbrochen sein, damit die Energie nicht blockiert wird.

Die elektromagnetische Strahlung war noch nie so intensiv wie heute. Immer mehr, immer neue elektrische und elektronische Geräte werden bedenkenlos produziert und natürlich auch gekauft, obwohl den Verantwortlichen längst bekannt ist, welchen Belastungen Menschen, Tiere und sogar Pflanzen dadurch ausgesetzt sind. Belastungen, die zu schweren gesundheitlichen Störungen führen können, wie wir gesehen haben.

Der Baubiologe Wolf-Dietrich Rose nennt das Übel beim Namen, indem er die Schädigungen durch Elektrosmog mit denen durch die chemische Industrie gleichsetzt: »Diese parallele Fehlentwicklung ist nicht zufällig. Ihr liegen die gleichen vorherrschenden Verhaltensstrukturen der Beteiligten zugrunde:

- Hersteller, die alles produzieren, was nur irgendwie verkaufbar ist – ohne zu fragen, ob diese Produkte den Menschen, den Tieren oder der Umwelt schaden.
- Wissenschaftler, die alles beweisen, was ihre Auftraggeber behaupten wollen – und die um so besser bezahlt werden, je mehr sie die Wahrheit verschweigen.
- Verbraucher, die alles kaufen, was kurzfristig Vorteile bietet – ohne mögliche Nachteile zu bedenken.«

Es hat sich gezeigt, dass bereits wenige Wochen nach einer Verringerung der elektromagnetischen Strahlungsbelastung die Betroffenen förmlich aufatmen. Der Gesundheitszustand verbessert sich vor allem bei therapieresistenten chronischen Beschwerden wie unerklärlicher Mattigkeit, Kopfschmerzen, Verspannungen, Nervosität, Schlafstörungen, Schmerzzuständen, Herzrhythmus-Störungen und sogar Rheuma.

Viele Menschen wissen wegen der mangelnden Aufklärung nicht, weshalb es ihnen schlecht geht. Sollten meine Warnungen zu einem Aha-Erlebnis und die daraufhin eingeleiteten Sanierungsmaßnahmen zu einer gesundheitlichen Besserung geführt haben, dann habe ich dieses Buch nicht vergeblich geschrieben!

Es ist keineswegs mein Anliegen, Ängste zu schüren. Wir alle sind abhängig vom Strom und von elektrischen und elektronischen Geräten. Genießen Sie diese Annehmlichkeiten, ich tue es auch. Aber achten wir auf die zweifellos vorhandenen Gefahren. Bereits mit kleineren Veränderungen sind große Wirkungen zu erzielen, und allein durch das Wissen um die Dinge hat man ein anderes Bewusstsein im Hinterkopf. Dank wachsender Aufklärung, z.B. auch durch dieses Buch, und dem wachsenden Anspruch der Konsumenten bemüht sich die einschlägige Industrie deutlich mehr um verbesserte, weniger schädigende Produkte. Es lohnt sich, darauf zu achten – Ihrer Gesundheit zuliebe!

Zehntes Kapitel

Nahrung und Ernährung

In den Nachrichten vom 7. Juli 2004 konnte man hören: In 30 Jahren werden nach einer Prognose der Weltgesundheitsorganisation (WHO) 1,1 Milliarden Menschen an Hunger leiden und ebenso viele in Völlerei leben. 2034 werden hundert (!) Prozent der US-Amerikaner übergewichtig sein. Der Grund: zu wenig Bewegung, zu viel Junkfood.

Die angesehene US-Zeitschrift *Time* berichtete in ihrer Ausgabe vom 9. August 2004 in der Titelgeschichte über Fettleibigkeit, die sich wie eine Epidemie über die Länder der westlichen Welt ausbreitet: In Deutschland sind zwei Drittel der männlichen und etwa die Hälfte der weiblichen Bevölkerung übergewichtig oder fettleibig. Jedes dritte Kind ist übergewichtig. In England sind zwei Drittel der Bevölkerung übergewichtig. Die Fettleibigkeit hat in den letzten 25 Jahren um 400 Prozent zugenommen. In Frankreich sind 32 Prozent der Bevölkerung übergewichtig. 18 Prozent der Kinder zwischen sechs und neun Jahren sind fettleibig. In den USA sind heute 65 Prozent der Bevölkerung und davon 15 Prozent der Kinder übergewichtig.

Noch schlimmer ist es in Italien. Im Land der Spaghetti sind 36 Prozent der Bambini kleine Fettklößchen.

Eine Mitschuld an dieser Entwicklung tragen die Werbesendungen im Fernsehen, in denen Kinder zu immer mehr und immer neuen dick machenden Leckereien verführt werden. Einige Länder haben bereits reagiert. In Schweden, Norwegen, Kanada und zum Teil in England sind solche Sendungen verboten.

Eine wichtige Rolle bei der globalen Fettsucht spielen nach einer Untersuchung der Universität von North Carolina die Softdrinks. 80 Prozent des Kalorienzuwachses sind auf diese Zuckerbomben zurückzuführen. Studien in den vergangenen Jahren haben eindeutig eine Verbindung zwischen der Zunahme der Fettleibigkeit und dem Konsum an Softdrinks in den USA festgestellt. Dass anhaltender, regelmäßiger oder exzessiver Konsum von süßen Getränken und anderen zuckerhaltigen Nahrungsmitteln für eine Steigerung der Kalorienzufuhr und für eine Reduktion von wertvollen Nährstoffen sorgt, steht außer Zweifel.

Es kommen immer neue Softdrinks und Snacks auf den Markt, die behaupten, sie förderten die Gesundheit aufgrund ihres Gehalts an Vitaminen und Mineralien. Doch all das ist und bleibt Junkfood, minderwertige Nahrung, die aber mit einem Millionenaufwand an Werbung sogar in Schulen verkauft wird.

Wissenschaftler sind sich darin einig: Die Menschen der westlichen Welt essen zu viel und bewegen sich zu wenig. Doch die Experten, die vor Übergewicht und Fettleibigkeit warnen, kämpfen einen fast aussichtslosen Kampf gegen eine milliardenschwere Nahrungsmittel-Lobby. Trotzdem gehen sie nicht davon ab, dass bereits die Verbannung von Softdrinks aus den Schulen ein großer Schritt zur Vermeidung von Fettsucht wäre. Der nächste Schritt wäre, so Dr. Ludwig, ein Verkaufsverbot von Kartoffelchips, Süßigkeiten und anderen minderwertigen Nahrungsmitteln an den Schulen. Und besonders wichtig: mehr Bewegung!

Natürlich müssten die Eltern mit gutem Beispiel vorangehen.

Ich glaube, diese ganze Misere kommt daher, dass die Menschen verlernt haben, auf ihren Körper zu hören. Sie schalten einfach ab, stellen sich taub, wenn er um Hilfe ruft. Noch schlimmer: Die meisten handeln so, als ob sie der Feind ihres Körpers wären.

Bereits Hippokrates, der Vater der Heilkünste, sagte: »Eure Nahrungsmittel sollen eure Heilmittel sein, und eure Heilmittel auch eure Nahrungsmittel.«

Glutamat und das Gehirn

Der deutsche Ernährungsexperte Hans-Ulrich Grimm gab der couragierten Zeitschrift *raum&zeit* ein Interview, dessen Einzelheiten Ihnen genauso auf den Magen schlagen werden wie mir. Schon in der Überschrift heißt es: »Alzheimer aus der Tüte – Wie die Lebensmittelindustrie uns um den Verstand bringt.«

Wenn man eine besonders leckere Mahlzeit vor sich auf dem Tisch hat und nicht genug davon kriegen kann, sagt man in Österreich: »Ich könnt' mich deppert essen«. Herr Grimm meint das aber wörtlich: Man kann sich tatsächlich dumm essen! Die Hauptverursacher unserer ernährungsmäßigen Verblödung sind in erster Linie die Geschmacksverstärker wie Aspartam, Glutamat, Sulfite und künstliche Zitronensäure. Alle diese Gaumenschmeichler erhöhen das Risiko, an Alzheimer, Parkinson oder Multipler Sklerose zu erkranken.

Diese Zutaten sind es, die schädigend auf das Gehirn wirken. Glutamat, das viele gern reichlich zu sich nehmen, ist nach Meinung des Hirnforschers Prof. Konrad Beyreuther das pure Nervenzellgift, das bei den genannten Krankheiten eine unheilvolle Rolle spielt. Dazu gehören auch eine Reihe von Nahrungs-Farbstoffen.

»Es gibt Hinweise und Studien dazu«, heißt es in Grimms Artikel. »Die Weltgesundheitsorganisation (WHO) sieht sogar die Ernährung als Risikofaktor für die zunehmende Aggressivität und Kriminalität unter Kindern und Jugendlichen an.«

Nicht minder gefährlich ist künstliche Zitronensäure. Sie ist in verschiedenen Lebensmitteln und Süßigkeiten enthalten, von Margarine über Limonade bis zu den Gummibärchen, und kann die Aufnahme von Aluminium im Gehirn fördern und damit das Alzheimer-Risiko erhöhen. Der Süßstoff Aspartam wirkt auf ähnliche Weise.

Hans-Ulrich Grimm ist auch davon überzeugt, dass die Geschmacksverstärker zu Übergewicht führen. »Wissenschaftler behaupten, dass in Amerika deshalb so viele Menschen übergewichtig sind, weil ihre Wachstumssteuerung angeregt wird. So würden sie quasi in die Breite weiter wachsen und teilweise seltsame Körperformen ausbilden.«

In seinem Buch *Die Ernährungslüge* schreibt Grimm, dass Krankheiten wie Alzheimer und Parkinson entstehen können, wenn Schwermetalle in das Gehirn gelangen, und zwar durch den Mund in den Magen, von dort ins Blut und mit diesem in das Gehirn. Das Gehirn schützt sich vor Schadstoffen durch die »Bluthirnschranke«.

Diese Schranke könne durch bestimmte Stoffe durchbrochen werden, wie etwa Glutamat und Zitronensäure. Diese Stoffe nehmen dann irgendeinen Schadstoff, wie z.B. Aluminium, gewissermaßen huckepack und transportieren ihn ins Gehirn. Ein Trojanisches Pferd. Weil der Körper den Ankömmling quasi für normale Zitronensäure hält, wird das Aluminium mit in das Gehirn transportiert, kommt aber nicht mehr raus.

Der Fachmann gibt der modernen Landwirtschaft einen Großteil der Schuld an dem Dilemma. In der Lebensmittelindustrie gehe es darum, billig und in Massen zu produzieren. Auf die Inhaltsstoffe der Nahrungsmittel werde kaum noch Wert gelegt. Viele Nährstoffe, die lebenswichtig für das Gehirn sind, wurden eliminiert. Statt dessen gibt es Chemikalien, die dem Gehirn schaden. Durch diese Zunahme an chemischen Bestandteilen in der täglichen Kost verändere sich auch die Körperchemie. Dann komme es zu Ängsten, Depressionen, aggressivem Verhalten oder sogar zu Autismus.

Die Frage, ob bei Hyperaktivität die Ernährung eine Rolle spiele, wird von diesem Experten entschieden bejaht. Es gebe Untersuchungen, die belegen, dass sich die Hyperaktivität allein schon durch Ernährungsumstellung erheblich bessern kann.

Die künstliche Zitronensäure, vor der die zuständige UNO-Kommission bereits 1971 gewarnt hatte, weil sie zu Zahnschäden führe, werde heute trotzdem verwendet. Kinder verzehren unglaubliche Mengen Süßigkeiten, trinken dermaßen viel Cola, Eistee und dergleichen, dass die Zahnkliniken klagen, die Kinder hätten alle ziemlich abradierte Zähne.

Erschütternd auch, was Hans-Ulrich Grimm über die Zusammensetzung der Lebensmittelorganisation *Codex Alimentarius* in Rom sagt, die für die Zulassung der verschiedenen Lebensmittel die entscheidenden Richtlinien herausgibt: »Auf diesen Konferenzen können Sie an der Teilnehmerliste sehen, wer vertreten ist: Coca Cola, die Zuckerlobby, Novartis, Nestlé – also praktisch alle, die dort wirtschaftliche Interessen haben.«

Der deutsche Arzt Dr. med. Karl-Otto Heede hält die Fehlernährung für den größten Feind der Gesundheit. In seinem Buch *Millionen könnten geheilt werden* (Verlag Peter Jantschura, Münster, 2002) schreibt er, der Laie werde leider verwirrt und seine Suche nach der richtigen Ernährung erschwert durch die Tatsache, dass kaum irgendwo so verschiedene und gegensätzliche Meinungen und Ansichten vertreten werden wie auf dem Sektor der Ernährungslehre. Die Ernährungswissenschaft sei unter den Einfluss einer Industrie geraten, die mit allen Mitteln der Propaganda versuche, dem Konsumenten klarzumachen, dass die von ihr fabrizierten Nahrungsmittel besser und gesünder seien als das ursprüngliche Naturprodukt, unsere früheren Lebensmittel.

Weit über 90 Prozent aller modernen Krankheiten sind ernährungsbedingte Zivilisationsschäden.

All jenen, die glauben, von der gewohnten Industrie-Nahrung nicht lassen zu können, weil sie besser schmecke, versichert dieser Arzt, dass eine biologisch vollwertige Kost keineswegs den Verzicht auf die Genüsse des Lebens erfordere. Sie ermögliche es vielmehr, das Leben durch Wohlbefinden und Leistungsfähigkeit wahrhaft zu genießen.

Dr. Heede bringt einen Vergleich mit des Deutschen liebstem Spielzeug, dem Auto. »Hier würde es niemandem einfallen, ungeeigneten Treibstoff in den Tank zu füllen oder minderwertiges Motorenöl zu verwenden.« Die Heilerfolge, die mit der Umstellung auf eine biologisch vollwertige Nahrung zu erreichen seien, bezeichnet Dr. Heede als mitunter enorm. Unheilbar scheinende Krankheiten, die bisher durch keine schulmedizinische Behandlung gebessert werden konnten, heilten plötzlich aus.

Uns mangelt es an Vitaminen und Mineralstoffen. Der Industriezucker und alle damit bereiteten Speisen, Genussmittel und Getränke sind wahre Vitamin- und Mineralstoffräuber. Dazu gehören Schokolade, Bonbons, Marmelade, Kompott, gesüßte Säfte, Limonaden sowie alle Misch- und Feinmehlprodukte wie Kuchen, Brötchen, Weißbrot, Grieß, Nudeln usw.

Die raffinierte süße Verführung

Einem glücklichen Zufall verdanke ich, dass ich die im September 2004 fertig gestellte und staatlich mit hohem Lob gewürdigte Diplomarbeit der österreichischen Ernährungsberaterin Maria Mascha zum Thema *Der ganz normale Zuckerwahnsinn* in die Hände bekam.

Auch diese Autorin betont, dass Produkte aus raffiniertem Zucker, Softdrinks und Süßigkeiten gleichsam zu Drogen werden können, die eine Abhängigkeit erzeugen.

»Die eine Seite ist, dass wir den raffinierten Zucker ganz einfach in unser Leben integriert haben, die andere ist unsere Ignoranz gegenüber den schädlichen Auswirkungen des Zuckers. Es liegt wahrscheinlich in unserer Veranlagung, alles zu verdrängen, was wir nicht wissen wollen.«

Trotz wiederholter Warnungen von kritischen Ärzten vor den möglichen gesundheitlichen Beeinträchtigungen durch raffinierten Zucker sei diese Problematik den meisten Menschen nicht bewusst. Wie Alkoholiker abhängig vom Alkohol, so seien die Menschen geradezu süchtig nach Zucker. Physiologisch hat der Körper jedoch nicht den geringsten Bedarf an Zucker.

Ein großer Anteil der verpackten Lebensmittel in unseren Supermärkten enthält Zucker oder Zuckerzusätze, die auf dem Etikett meist durch weniger bekannte Bezeichnungen wie Dextrose, Glukose oder Kohlenhydrate getarnt sind.

Übermäßiger Konsum von Zucker, Süßigkeiten und süßen Getränken kann zu Karies, Bluthochdruck, erhöhten Blutfettwerten und einem ungünstigen Cholesterinspiegel führen und damit zu Risikofaktoren für Arteriosklerose, Herzinfarkt, Schlaganfall.

Von allen Süßungsmitteln stellt sich allein der Honig als absolut unschädlich und verträglich dar – klinische Tests verliefen ohne Nebenwirkungen. Seine Zusammensetzung macht ihn zu einem hervorragenden und schnellen Energiespender. Er ist das Lebensmittel, das am schnellsten vom Körper verwertet wird. Bereits nach wenigen Minuten befindet sich der Zuckerkomplex des Honigs im Blut. Er hat eine leicht abführende Wirkung, ist hustenstillend und beruhigend. Hervorzuheben sind seine antitoxischen und antiseptischen Eigenschaften. Er ist fieberwidrig und hilft bei Blutarmut.

Ich verwende neben dem Honig als Süßungsmittel auch gern den biologisch reinen Ahornsirup.

Maria Mascha weist in ihren Untersuchungen abschließend auf einen bemerkenswerten Aspekt hin: »Der regelmäßige und konzentrierte Konsum von Zucker und süßen Getränken raubt unseren Nerven die Nahrung, die sie brauchen.« Dadurch wird das geflügelte Wort, Zucker sei Nervennahrung, zum Irrtum deklariert.

Aber der Zucker-Wahnsinn nimmt größere Dimensionen an! Der richtige Zucker wird den Süßwarenherstellern bei der gigantischen Nachfrage allmählich zu teuer. Daher setzen die großen Kalkulatoren wieder auf Chemie. Der Markenname »Sunett« steht für ein weißes Pulver mit der chemischen Bezeichnung Acesulfam K. Das ist purer Kunststoff, wird erzeugt von der Firma Hoechst, schmeckt süß und ist weitaus billiger als Zucker. Ob er auch gesünder ist, darf bezweifelt werden. Amerikanische Verbraucherschützer warnen, dieser Zusatzstoff sei ungenügend getestet.

Wie der ehemalige *Spiegel*-Journalist Hans-Ulrich Grimm in seinem Buch *Die Suppe lügt* weiter ausführt, wird »Sunett« weltweit in über 3000 Produkten eingesetzt. Dazu gehören Soft-Drinks, Vitamingetränke, Milchprodukte, Schokolade, Kuchen, Eiscreme, Tütensuppen, Salzstangen, Käse-Imitate, Hundefutter, Zahnpasta und sogar Süßweine, Gewürzgurken und Rollmöpse. »Die Welt des Verzehrs ist zu einer Welt der Verblendung geworden«, resümiert der Autor. »Vorne auf den Tüten, Gläsern und Dosen prangt eine Phantasiebezeichnung. Die wahren Zutaten sind, sehr klein gedruckt, hinten versteckt.«

Die Mikrowelle – zerkochte Lebendigkeit

Die Zeitschrift *raum&zeit* veröffentlichte eine wissenschaftliche Studie von Prof. Dr. Bernhard H. Blanc, Institut für Biochemie an der ETH Lausanne, und Dr. Hans U. Hertel, Umweltbiologische Beratung und Forschung, Wattenwil, in der zweifelsfrei nachgewiesen wurde, dass »Nahrung, die in Mikrowellenöfen zubereitet wurde, unmittelbar nach der Nahrungsaufnahme Veränderungen im Blut bewirkt, wie sie bei der Auslösung eines Krebsprozesses vorliegen«.

Untersucht wurden mit schweizerischer Genauigkeit die verschiedensten Lebensmittel und deren Auswirkungen nach Mikrowellen-Zubereitung auf eine Reihe von Testpersonen.

Fazit: »Die Ausgangsleistungen dieser Geräte liegen um die 600 Watt. Das entspricht in etwa der Strahlungsleistung eines Fernsehsenders oder eines Satelliten. In der Nahrung werden durch diese Strahlung ebenfalls Molekülstrukturen abgebaut und verformt und die Entstehung neuer Substanzen in dauernder Folge eingeleitet, die der Wissenschaft noch kaum bekannt sind. Zudem wird diese technisch erzeugte harte Strahlung dem Kochgut induziert, wodurch es selber zum Träger und zur Quelle dieser Strahlung wird ... Ein naturbelassener Sonnenblumenkern keimt, wenn er regelmäßig gewässert wird, nach zwei bis drei Tagen. Bei einer Bestrahlung von nur einigen Sekunden im Mikrowellenherd keimt dieser Kern nicht mehr. Ihm wurde die Lebendigkeit genommen. Die chemisch nachzuweisenden Inhaltsstoffe sind vor und nach der Bestrahlung absolut identisch, jedoch ist der Kern energetisch tot.«

Ich denke, diese knappe aber inhaltsträchtige Aussage reicht aus. Ich wünsche guten Appetit!

Licht-Nahrung

Der bereits im Kapitel über Elektrosmog zitierte Biophotonen-Forscher Dieter Jossner ist der Meinung, dass das Licht und die darin gespeicherten Photonen auch bei dem, was wir essen und trinken, eine wichtige Rolle spielen. Wenn wir Atome und Moleküle zu Bausteinen unseres Körpers organisieren wollen, benötigen wir Organisationsenergie, und das sind die Photonen – also das Licht in unserer Nahrung. Schon beim Kauen werden Photonen frei und vom Körper aufgenommen. Beim Verdauen im Magen werden weitere Verbindungen aufgespalten und dadurch weitere Bindungsphotonen freigesetzt.

Die heutige Tiefkühl- und Fast-Food-Kost enthält jedoch fast keine Photonen mehr. Sie ist bloße Füllmasse. Deshalb essen heute viele Menschen immer mehr, um die nötige Photonenenergie zu bekommen. Wir benötigen aber frische, sonnengereifte Nahrungsmittel.

Man kann heute mit Spezialkameras, die tausendmal stärker sind als Normalkameras, feststellen, welche Ausstrahlung Lebensmittel haben. Je frischer das Gemüse und das Obst sind, desto stärker leuchtet die Aura. Tiefkühlkost, Konserven, chemisch behandelte Nahrungsmittel geben wenig oder gar keine Lichtpartikel ab.

Heilung mit Photonen

Krankheit ist auch das Fehlen von Licht. Mit der relativ neuen Photonentherapie soll das fehlende, Energie spendende Licht wieder in die Zellen gebracht werden. Nach dem 1938 geborenen Begründer der Biophotonik, Prof. Fritz-Albert Popp, gelingt das über die DNS (Desoxyribonukleinsäure) als Träger der Erbsubstanz, die wie eine Art elektromagnetische Antenne wirkt, die Informationen aufnimmt und an die Zellen weiter gibt.

Auf Grund der Erkenntnisse der modernen Quantenphysik geht man davon aus, dass Photonen – vereinfacht ausgedrückt – Träger von Schwingungsinformationen sind, die sich mit Lichtgeschwindigkeit fortbewegen. Lebende Zellen senden im Normalfall einen beständigen Photonenfluss aus. Dringt nun z.B. ein Virus in die Zelle ein, verändert sich dieser Fluss. Es kommt zunächst zu einer Zunahme der Photonenstrahlung, dann zu einem Stillstand und schließlich zum Tod der Zelle. Mit Hilfe eines Photonen-Bestrahlungsgerätes kann der Photonenfluss wieder in Gang gesetzt werden. Der Strahler wird für fünf Minuten an beiden Handgelenken und am Nacken angebracht, weil an diesen Stellen die Photonen am besten in den Körper eindringen können. Klinische Behandlungen ergaben bei den verschiedensten Erkrankungen hervorragende Resultate.

Einer der Therapeuten, die mit Licht heilen, ist der Heilpraktiker Karl-Heinz Hanusch aus Wiesbaden. Ich habe mit ihm Kontakt aufgenommen. Er beschrieb mir folgenden Fall: »Bei einer 32-jährigen Patientin bestand seit fünf Jahren ein Kinderwunsch. Die junge Frau war extrem nervös und litt unter massiven Schlafstörungen und Haarausfall. Fünf Versuche mit künstlicher Befruchtung blieben erfolglos. Im Juni begannen wir mit der Photonen-Therapie. Ende Juli wurde die Patientin schwanger. Sie ist jetzt entspannt und schläft sehr gut.«

Das Photonengerät mit dem Markennamen »Bionic 880« nutzt nach den Angaben des Herstellers H. Buschkühl die Heilkraft der Bio-Photonen zur Regulation von Hormonen und zur Stimulation von Zellen. Die ausgestrahlten Bio-Photonen werden von der Haut aufgenommen, vervielfachen sich im Körper. Sie gelangen über die Verästelung des Nervensystems und über das Rückenmark zum Gehirn und harmonisieren hier die Produktion verschiedener Hormone. So werden z.B. Endorphine stimuliert, die u.a. für die Schmerzlinderung und das Wohlbefinden zuständig sind. Auch Suchtverhalten wird auf eine Unterdrückung der körpereigenen Produktion von Endorphinen zurückgeführt.

Erfolgsberichte bzw. Nachweise über Behandlungserfolge durch die Photonen-Therapie liegen u.a. für folgende Erkrankungen vor:

Akne, Arthritis und Arthrose, Depressionen, Ekzeme, Entzündungen, Hypermobilität (»Zappelphilipp«-Syndrom), Ischias, Narben, Neuralgien, Neurodermitis, Psoriasis, Raucherentwöhnung, Schlafstörungen, akute und chronische Schmerzen, Tinnitus (lästige Ohrgeräusche), Geschwüre, Verbrennungen, Wundheilung.

Die Erfolgsberichte sind beindruckend:

Patient H. Kriecheler aus Frechen: »Ich hatte wahnsinnige Schmerzen im Bereich der Lendenwirbelsäule, die auch nach 20 Spritzen unvermindert anhielten. Ich dachte schon an eine Operation. Nach der achten Behandlung mit dem Licht konnte ich normal sitzen, nach der zwölften bin ich endlich schmerzfrei.«

Dr. med. Ingo Woitzel: »Ich arbeite seit über vier Jahren mit dem Gerät Bionic 880. Schwerpunkt meiner Behandlung ist die Borrelioseerkrankung (schwerwiegende Folgen nach Zeckenbiss). Bisher habe ich fast 100 Patienten erfolgreich behandelt. Etwas länger dauert die Behandlung bei Patienten, die vorab längere Zeit mit Antibiotika behandelt wurden. Aber auch hier konnten wir bei über 90 Prozent der Fälle Beschwerdefreiheit erzielen.

Bei einer 81-jährigen Patientin mit Knochenmetastasierung hat sich durch die Photonen-Therapie die Lebensqualität vollkommen wiederhergestellt, sie ist jetzt – ohne Schmerztabletten – schmerzfrei.«

Dr. med. Beate Gümbel, Rödermark: »Eine 86-jährige Patientin mit akut aufgetretenem Herpes zoster (Gürtelrose) hatte schon nach der ersten Licht-Behandlung keine Schmerzen mehr. Nach der zweiten Behandlung waren auch Juckreiz und Entzündungszeichen nicht mehr vorhanden. Nach einer Woche war der Zoster vollkommen reizfrei abgeheilt.«

Jörg Hentschel, Heilpraktiker aus Hilden: »Ich hatte mit der Licht-Therapie sehr gute Erfolge bei akuten Depressionen, Migräne und Neurodermitis, ferner bei akuten allergischen Erkrankungen wie Heuschnupfen und Asthma. Hypermobile Kinder werden schon nach einer Behandlung wesentlich ruhiger. Bei der Raucherentwöhnung habe ich eine Erfolgsquote von 85 Prozent.«

Ich erwähne diese Behandlungsmöglichkeit der Vollständigkeit halber für alle, die es versuchen möchten, weil sie darin vielleicht eine neue Hilfe für ihr Leiden sehen, das bisher erfolglos behandelt wurde.

Was bewirken genveränderte Nahrungsmittel?

Am 14. Juli 2004 sendete die ARD eine faszinierende Dokumentation mit dem Titel *Leben außer Kontrolle*. Es ging um die Gefahren und Risiken der Gentechnologie. Namhafte Wissenschaftler wie die Physikerin Dr. Vandana Shiva, Trägerin des alternativen Nobelpreises, warnten eindringlich vor Genmanipulationen an Menschen, Tieren und Pflanzen. Die Folgen seien, gemessen am heutigen Erkenntnisstand, unabsehbar.

In Norwegen werden Lachse gezüchtet, denen ein menschliches Wachstumsgen eingepflanzt wurde. Das Ergebnis sind wahre Fischmonster, zehnmal größer als wild lebende Lachse. Diese »transgenen«, äußerst aggressiven Fische entkommen zu Tausenden den Zuchtanstalten und kreuzen sich mit wild lebenden Fischen, was nach Meinung der Gen-Forscherin bei den Menschen, die diese Frankenstein-Fische essen, zu höchst unerwünschten Auswirkungen führen kann, wie Schwächung des Immunsystems und Zunahme chronischer Krankheiten. Im weiteren Fortgang könne es zu ökologischen Katastrophen kommen, denn im Gegensatz zur Einmaligkeit von chemischen Unfällen, Großbränden oder Fluten nimmt die Genmanipulation zu. Ihre Folgen sind nicht zu widerrufen.

Niemand kann heute sagen, wie viel genveränderte Nahrung man zu sich nehmen muss, um Schädigungen wahrzunehmen. Doch wer möchte es darauf ankommen lassen und selbst Spätfolgen zu spüren bekommen?

Die Befürworter haben vor allem ein Argument: Nur durch Genmanipulation könne der Hunger in der Welt beseitigt werden, nur so können derart reiche Ernten erzielt werden, dass es für alle Menschen reicht.

Wir haben Glück, weil bei uns genveränderte Nahrungsmittel gekennzeichnet werden müssen. In den Vereinigten Staaten ist das nicht der Fall. Ich kann mir also, vorerst noch, jede Packung in der Lebensmittelabteilung genau ansehen – wenn es sein muss, mit der Lupe – und natürlich mit dem Pendel in der Hand.

Es ist fast aussichtslos, sich gegen genmanipulierte Nahrungsmittel zu wehren, sie kommen von allen Seiten auf uns zu. Die genmanipulierten Freilandanpflanzungen nehmen zu, die Pflanzen verbreiten sich durch Pollenflug, Insekten oder Vögel auch auf die Nachbarfelder.

Die einzige Hilfe, die ich bei meinen Recherchen zu diesem Thema gefunden habe, ist ein Produkt der Firma MEDEA 7, eine Platte aus Holz (»Genoma«), in die sieben dauerprogrammierte Achatscheiben eingelassen sind. Ein feinstoffliches Schwingungsfeld umgibt die Platte wie eine unsichtbare Käseglocke.

Man kann jede Art von Lebensmitteln und Getränken auf diese Platte stellen. Bereits nach wenigen Sekunden werden, nach Angaben der Firma und von mir mit der Rute als richtig überprüft, genmanipulierte Bestandteile in den Nahrungsmitteln informatorisch isoliert. Mikroskopische Aufnahmen von Säften, die auf die Genoma-Platte gestellt wurden, ergaben im Vergleich zu denen, die nicht darauf standen, eine harmonische Struktur.

Minerale und Vitamine

Ich habe einen ausgezeichneten Vortrag von Dr. Jackson Stockwell gehört, einem Arzt und Klinikleiter in Salt Lake City im US-Staat Utah, dessen bedeutende Aussagen ich Ihnen nicht vorenthalten möchte. Gleich einer der ersten Sätze ließ mich aufhorchen: »Häufig erhöht der Gang zum Arzt das Risiko, krank zu werden.«

Seine Hauptaufgabe sieht Dr. Stockwell darin, erkrankte Nervensysteme in einen gesunden Zustand zurückzuführen, denn: »So lange unser Nervensystem in Ordnung ist, werden wir nicht krank und behalten unsere Fähigkeit zur Selbstheilung.«

Was gibt man den Nerven an Nahrung, um sie vor Krankheit zu schützen? Man gibt ihnen ausreichend Mineralien und Vitamine, denn die Grundsteine des Lebens sind Mineralien und Wasser.

60 Mineralien, 15 Vitamine, 12 Aminosäuren und 3 Fettsäuren sind für eine gesunde Ernährung unbedingt wichtig. Hätten wir diese 90 Nährstoffe zur täglichen Verfügung, würde sich eine Krankheit nach der anderen in Luft auflösen.

Das behauptet Dr. Stockwell und verweist auf Volksstämme in Kaukasien, Tibet und Südamerika, die den größten Prozentsatz an gesunden Hundert- bis 120-jährigen aufweisen. Untersuchungen hätten gezeigt, dass vor allem das Gletscherwasser, das sie trinken und das ihre Ackerböden düngt, zu diesem Phänomen führt, denn dieses Wasser enthält alle wichtigen Mineralien.

An erster Stelle nannte Dr. Stockwell das Calcium. Ein Calciummangel führt u.a. zu Osteoporose (Verminderung des Knochengewebes), Schlaflosigkeit, Herzproblemen, Bluthochdruck, Parodontose, Muskelzucken, Nervosität.

Er behauptet: Wer keine Nahrungsergänzungen zu sich nimmt, leidet an Calcium-Mangelerscheinungen.

Selbst hochwertige Nahrungsmittel haben heute nicht mehr genügend Nährwert, weil die Ackerböden längst ausgelaugt sind. In den USA leiden 99 Prozent der Bevölkerung an Calciummangel! Würden die Menschen nur eine geringe Menge Calcium täglich zu sich nehmen, könnte sich der Staat nach Meinung Stockwells Billionen ersparen, weil weit weniger Menschen krank würden.

Am meisten leiden die Älteren unter einem Mangel an Mineralien, weil sie in ihrem Leben bereits den längsten Weg ohne geeignete Nahrungsergänzung gegangen sind.

Als Nächstes nannte der Vortragende das Spurenelement Zink. Ein Zinkmangel kann zu folgenden Erkrankungen führen: Geburtsfehler, Mongolismus, Lippenspalten, Hirndefekte, Wirbelsäulenschäden, abnorme Essgelüste, Haarausfall, Durchfall, Verlust des Geruchs- und Geschmackssinns, Unfruchtbarkeit, Magersucht, schlechte Wundheilung, Immunschwäche, geringes Wachstum, Depressionen, Prostatavergrößerung, Hormonschwankungen.

Der Mangel an dem Spurenelement Selen kann u.a. zu Müdigkeit, Muskelschwäche, Muskelschwund, Wirbelsäulenschäden, Multipler Sklerose, Herzrasen, Parkinson, Alzheimer, Leberzirrhose führen.

Dies sind nur ein paar Beispiele dafür, wie wichtig Mineralien für unsere Gesundheit sind. Dr. Stockwell lehnt die Behandlung von Patienten ab, die sich weigern, ihre Nahrung mit Mineralien anzureichern. Der menschliche Organismus könne nämlich ohne Mineralien nicht ordnungsgemäß funktionieren. Viren und Bakterien greifen niemals gesundes Gewebe an, immer nur krankes.

Warum seien Haustiere im Vergleich zum Menschen seltener krank? Weil ihr Futter – im Gegensatz etwa zu unserer und zur handelsüblichen Babynahrung – ausreichend Mineralzusätze enthält.

Die größten Mineralien- und Vitamin-Räuber sind nach Meinung Stockwells Alkohol, Nikotin, weißer Zucker und Schokolade.

Dr. Stockwell: »Wie bin ich zu dieser Erkenntnis gekommen? Ich

Mineralien, Vitamine & Co.

Kalzium
Gallium
Rhodium
Cer
Neodymium
Antimon
Jod
Silber
Europium
Platin
Titan
Bor
Lutetium
Phosphor
Hafnium
Samarium
Cobalt
Stickstoff
Barium
Lanthan
Tellur
Wolfram
Gadolinium
Rhenium
Kohlenstoff
Molybdän
Schwefel
Indium
Silizium
Erbium
Palladium
Terbium
Vanadium
Lithium
Magnesium
Gold
Ruthenium
Chrom
Niobium
Aluminium
Eisen
Thallium
Tantal
Ytterbium
Praseodymium
Cadmium
Quecksilber
Natrium
Wasserstoff
Selen
Dysprosium
Sauerstoff
Wismut
Thorium
Yttrium
Chlor
Germanium
Rubidium
Zäsium
Nickel
Arsen
Iridium
Strontium
Fluor
Thulium
Zink
Bronn
Mangan
Kalium
Holmium
Scandium
Kupfer
Osmium
Beryllium
Blei
Zinn
Zirkonium
Vitamin A (Retinol)
Vitamin B1 (Thiamin)
Vitamin B2 (Riboflavin)
Vitamin B3 (Niacin)
Vitamin B5 (Pantothensäure)
Vitamin B6 (Pyridoxin)
Vitamin B11 (Folsäure)
Vitamin B12 (Cobalamin)
Vitamin C (Ascorbinsäure)
Vitamin D (Calsiferol)
Vitamin E (Tocopherol)
Vitamin H (Biotin)
Vitamin K (Phylochinon)

habe eine Anzahl von Patienten, die sowohl trinken als auch rauchen und sich dennoch bester Gesundheit erfreuen. Der Grund dafür ist, dass diese Patienten ihre Nahrung schon seit Jahren mit Vitaminen und Mineralien anreichern, um gesund zu bleiben. Das soll kein Freibrief für Raucher und Alkoholiker sein. Ich möchte damit nur sagen, dass die Haupttodesursache bei Rauchern und Trinkern nicht die Zigarette und nicht das Bier waren, sondern dass Nikotin und Alkohol den natürlichen Nährstoffhaushalt stören und Raucher bzw. Trinker ohne eine angemessene Nahrungsergänzung um ein Vielfaches krankheitsanfälliger sind als andere Personengruppen.«

Ähnlich ist es mit Übergewichtigen. Sie können nicht aufhören, Nahrung in sich hineinzuschlingen. Das Unterbewusstsein betreibt dieses Spiel. Es nötigt sie, einen bestimmten Mineralmangel zu regulieren. Sie stopfen alles Mögliche in sich hinein und sind doch wenige Stunden später wieder hungrig, denn ihr eigentlicher Hunger sitzt tief in ihnen. Er lässt sich nur über die Einnahme all der 60 Mineralien stillen, die ihr Körper pro Tag braucht.

Viele Mineralien, die in verschiedener Form im Handel angeboten werden, so Stockwell, sind völlig wertlos. Sie könnten allenfalls von Nutzen sein, wenn Sie die Tabletten zermahlen und in Ihrem Garten verstreuen. Dann könnten Ihre Tomaten das Zeug in eine organische Form umwandeln. Denn auf diese Weise können die Mineralien vom menschlichen Körper aufgenommen werden.

Leider wird z. B. Calcium im Handel meist nur in metallischer Form als Calcium-Magnesium angeboten. Von einer Tablette zu 1000 Milligramm kann der Mensch allenfalls drei bis fünf Prozent Calcium absorbieren. Soll der Körper wirklich 1000 Milligramm absorbieren – oft sind weit mehr erforderlich –, müsste man dafür über 40 Tabletten schlucken.

Dr. Stockwell: »Ein Verkäufer wird Ihnen das bestimmt nicht sagen und diese Information finden Sie auch nicht auf dem Etikett. Nach geltendem Arzneimittelrecht müssen nur die Inhaltsstoffe angegeben werden, nicht deren Absorbierbarkeit. – Sie können sich sicherlich vorstellen, was für ein Aufschrei durch die gesamte Lebensmittelbranche ginge, müsste jede Packung im Regal darüber informieren, wie hoch der Anteil am Packungsinhalt ist, den der menschliche Körper wirklich aufnimmt. Warum geben die Ärzte ihr Wissen über die neuesten Ergebnisse in der Ernährungsforschung nicht an ihre Patienten weiter? Sie haben dafür den selben Grund wie die pharmazeutische Industrie, die sorgfältig darauf bedacht ist, ihre eigene Goldmine zu schützen. Da werden chemische Pülverchen, die 50 Cent wert sind, in Fläschchen für 75 Dollar verkauft. Geld ist der Lebenssaft unserer westlichen Kultur. Jeder ist nur am eigenen Profit interessiert!« Beinahe resignierend setzt er an exponierter Stelle seines Vortrags die Worte: »Die pharmazeutische Industrie scheint die stärkste Macht der Welt zu sein.«

Dr. Stockwell erinnerte in diesem Zusammenhang an die Cholesterin-Hysterie der Achtziger Jahre. Zunächst wurde der Wert 300 als akzeptabel festgelegt. Dann hieß es auf einmal, ohne jede Begründung und ohne eine einzige wissenschaftliche Studie, der kritische Wert werde auf 200 gesenkt.

Ich weiß noch, damals kamen neue Cholesterin senkende Präparate auf den Markt, die mussten natürlich verkauft werden – mit erheblichen Nebenwirkungen, wie man heute weiß.

Mit Medikamenten könne man nicht wirklich heilen, sagt Dr. Stockwell: »Ich selbst behandle unzählige Patienten, die dies belegen. Sie sollten wissen, dass Bluthochdruck und Cholesterinspiegel auf einen Calciummangel zurückzuführen sind. Bei vielen meiner Patienten hat die alleinige Gabe von Calcium Bluthochdruck und Cholesterinspiegel in nur drei Monaten auf Normalwerte zurückgeführt.

Wie konnte es überhaupt zu den Nachlässigkeiten im Bereich der medizinischen Versorgung kommen? Die Antwort kann nur die eine sein: Aus Geldgier – aus reiner Profitsucht!«

Woher aber sollen wir mineralarmen Normalmenschen unser täglich Mineral nehmen? Dr. Stockwell nennt keine bestimmte Quelle. Ich habe mich kundig gemacht und fand in einer Veröffentlichung der deutschen Ernährungsexpertin Barbara Simonsohn zunächst den Hinweis, dass die Qualität von Obst und Gemüse seit rund 50 Jahren erheblich abgenommen habe. »Der Wunsch des Kunden, nur das zu kaufen, was seinem Auge gefällt, hat zu einem dramatischen Rückgang an Mineralien und Spurenelementen in den Früchten geführt... Wir alle sind betroffen, und bei Kindern im Wachstum machen sich Vitalstoffdefizite besonders stark in einer mangelnden Gehirnfunktion bemerkbar.«

Sie habe sich daher entschlossen, sich und ihre Kinder durch ein natürliches Nahrungsergänzungsmittel, ›Daily Bio Basics‹ (›Daily Plus‹ in Deutschland), aus Obst und Gemüse zu unterstützen. Die Ergebnisse: Müdigkeitsphasen am Nachmittag gehörten der Vergangenheit an. Die Kinder sind ausgeglichener und können sich in der Schule besser konzentrieren.

Eine Monatsration ›Daily Bio Basics‹ entspricht dem Wert von

700 Euro an Obst und Gemüse aus Bio-Anbau, rechnet Frau Simonsohn vor. Das Produkt besteht aus 38 verschiedenen Obst- und Gemüsesorten und 15 Kräutern. Eine Tagesdosis enthalte so viel Vitamin C wie fünf Orangen, so viel Provitamin A wie 340 Gramm Karotten, so viel Vitamin B wie acht Mangos, so viel Zink wie fünf Tassen gemischtes Gemüse und so viel Folsäure wie drei Kilo Erdbeeren.

Der Hersteller ist mit Nahrungsergänzungen seit 1936 auf dem Markt und hat entsprechende Erfahrung.

Meine Familie und ich nehmen diese Nahrungsergänzung seit 2003 und wir fühlen uns rundum wohler, gesünder, ausgeglichener.

Vitamin C – wie ein hohes C

Noch ein Wort zu dem überaus wichtigen Vitamin C. Wie viel davon braucht der Mensch? Die Weltgesundheitsorganisation WHO gibt den Tagesbedarf mit 75 bis 100 Milligramm an. Nobelpreisträger Linus Pauling nahm täglich zwölf Gramm (!), also mehr als das Zehnfache zu sich. Er wurde 93 Jahre alt. Nach über 60-jähriger Forschung fand er die eindeutige Bestätigung: Vitamin C stärkt das Immunsystem und verhindert die Entstehung von Krankheiten. Es hilft, das Gewebe im Körper straff zu halten, stärkt Herz und Augen, bekämpft erfolgreich Krebs und kann im Körper schädliche Substanzen wie Umweltgifte unschädlich machen, indem es eine unlösbare Verbindung mit diesen Giften eingeht, die dann über den Harn ausgeschieden wird.

Vitamin C ist an rund 15 000 Stoffwechselreaktionen beteiligt, u. a. an der Fettverbrennung und am Aufbau aller wichtigen Hormone und Neurotransmitter. Therapeutisch wird dieses Vitamin nicht nur zur Vorbeugung von Krebs, sondern auch bei Herz-Kreislauf-Erkrankungen eingesetzt, ferner bei hohem Blutdruck, verschiedenen Augenerkrankungen, Diabetes, Multipler Sklerose, Parkinson, Arthritis, Rheuma, Virusinfektionen, Asthma, Allergien und mehr.

Ich nehme 1000 Milligramm, mit der Rute ausgetestet. Bei einer Erkältung verdopple oder verdreifache ich die Dosis mit promptem Erfolg. Mit OPC verstärkt sich die Kraft von Vitamin C enorm.

Ich möchte keine Dosis-Empfehlung abgeben. Am besten lassen Sie sich da von einem Heilpraktiker oder Arzt beraten, dem Sie vertrauen und der Ihre individuelle Dosierung einschätzen kann.

Dr. Hulda Regehr Clark, eine wahre Vitamin-C-Fanatikerin, empfiehlt in ihrem Buch *Heilung ist möglich*: »Halten Sie Vitamin-C-Pulver

Rezept

Obelix-Zaubertrank

Ein Zitronen-Rezept des amerikanischen Heilers Stanley Burroughs: Man nehme den Saft einer reifen Zitrone, mische ihn mit ca. zwei Löffeln biologischem Ahornsaft, füge eine Prise Cayenne-Pfeffer hinzu und fülle das Ganze mit ca. einem Viertelliter stillem, leicht erwärmtem Mineralwasser auf.
Über den Tag verteilt schluckweise getrunken, soll die Mischung so etwas wie der Zaubertrank der beliebten Comic-Figur Obelix sein.

in einem Salzstreuer bereit. Es gehört mit Salz und Pfeffer auf den Tisch und zum Herd. Geben Sie es in alles, was auf den Tisch kommt, vom Müsli über Suppe bis zum Reis. Ein Achtel Teelöffel genügt. Zusätzlich brauchen Sie einen Achtel Teelöffel Vitamin C zu jeder Mahlzeit! Das sind etwa 500 Milligramm.«

Dieses Power-Vitamin entgiftet fast alle Schimmelgifte, sagt Dr. Clark, vor allem das Schimmelgift Aflotoxin, welches zu den stärksten bekannten chemischen Giftstoffen zählt. Nach ihren Tests ist dieses Gift bei Krebspatienten immer vorhanden, weil der Körper nicht imstande ist, sich gegen die Vergiftung zu wehren.

»Retter in der Not« nennt die Expertin das Vitamin C. In den meisten Fällen genüge es, die von Aflotoxin befallenen Nahrungsmittel, wenn möglich, zu kochen und mit Vitamin C zu behandeln, weil dadurch die Schimmelpilzmoleküle zerstört werden.

Vitamin C in kristalliner Form müsse unverzichtbarer Bestandteil der täglichen Ernährung sein, denn es unterstützt die Entgiftungsfunktion der Leber und anderer Organe.

Was kann Vitamin C sonst noch? Eine Untersuchung des »National Center of Health Statistic« der USA ergab, dass dieses Vitamin das Leben um bis zu sechs Jahre verlängert, weil es Sauerstoff zerstörenden Substanzen entgegenwirkt, dem Herztod vorbeugt und die negativen Folgen des Rauchens mindert.

Eine Studie, die an der Universität in Berkeley, Kalifornien, durchgeführt wurde, ergab, dass Männer, die pro Tag mindestens 250 mg Vitamin C zu sich nehmen, bessere Spermien haben. Das Risiko von Erbgutschäden wird um bis zu 50 Prozent gesenkt.

Wenn Sie beim Essen von Wespen belästigt werden, legen Sie eine aufgeschnittene Zitrone auf den Tisch. Die Wirkung wird verstärkt, wenn Sie ein paar Gewürznelken in die Zitrone stecken. Die bösen Stecher verschwinden im Nu.

Sauer macht nicht immer lustig

Über 90 Prozent unserer heutigen Krankheitsbilder stehen im direkten Zusammenhang mit Übersäuerungsschäden. Die meisten Menschen leben heute mit übersäuerten Körpersäften, die ca. 70 Prozent unseres Körpergewichtes ausmachen.

Die Ernährungexpertin Halima Neumann schreibt in ihrem Buch *Stopp der Azidose, Allergien und Haarausfall,* dass ein Überkonsum von Fett ein saures Milieu in den Körperflüssigkeiten erzeugt. Das wasserunlösliche Fett verstopft die Arterien, wodurch die Versorgung der Zellen mit Nährstoffen und Sauerstoff über das Blut behindert wird.

Übermäßiger Konsum von Proteinen (Fleisch, Eiweiß usw.) trägt ebenfalls beträchtlich zu einer Übersäuerung (Azidose) bei. Säurebildende Genussmittel, die früher oder später zu Nierenschäden und Gicht führen können, sind Kaffee, schwarzer Tee, Kakao und Schokolade. Übermäßiger Verzehr dieser Produkte kann die Nieren schädigen, lange bevor Nierenschmerzen eintreten. Das erkennt man an den angeschwollenen Lidern, dunklen Augenringen, am aufgedunsenen Gesicht und Körper, an Haut- und Haarproblemen, Augen- und Kopfschmerzen, kalten Füßen und Durchblutungsstörungen in den Beinen und im Bauchbereich.

Schuld an der Übersäuerung sind auch die denaturierten Nahrungsmittel und Getränke. Davon schmeckt zwar das meiste nicht sauer, sondern süß, wird jedoch im Körper sauer verstoffwechselt. Alle mit Zucker und Süßstoffen angereicherten Nahrungsmittel und Getränke wirken säurebildend. Hinzu kommen die stark säuernden Hauptnahrungsmittel wie Fleisch, Geflügel, Fisch, Eier, erhitzte Fette, Käse, Teig- und Brotwaren.

Halima Neumann weist darauf hin, dass neben Zucker, Weißmehl und weißem Reis auch chemische Zusatzstoffe und synthetische Arzneimittel säurebildend sind.

Was, zum Kuckuck, kann man denn überhaupt noch guten Gewissens essen? Sehr viele leckere Sachen, wenn Sie mit Sorgfalt wählen und nicht verlernt haben zu genießen. Nicht die Menge ist entscheidend, sondern wie man sie zu sich nimmt. Kaufen Sie im Bioladen oder beim Biobauern, auch wenn es ein paar Cent mehr kostet als im

Beschwerden durch Übersäuerung

Halima Neumanns Aufzählung typischer Azidose-Beschwerden trifft auf die meisten Menschen zu!

- chronische
  Antriebsschwäche
  Ermüdung
  Kältegefühl
- Depressive und aggressive Stimmungen
- Schlafstörungen
  Konzentrations- und Gedächtnisschwäche
- Schmerzempfindlichkeit
- Karies
  Zahnfleischrückgang
- glanzloses Haar
  Haarausfall
- trockene, fahle Haut
  Hautunreinheiten
- weiche, brüchige, gespaltene, gefurchte oder verdickte Nägel
- Muskelkrämpfe, Ischias, Gelenkbeschwerden
- rheumatische und arterielle Beschwerden
- Reizungen und Brennen beim Harnlassen
- Sodbrennen
- Darmprobleme
- Verschleimung der Atemwege
- zu niedriger Blutdruck

Supermarkt. Wenn Sie nach der Lektüre des letzten Kapitels dieses Buches gelernt haben, wie man pendelt, werden Sie mit ein wenig Übung immer feststellen, welche Lebensmittel für Sie gut sind und welche nicht.

Basische Nahrungsmittel sind reifes Frischobst, Gemüse, Kartoffeln und Keimlinge.

Die übliche Müdigkeit nach einem säurebildenden Essen mit vorwiegend Fleisch, Fisch, Fett und gekochtem Getreide ist uns wohlbekannt. Die Süßnachspeise erhöht zusätzlich die Blutazidität. Leider wirkt dann das beliebte Aufputschmittel schwarzer Kaffee auch noch säuernd.

Der Körper will sich natürlich selbst heilen und versucht daher, einen Säureüberschuss zu neutralisieren, indem zuerst Knochen, Nägel, Zähne und Haarboden entkalkt werden. So erklärt sich auch die zunehmende Knochenbrüchigkeit und Haarlichtung schon bei jungen Menschen. Was für eine enorme Belastung ist es für das Herz, wenn es von Säuren verdicktes Blut durch verengte Blutgefäße pumpen muss! Kreislaufstörungen und Blutdruckschwankungen sind die Folgen. Durch die feinen Kapillargefäße gelangt außerdem nicht mehr ausreichend mit Nähr- und Sauerstoff angereichertes Blut unter die Kopfhaut, um die Haarwurzeln zu versorgen.

Der deutsche Heilpraktiker K.H. Hanusch weiß aufgrund jahrzehntelanger Erfahrung, dass Übersäuerung an vielen Krankheiten schuld sein kann. Der Experte zählt die wichtigsten Lebensmittel auf, aufgelistet nach ihrem Säure- und Basengehalt.

Gemüse und Früchte sind alle basisch, Ausnahmen bilden nur Artischocken, reife Erbsen und Rosenkohl. Besonders reich an Basen sind schwarzer Rettich, frische Freilandgurken, Tomaten, getrocknete Feigen und Hagebutten.

Milch und Milcherzeugnisse: Stark säurebildend sind hier Hartkäse, Quark und Margarine, basisch hingegen Kuh-, Schafs- und Ziegenmilch.

Andere Eiweißträger: Enorm säurebildend sind Kalb-, Rind- und Schweinefleisch, Eier und leider auch Seefisch.

Mehl, Teigwaren, Körnerfrüchte: Stark säurebildend sind geschälter Reis, Graupen und Roggenmehl, basisch hingegen Sojaprodukte und weiße Bohnen.

Brot: Alle Brotsorten, sogar Zwieback, sind säurebildend, am meisten Graubrot, am wenigsten Vollkorn-Knäckebrot.

Nüsse: Stark säurebildend sind Erdnüsse, Paranüsse und Walnüsse, am wenigsten weiße Mandeln.

Sonstige Säurebildner sind alle Arten von Alkohol, besonders Schnaps, Bohnenkaffee, Schwarztee, alle Marmeladen, Schokolade und Schokoladenerzeugnisse.

Nach einer amerikanischen Untersuchung könnte der Mensch 120 Jahre alt werden, gäbe es da nicht die große Gefahr der Übersäuerung des Organismus. Übersäuerung ist eine Volkskrankheit.

Da soll noch einer sagen, dass sauer lustig macht.

Mein Rat: Wenn Sie an einer der aufgeführten Azidose-Beschwerden leiden, lassen Sie möglichst bald Ihr Blut und Ihren Harn von einem Arzt oder Heilpraktiker Ihres Vertrauens untersuchen, um Gegenmaßnahmen treffen zu können.

Rezept 5

Zitronen-Knoblauch-Trunk

Ein Elixier, dessen Rezeptur mir Bischof Djebarus gegeben hat – ein Trunk gegen Übersäuerung und Verkalkung:
Man nehme vier Knollen Knoblauch, schäle die Zehen und mixe sie mit drei reifen, ungespritzten, kleingeschnittenen Zitronen in einem Mixer. Dieser Brei wird sodann mit einem Liter Wasser verrührt und einmal kurz zum Aufkochen gebracht.
Nach dem Auskühlen seiht man das Gebräu durch ein feines Sieb und füllt es in eine Flasche.
Von diesem zwar geschmacklich etwas gewöhnungsbedürftigen, aber ungemein gesunden Saft nimmt man täglich einen kräftigen Schluck, am besten nach der Hauptmahlzeit.
Bereits nach ca. zwei bis drei Wochen fühlt man sich rundum wohler und jugendlicher. Wer die Wirkung noch verstärken will, kann die Kur nach einer Pause von einer Woche wiederholen.
Knoblauch wirkt sich positiv auf die Durchblutung und somit gegen Arthrose aus, er fördert auch die Verdauung, wirkt entgiftend, regt das Herz an, vertreibt Schlaflosigkeit, Kopfschmerzen, Depressionen und Reizbarkeit. Konzentrierter Knoblauchsaft, am besten mit Honig gemischt, ist ferner heilsam bei Husten und Bronchitis.

Rotwein – gesunder Alkohol?

Es beruhigt mich sehr, dass ich nach all den Warnungen und Verboten – die mich als Gourmet und Hobbykoch besonders treffen – nicht auch noch auf meinen geliebten Rotwein verzichten muss. Ganz im Gegenteil!

Regelmäßiger Rotweingenuss verlängert das Leben, erfährt man aus einer französischen Studie. Der Epidemiologe Prof. Serge Renaud erklärte 1991 in einem Vortrag, dass die Rotwein trinkenden Franzosen ein um ein Drittel geringeres Risiko als die Amerikaner haben, an einem Herzinfarkt zu sterben. 1994 stellten zwei US-Mediziner folgende Überlegung an: »Wenn jeder erwachsene Amerikaner täglich zwei Gläser Wein tränke, würden die Herz-Kreislauf-Erkrankungen, die fast die Hälfte aller Todesfälle in unserer Bevölkerung ausmachen, um 40 Prozent abnehmen, und es könnten damit jährlich 40 Milliarden Dollar Kosten eingespart werden.«

Aber Vorsicht, nicht jeder Alkohol ist gesundheitsfördernd! Alkohol verdünnt zwar das Blut und verringert dadurch die Thromboseneigung. Aber nur für kurze Zeit, danach kommt es zum so genannten »Rebound-Effekt«, einem Umschlag, der etwa 18 Stunden nach der Alkoholzufuhr das Blutplasma klebriger macht als zuvor, wodurch sich die Gefahr von Blutgerinnseln erhöht.

Die einzige Ausnahme stellt Rotwein dar. Zwar enthält er ebenfalls Alkohol, aber von ihm geht nicht die Gefahr des Rebound-Effektes aus. Im Gegenteil: Bei regelmäßiger, gering dosierter Einnahme von Rotwein enthält das Blut weniger pfropfenbildende Faserstoffe und bereits vorhandene Pfropfen werden wieder aufgelöst. Ein wichtiger Faktor zur Verhinderung von Herzinfarkten und Schlaganfällen. Hinzu kommt noch die gefäßentspannende, -erweiternde und somit blutdrucksenkende Wirkung. Bei Frauen wird außerdem die Östrogenbildung gesteigert.

Ich nehme es vorweg: Rotwein ist deswegen so empfehlenswert, weil er OPC enthält, einen natürlichen Pflanzenstoff, von dem Sie gleich mehr lesen werden.

Auf jeden Fall erhebe ich schon mal mein Glas Rotwein auf Ihre und meine Gesundheit!

Jungbrunnen OPC

OPC ist eine weitere wunderbare Nahrungsergänzung! Wie ich darauf kam? Durch Beobachtung. Mir fiel auf, dass einige meiner Freunde und Bekannten, die ich lange nicht gesehen hatte, frischer, gesünder, jünger wirkten als bei unserem letzten Treffen. Ich sprach sie darauf an und hörte dabei zum ersten Mal die geheimnisvolle Formel »OPC« (Oligomere Proantho Cyanidine). Die so gut aussehenden Herrschaften nahmen seit längerem täglich dieses Naturmittel zu sich. Alle versicherten, sie fühlten sich seitdem wie neu geboren.

Das machte mich neugierig, und ich begann zu forschen. Dabei stieß ich auf den Namen Jack Masquelier. Durch Zufall entdeckte und isolierte der französische Wissenschaftler 1947 OPC zunächst aus den rotbraunen Häutchen der Erdnüsse. Er hatte den idealen Vitalstoff gefunden, 18-mal stärker als Vitamin C und 40-mal stärker als Vitamin E!

OPC kommt auch in wilden Brombeeren vor, in Himbeeren, in Propolis (Kittharz der Bienen), Wurzeln, Rinden, Nadeln, Blättern, Blüten und besonders reichhaltig in den Häuten der Traubenkerne und der Pinienrinde. Alle herb schmeckenden Heilkräuter (z.B. Hagebutten), Knollen (z.B. Knoblauch) und Wurzeln (z.B. Ginseng) verdanken ihre Wirkung dem hohen Anteil an OPC.

Prof. Dr. Jack Masquelier entwickelte im Laufe der Jahre ein patentiertes Verfahren, bei dem aus Traubenkernen und Pinienrinde das OPC in hoher Konzentration gewonnen wird. Diese wunderbare Nahrungsergänzung – man nimmt meist zwei Presstabletten pro Tag – hat eine heilende bzw. vorbeugende Wirkung bei einer Fülle von Erkrankungen. Hier nur die wichtigsten:

Venenprobleme in den Beinen wie Krampfadern, schwere Beine, kalte Füße, ferner Regulierung und Stärkung von Herz und Kreislauf, bessere Durchblutung, Vorbeugen von Schlaganfall, Herzinfarkt, Arteriosklerose, Gefäßprobleme wie Hämorrhoiden, Ödeme, Thrombose.

OPC ist sehr wirksam bei den meisten Allergien. Dazu ein Beispiel: Meine Frau hatte früher eine hartnäckige Tierhaarallergie. Bereits das Betreten eines Raumes, in dem sich vorher eine Katze befunden hatte, führte zu beängstigenden Asthmaanfällen. Seit sie OPC zu sich nimmt, kann sie mit unseren vier, zeitweise auch mehr Katzen ohne die geringsten Beschwerden nach Herzenslust schmusen und herumbalgen. – Es ist wie ein Wunder!

OPC hilft auch bei diversen Augenerkrankungen, bei Rheuma, Arthritis, Gicht, bei Hautproblemen wie vorzeitiger Faltenbildung, Akne, Cellulitis, Ekzemen, Neurodermitis etc.

OPC lindert und beugt vor bei Alzheimer, Parkinson, Multipler Sklerose. Es stärkt die Gedächtnisleistung, wirkt sich positiv auf die Blutfette aus, verhindert Erschöpfung, stärkt das Immunsystem, hilft bei Verletzungen, lindert Gelenkbeschwerden, führt zu einer schnelleren Regeneration nach Operationen, verbessert das Sexualleben durch Stärkung der Erektions- und Orgasmusfähigkeit, lindert Frauenleiden und Depressionen, hat eine positive Wirkung bei allen Erkrankungen, die auf »-is« und »-itis« enden, wie Arthritis, Gastritis, Hepatitis, Parodontitis usw.

Schließlich hat OPC eine antioxidierende Wirkung und bekämpft freie Radikale, also Moleküle, die unseren Organismus angreifen und zu schweren Fehlern im »System Mensch« führen. Ab einer bestimmten Anzahl von Attacken können die Reparaturmechanismen unseres

Körpers nicht mehr wirksam werden. Schädliche Stoffwechselprodukte häufen sich an und die Teilungsfähigkeit unserer Zellen sinkt. Fast alle altersbedingten Krankheiten werden von freien Radikalen mit verursacht. Freie Radikale entstehen vor allem durch Zigarettenrauch, Röntgenstrahlen, die UV-Strahlen der Sonne, Nitrit- und Nitratrückstände in Nahrungsmitteln und in den Körperzellen, in denen Sauerstoff unvollständig verbrannt wird.

Antioxidantien sind die beste Waffe gegen freie Radikale. Sie neutralisieren die Angreifer und wandeln sie in harmlose Stoffwechselprodukte um. Bei diesem Prozess werden die Antioxidantien selbst verbraucht. Deshalb ist es notwendig, mit der Nahrung und mit Nahrungsergänzungsmitteln ständig für Nachschub zu sorgen. Wichtige Antioxidantien sind bestimmte Enzyme wie Vitamin C und E, Beta-Karotin, die Spurenelemente Selen und Zink. Das kraftvollste bekannte Antioxidans ist jedoch OPC. Gemeinsam mit Vitamin C entfaltet es, gleichsam im Doppelpack, seine volle Wirkung.

OPC wird rasch vom Körper aufgenommen. Es bekämpft oder neutralisiert dort an vielen verschiedenen Einsatzorten freie Radikale und schränkt deren Zerstörungswerk ein. Altersbedingten Verfallserscheinungen beugt es so wirkungsvoll vor.

In den USA wurde OPC 1987 als stärkstes natürliches Antioxidans patentiert.

Was ich sehr sympathisch finde: Rotwein enthält sogar in großer Menge OPC! Aber warum enthält Weißwein nicht ebenso viel OPC wie Rotwein? Das hängt mit der Verarbeitung der Trauben zusammen. Bei Rotwein werden nach der Pressung die Kerne und Schalen etwa drei Wochen lang mit vergoren. In dieser Zeit können die roten Pigmente, die in den Schalen der roten Trauben enthalten sind, und das vor allem in den Kernen enthaltene OPC allmählich in den Wein übergehen. Sie geben ihm seine Rotfärbung und reichern ihn mit den Stoffen an, die für die Schutzwirkung von Rotwein verantwortlich sind. OPC hat beim Weißwein keine Gelegenheit, aus Kernen und Schalen in den Saft überzugehen, da beides sofort nach der Pressung entfernt wird.

Jeder von uns kennt die üblen Folgen ungehemmten Alkoholkonsums. Doch davon ist hier nicht die Rede, denn die Experten empfehlen täglich zwei Gläser Rotwein. Die Versorgung mit Antioxidantien nimmt dann um 40 Prozent zu. Darauf nochmals: »Prost!«

Wie OPC wirken kann? Dazu möchte ich ein Beispiel aus meinem

Bekanntenkreis anführen: Jörg K., 57, wohlhabender Kaufmann, überlebte einen sehr schweren Autounfall. Nachdem ihn die Ärzte zusammengeflickt hatten, begann ein langes Martyrium. Jörg K. konnte sich wegen der unerträglichen Rückenschmerzen kaum bewegen. Die Ärzte meinten bedauernd, dagegen könne man medizinisch leider nichts tun, da würden nur noch Schmerztabletten helfen. Und die schluckte der arme Mann haufenweise und lag nur noch, halb benebelt von den Nebenwirkungen, regungslos auf dem Sofa. Seine Frau, ständig auf Suche nach wirksamerer Hilfe für ihren Mann, stieß schließlich auf OPC. Sie besorgte die Tabletten und gab sie dem Kranken. Doch trotz OPC tat sich zunächst nichts, monatelang. Jörg K. wollte schon aufgeben, als er merkte, wie sich sein Zustand allmählich veränderte. Er konnte wieder ein paar Schritte gehen – fast ohne Schmerzen. Und es wurde immer besser. Nach 14 Monaten war es so weit, Jörg K. konnte komplett schmerzfrei gehen, sitzen, liegen, schwimmen – ganz ohne Schmerztabletten.

Doch die Geschichte ist noch nicht zu Ende. Jörg K. litt seit frühester Jugend an einer quälenden Schuppenflechte, kein Mittel, kein Arzt konnte ihm helfen. Etwa um die Zeit, als er sich wieder ohne Schmerzen bewegen konnte, fiel ihm auf, dass seine Hautkrankheit sich allmählich besserte. Heute, etwa 20 Monate nach der ersten OPC-Einnahme, ist sie zu 95 Prozent verschwunden.

Weitere Beispiele über die heilende Wirkung von OPC entnehme ich dem Buch von Anne Simons und Alexander Rucker *Gesund länger leben durch* OPC.

Eine 43-jährige Amerikanerin, Angestellte in einem Versicherungsunternehmen, schreibt: »Nachdem ich Original OPC einige Monate lang eingenommen hatte, verbesserte sich mein Zustand stark. Insbesondere hatten sich meine Hämorrhoiden stark zurück entwickelt, die mich jahrelang geplagt hatten. Ich bin jetzt auch viel seltener krank. Meine hohen Cholesterinwerte haben sich normalisiert und ich leide kaum noch an Migräne.«

Eine ältere Dame aus Salzburg litt an einem offenen Bein. Auf dem linken Fuß hatte sie eine kreisrunde Wunde, die sich auch nach drei Jahren ärztlicher Behandlung nicht schließen wollte. Dann ergänzte sie ihre Nahrung mit OPC. Nach zwei Wochen bildete sich eine Kruste auf der Wunde, nach sechs Wochen war diese vollständig zugeheilt. Die Frau kann mittlerweile normal laufen.

Bei einer 77-jährigen mit Grauem Star wurde eine Sehleistung von nur noch zehn Prozent festgestellt. Wegen des Grauen Stars war eine Operation unvermeidlich. Die Frau nahm daraufhin regelmäßig OPC ein. Nach drei Monaten stellte der Augenarzt fassungslos fest, dass ihre Sehkraft auf 50 Prozent gestiegen war. Die Operation konnte auf unbestimmte Zeit verschoben werden.

Ein 12-jähriger leidet stark an Heuschnupfen, kann kaum durch die Nase atmen. Nachdem er ca. einen Monat lang die Masquelier-OPC-Tabletten genommen hat, ist er, nach Aussage seiner Mutter, endlich von seiner dicken verstopften Nase befreit und kann auch nachts wieder durchschlafen. Auch seine Konzentrationsfähigkeit hat sich wesentlich gebessert.

Sollten Sie ein Pferd besitzen, wird Sie folgende Begebenheit sicherlich interessieren: Eine zweieinhalbjährige Stute verletzte sich an einem Holzpfahl so schwer die Brust, dass der Brustknochen durch die zerfetzte Muskulatur herausragte. Der Tierarzt riet Christine, der Besitzerin, das Pferd einschläfern zu lassen, da sei beim besten Willen nichts mehr zu machen. Doch die dachte nicht daran, vielmehr gab sie ihrem Liebling täglich 600 mg OPC und besprühte die schlimme Wunde mit kolloidalem Silber.

Es war wie ein Wunder: Bereits sieben Tage nach dieser Behandlung konnte sich die Stute normal bewegen, nach zehn Tagen begann sich die Wunde zu schließen. Nach sechs Wochen täglicher OPC-Zuführung und kolloidalem Silber war die Wunde fast geschlossen, das Fell war zum Großteil nachgewachsen.

Christine hat die einzelnen Phasen dieser sensationellen Heilung in Wort und Bild festgehalten. Wenn interessierte Pferdebesitzer den Verlag anschreiben, erhalten sie von mir entsprechendes Material.

Wo bekommt man dieses Wundermittel OPC? Mittlerweile in den meisten Apotheken. Doch sollte man sich immer genau ansehen, für welche Art von OPC man sein gutes Geld ausgibt. US-Untersuchungen haben gezeigt, dass von 13 einschlägigen Produkten nur drei nach dem von Masquelier geschützten Verfahren hergestellt waren und also mindestens 85 Prozent OPC enthielten. Die anderen Produkte enthielten nur eine minimale Konzentration an OPC, einige überhaupt nichts.

Leider fehlen hier zu Lande, so viel ich weiß, solche Untersuchungen von Traubenkernprodukten.

Ich beziehe meinen persönlichen Bedarf an Nahrungsergänzungen, inkl. Original-OPC, direkt beim Hersteller (Adresse siehe Anhang.)

Gesunde Ernährung – wirksamer Dauerbrenner

Ich bat die Salzburger Ernährungsärztin und Dozentin Dr. Leonore Sauer um ihre wichtigsten Ernährungs-Tipps für mein Buch. Ihre Antwort: »Jeder kennt den Spruch: Der Mensch ist, was er isst. Ich möchte das ergänzen: Wer weniger isst, wird langsamer alt.«

Studien belegen eindeutig, sagt die Ärztin, dass es einen Zusammenhang zwischen der Nahrungsaufnahme und der Verlangsamung des Alterungsprozesses durch weniger Kalorien gibt. Wichtig sei das so genannte »Dinner cancelling«, das heißt, der Verzicht auf Nahrungsaufnahme am Abend. Ich weiß, das ist nicht immer und überall durchführbar, vor allem nicht in südlichen Ländern, wo man oft erst am späten Abend so richtig zu tafeln beginnt.

Frau Dr. Sauer empfiehlt, fünfmal täglich etwas Frisches, Buntes auf dem Teller zu haben, also frisches Gemüse, Obst und Kräuter. Dreimal wöchentlich Meeresfisch. Die darin enthaltenen Omega-3-Fettsäuren senken das Risiko von Herz- und Kreislauferkrankungen. Sie senken außerdem das »böse« LDL-Cholesterin und erhöhen das »gute« HDL-Cholesterin, sie verbessern die Fließeigenschaften des Blutes, sind entzündungshemmend und antiallergisch.

Nicht jedem ist es freilich möglich, täglich frisches Obst und Gemüse oder frischen Fisch auf den Tisch zu bringen. Das ist aber auch nicht unbedingt nötig, denn wozu gibt es die hervorragenden Nahrungsergänzungsmittel? Ich nehme diese Produkte seit langem zu mir, ebenso meine Familie. Unsere tägliche Nahrungsergänzung ist von höchster Qualität.

Weitere Tipps der Ärztin: »Nicht umsonst gilt die Mittelmeerkost mit Olivenöl und seinen ungesättigten Fettsäuren, mit Knoblauch und Zwiebel als besonders gesund und sogar Krebs verhindernd.«

Zimt wirkt heilsam bei Diabetes. Ein bis zwei Teelöffel davon täglich in Apfel- oder einem anderen ungezuckerten Saft sind ausreichend. Zur Senkung von schädlichem Cholesterin empfiehlt sie eine Tasse Sojamilch täglich. Schwarzer Pfeffer verbessert die Verwertung der Nahrung. Täglich ein bis zwei Glas Wein, rot oder weiß, wirkt gegen freie Radikale und senkt ebenfalls das Cholesterin. Mäßiger Biergenuss ist gut für die Nieren.

Wichtig ist auch, dass man sich Zeit nimmt für die Mahlzeiten, dass man kein Fast-Food und wenig Süßigkeiten mit raffiniertem Zucker zu sich nimmt, ebenso keine Weißmehlprodukte, weniger Fett und weniger Fleisch.

Wissenschaftler der Universität von Kalifornien haben aufgrund jahrelanger Untersuchungen festgestellt, dass jeder Mensch sein Leben um etwa zehn Jahre verlängern kann, wenn er sich an die »Sieben goldenen Regeln für ein langes Leben« hält.

Gesunde Ernährung ist der beste Schutz vor Krankheiten. Es ist notwendig, regelmäßig Lebensmittel zu sich zu nehmen, die Antioxidantien enthalten. Hierbei sind zu empfehlen: Äpfel, Spargel, Bohnen, Broccoli, brauner Reis, Rosenkohl, grüner Salat, Blumenkohl, junge Erbsen, Mais, Grapefruit, Linsen, Haferflocken, Orangen, Ananas, Kartoffeln, Sojabohnen, Spinat, Erdbeeren. Außerdem sollten Sie täglich einige Sonnenblumen- oder Kürbiskerne essen. Sollte Ihre Ernährung nicht bereits Knoblauch enthalten, empfehle ich, Ihr tägliches Essen damit zu ergänzen.

Sieben goldenen Regeln für ein langes Leben

1. Der Schlaf sollte acht Stunden dauern, nicht mehr und nicht weniger.
2. Das Frühstück sollte niemals ausfallen und alle Mahlzeiten sollten mit größter Regelmäßigkeit eingenommen werden.
3. Dazwischen naschen ist verboten.
4. Das Körpergewicht soll immer auf dem normalen gleichen Stand bleiben.
5. Rauchen ist verboten.
6. Alkohol soll nur in bescheidenen Mengen genossen werden.
7. Regelmäßiges Körpertraining ist unentbehrlich.

Elftes Kapitel

Lebensquelle Wasser

Nur ein paar Zahlen, die uns zu denken geben sollten. Zwar sind 71 Prozent der Erdoberfläche mit Wasser bedeckt, doch 97 Prozent der gesamten Wassermenge sind für den Menschen ungenießbares Salzwasser. Von knapp drei Prozent Süßwasser auf dieser Erde ist das meiste als Eis gebunden, so dass der für den Menschen nutzbare Anteil ganze 0,25 Prozent beträgt! Wäre die Erde eine glatte Kugel ohne Berge und Meerestiefen, würde das Gesamtwasser die Erde 2700 Meter hoch umhüllen. Die Gesamtwassermenge wird auf etwa 1,6 Milliarden Kubikkilometer geschätzt.

Je mehr ich mich mit dem Thema Wasser beschäftige, desto ehrfürchtiger kann ich nur staunen. Wasser ist mehr als nur eine Substanz mit der chemischen Formel H_2O. Wasser ist bipolar. Das Sauerstoffatom hat eine negative Ladung, die zwei Wasserstoffatome sind schwach positiv geladen.

Beim Thema »Homöopathie« habe ich bereits erwähnt, dass Wasser ein Gedächtnis hat. Das liegt, wie neue Forschungen zeigen, an der außergewöhnlichen Anordnung seiner Moleküle und Cluster.

Cluster sind Molekülketten, die sich ständig verändern. Sie sind es, die Energien und Informationen speichern. An diesen Clustern liegt es wohl auch, dass kein Wassertropfen und kein Schneekristall dem anderen gleicht. Sie sind so unterschiedlich und individuell wie unsere Fingerabdrücke.

Wasser widersetzt sich den meisten Gesetzen der Chemie und der Physik.

Einige Beispiele: Eigentlich dürfte Wasser gar nicht flüssig, sondern müsste gasförmig sein, weil seine Ausgangselemente Gase sind. Bei null Grad müsste Wasser ein Gas sein, statt dessen gefriert es bei dieser Temperatur. Der Gefrierpunkt müsste bei etwa minus 120 Grad liegen und sein Siedepunkt bei minus 75 Grad Celsius. Seine größte Dichte hat Wasser bei vier Grad. Die Dichte von Eis ist also geringer als die Dichte von flüssigem Wasser. Eis hat bei gleichem Gewicht ein um neun Prozent größeres Volumen als flüssiges Wasser, weil beim Gefrieren Kristallstrukturen entstehen, die Hohlräume bilden.

Deswegen schwimmt Eis auf dem Wasser und sinkt nicht zu Boden, wo es alles Leben ersticken würde.

In unserem Organismus laufen die meisten Stoffwechselprozesse im wässrigen Milieu ab. Johann Wolfgang von Goethe, der nicht nur unser größter Dichter, sondern auch ein großartiger Naturforscher war, schrieb: »Das Prinzip aller Dinge ist das Wasser; aus Wasser ist alles und ins Wasser kehrt alles zurück.«

Wie sensibel Wasser reagiert, konnte als einer der Ersten der japanische Forscher Dr. Masaru Emoto mit seinen phantastischen Wasserfotos dokumentieren. Er klebte auf eine mit Wasser gefüllte Flasche einen Zettel mit den Worten: »Du bist hässlich, du machst mich krank!« Das Strukturbild dieses nachher eingefrorenen Wassers war völlig chaotisch. Dagegen entstand bei den Worten »Ich liebe dich, du bist schön!« ein wunderschöner harmonischer Kristall. – Wieder ein Beweis dafür, dass Wasser Informationen speichern kann, seien sie nun positiv oder negativ.

Dr. Emoto verweist in seinem Buch *Die Heilkraft des Wassers*, das er gemeinsam mit Jürgen Fliege herausgebracht hat, auf die »morphogenetischen Felder« des englischen Biologen Rupert Sheldrake. In diesen allumfassenden Feldern sind Informationen in Form von Schwingungen gespeichert. So werde z.B. das morphogenetische Feld für »Danke, Dankbarkeit« jedes Mal verstärkt, wenn jemand das Wort ausspricht oder denkt. Je stärker ein morphogenetisches Feld ist, desto leichter ist es für alle anderen Menschen, ebenfalls »Danke« zu sagen, und desto wahrscheinlicher ist es auch, dass sie es tun.

Daraus folgern die Autoren: »Wenn wir einen Gedanken denken…, so wird dieses Schwingungsmuster im Wasser unseres Körpers gespeichert und zeigt sich als entsprechende Schwingung um uns herum und darüber hinaus. So beeinflussen wir unsere Umgebung, andere reagieren darauf, wir erhalten das passende Feedback, das wiederum verstärkt unsere Schwingungen und eben auch das morphogenetische Feld. Daraus wird deutlich, wie wichtig es ist, Gutes zu denken und auszusprechen. Dank der Wasserkristallbilder ist dies nun eindrucksvoll sichtbar.«

Das Buch enthält prachtvolle Fotos der verschiedensten Wasserkristalle.

Eine vielleicht banale Beobachtung am Rande: Jemand, der beim Kochen übellaunig, verärgert oder gleichgültig ist, überträgt seine miese Stimmung auf das Kochgut, das ja zum Großteil aus Wasser besteht. Dieses Essen schmeckt garantiert nicht so gut, wie eines, das von einem fröhlichen, lustvoll am Herd werkenden Menschen zubereitet wird. Ich habe das oft genug beobachtet.

Wie schon des Öfteren erwähnt: Wasser kann Informationen weitergeben. So können Haie Blut im Wasser selbst noch auf 30 Kilometer Entfernung »wittern«. Auch hier handelt es sich um eine extreme Verdünnung ohne die geringsten Materieteilchen. Auslöser sind wie bei den homöopathischen Hochpotenzen lediglich Informationen in Form von Schwingungen. Das gilt aber ebenso für den Fall, dass Schadstoffe ins Wasser gelangen, denn die schädigenden Schwingungen bleiben auch auf große Entfernungen in der Wasserstruktur gespeichert.

Wasser ist unser Nahrungsmittel Nr. 1, wichtiger noch als das tägliche Brot – es ist ein Über-Lebensmittel. Eine Reihe von Wasserforschern hat nachgewiesen, dass Wasser auch ein Heilmittel sein kann.

Der Gesundheitswert eines Wassers hängt nicht allein von Reinheit oder Mineralgehalt ab, sondern auch von seiner Struktur, seinem Informations- und Energiegehalt. Gutes Wasser ist stets ausgeglichen bipolar, d.h. abwechselnd links- und rechtsdrehend. Von Schadstoffen belastetes Wasser ist immer negativ linksdrehend. Sie können das jederzeit mit Pendel und Rute überprüfen. Nur mit rechtsdrehendem, aktivem Wasser, regelmäßig getrunken, kann ein geschädigter Organismus wieder regenerieren.

Die großen Wasser-Forscher

»In der Heimat ein Spinner, im Ausland ein Genie«, titelte eine österreichische Zeitung über den Tiroler Johann Grander. Der 74-jährige Mann behauptet, es sei ihm gelungen, Wasser so zu beleben, dass es wie ein Heilmittel wirkt. Ich habe den urigen Rauschebart einmal in Jochberg bei Kitzbühel besucht. Das war nicht leicht, denn dieser einfache, bescheidene Mann liebt den Rummel um seine Person nicht. Seufzend zeigte er auf die Stapel von Briefen, die täglich aus aller Welt bei ihm eintreffen, und sagte fast traurig, dass er die ja unmöglich alle beantworten könne.

Die Entdeckung des »Grander-Wassers«, wie es heute weltweit genannt wird, sei ihm von Gott zum Wohle der Menschheit gleichsam in den Schoß gelegt worden, sagte der fromme Mann. Dass jetzt »so viel Geschäft« damit gemacht werde, sei ihm eher unangenehm. Der ehemalige Tankstellenpächter, der nur die Grundschule besucht hat, bastelte zunächst an einem Magnetmotor mit einer selbst erfundenen Wasserbatterie. Dabei entdeckte er, dass sich die Energie des Magnetgenerators auf das Wasser übertragen ließ. Dies war der Anstoß für Granders weitere Forschungen mit »hochschwingendem Wasser«.

Das reine Quellwasser holt sich Johann Grander aus einem aufgelassenen Kupferbergwerk. Durch ein spezielles Verfahren, das er als Firmengeheimnis streng hütet, wird dieses Wasser noch weiter veredelt. Als ich den tüchtigen Wasser-Mann, Vater von acht Kindern, 1995 besuchte, kostete ein Liter umgerechnet etwa zwölf Euro. Heute etwa einen Euro mehr. Davon solle man täglich zwei Schnapsgläschen voll trinken, meinte er, dann bleibe man gesund. Für meinen kranken Dackel – »fürs Hundei« – schenkte er mir eine Flasche von dem kostbaren Nass. Tatsächlich konnte unser Freddy nicht genug davon kriegen.

Ich habe dann auch ein Wasserbelebungsgerät bei Johann Grander bestellt, das ich in meinem Haus am Zuleitungsrohr fachgerecht anbringen ließ. Durch magnetische Schwingungen wird damit energiearmes Wasser in hochwertiges veredelt. Ich kann bestätigen, dass uns unser Leitungswasser fortan viel besser schmeckte als vorher. Auch Rute und Pendel zeigten an, dass die Energie des Wassers erheblich zugenommen hatte.

Die Energie des Wassers sei auf die Mineralien des Gesteins zurückzuführen, aus dem es fließe, sagt Grander, es unterscheide sich dadurch auch im Geschmack. Leider werde das Wasser durch die Umweltverschmutzung stark beeinträchtigt. Umso wichtiger sei es, das Wasser zu beleben, ihm neue Energien zuzuführen. In einem Interview sagte Johann Grander: »Die Wasserbelebung gibt dem durch die heutigen Einflüsse geschädigten Wasser die Information wieder, die es braucht, um seine zum Teil verloren gegangene Energie, also seine Widerstandskraft und Kraft zur Selbstreinigung, wieder aufzubauen. Die Wasserbelebung ist in der Lage, die schädlichen Informationen positiv umzupolen, weil sie mit Energien und Schwingungen arbeitet, die aus der Natur selbst kommen.«

Diese Schwingungen liegen, so Grander, in einem derart hohen Frequenzbereich, dass sie nicht von anderen Schwingungen überlagert werden können. So bleibt die Energie unverändert erhalten, auch wenn das belebte Wasser gekocht, gefroren, destilliert, durch Rohre gepresst oder anderweitig behandelt wird.

Johann Grander hat ferner einen »Universalbeleber« entwickelt, mit dem Gülle belebt und Abgase bei Kraftfahrzeugen reduziert werden können. In China wurde das Gerät bei der Staatlichen Eisenbahngesellschaft »China Railroad Corporation« eingesetzt. Mit komplizierten Tests konnte man nachweisen, dass die Dieseleinsparung der Lokomotiven bei sechs Prozent lag, dass die Leistung verstärkt wurde und dass sich der Emissionsausstoß wesentlich verringerte. Es gibt keine sichtbaren grauen Auspuffwolken mehr.

Mittlerweile exportiert Johann Grander sein »Wunderwasser« und seine Geräte in alle Welt. Die Briefstapel zeugen von zufriedenen Kunden. Vielen half und hilft das Wasser bei den verschiedensten Beschwerden. Doch das Tiroler Original sieht sich keineswegs als Wunderheiler.

Ein zweiter begnadeter Wasser-Forscher war der österreichische Förster Viktor Schauberger (1886–1958). Durch jahrzehntelange genaue Naturbeobachtung entdeckte er, dass die natürliche Wasserbewegung in naturbelassenen Wasserläufen niemals expansiv vor sich geht. Das Wasser wird vielmehr durch die geschwungene oder schlängelnde Flussrichtung und durch die Mäanderbildung von außen, also von den Ufern weg, nach innen bewegt und eingerollt. Das Wasser reinigt sich dadurch selbsttätig. Die Einrollung im Sinne einer Raumspirale ermöglicht das Einholen von Sauerstoff und Kohlensäure aus der Luft. Das Wasser atmet wie alle Pflanzen, Tiere und Menschen. Das mitgeführte Geschiebe wird durch diese Bewegungsart zerrieben und dient dem Fluss als Wegzehrung, wie auch die beatmeten Nährstoffe im Körper erst das Leben ermöglichen. Beim richtig bewegten Wasser haben wir es mit einem Lebensvorgang zu tun, der bisher unbeobachtet und unerforscht war. Nicht bewegtes Wasser ist tot und letztlich für das Leben giftig.

Schauberger entdeckte das Phänomen der Levitation des Wassers, einer Auftriebskraft, dem Gegenteil zur Schwerkraft (Gravitation). Lachse können z.B. dank dieser auftreibenden Kraft hohe Wasserfälle überwinden, sie werden gleichsam durch einen Energiekanal hinaufgesogen. Diesen Sog nach oben versuchte der Naturforscher zu kopieren, denn darin sah er die Möglichkeit, energetisches Wasser zu erzeugen. Er konstruierte Maschinen, um durch eine spezielle spiralförmige Verwirbelung aus Abwasser dynamisches Wasser zu machen.

Viktor Schauberger war auf dem besten Weg, Wasser und Luft als Kraftstoffe für umweltfreundliche Maschinen zu nutzen. Doch die etablierte Wissenschaft erwirkte ein Verbot seiner Versuche. Nach dem Krieg beschlagnahmten die Alliierten alle Unterlagen des Forschers. Sie sind seither nie wieder aufgetaucht.

Sein Sohn Walter Schauberger konstruierte nach den mündlichen Überlieferungen seines Vaters einen eiförmigen Wasserverwirbler, der auf einen Wasserhahn aufgesteckt werden kann. Durch die kräftige Wirbelbewegung erhöht sich nachweislich die Qualität des Wassers. Schwedische Versuche mit Abwässern ergaben, dass vor dem Versuch mit dem Schauberger-Wasserverwirbler 640 000 Bakterien pro Kubikzentimeter gefunden wurden. Nach acht Tagen war die Zahl durch das Verwirbeln auf 5 000 gesunken. Der üble Geruch des Wassers im Wirbelbehälter verschwand bereits nach einer Viertelstunde.

Schließlich sei noch der in Meersburg am Bodensee wohnhafte Wasserforscher Roland Plocher erwähnt, der 1993 mit seinen Produkten zur Wasservitalisierung aufhorchen ließ. In Deutschland wurde er durch verschiedene TV-Sendungen und andere Medienberichte bekannt. Inzwischen, so lese ich, sind Plocher-Produkte bereits in 35 Ländern im Einsatz.

Plocher geht es vor allem um eine Wiederbelebung von krank gewordenem Wasser. Der Forscher gibt selbst stark geschädigtem Wasser seine ursprüngliche Quellwasserstruktur zurück. Wie er das macht, ist natürlich sein Geheimnis. Sie machen alle ein Geheimnis daraus, die Herren Wassermacher.

Fest steht: Es handelt sich um schwingungsmäßige Informationen, die dem Wasser aufgeprägt werden. Selbstheilungskräfte können sich so entfalten.

Man weiß, dass Roland Plocher unter anderem mit Materialien in bestimmten geometrischen Anordnungen arbeitet, ferner mit Trichtern, die spiralförmige Urschwingungen erzeugen. Viktor Schauberger ist wohl auch hier der Vater des Gedankens.

Urs Honauer schreibt: »Die von Roland Plocher auf seine Akkumulatoren geladenen Informationen dürften die energetischen Schwingungen von Gasen und Stoffen enthalten, welche für die angestrebte positive und lebensaufbauende Energie zuständig sind, die er in verschiedenen qualitativ hochstehenden Quellwassern gefunden hat und auf seine Geräte überträgt. Durch diese Energie kommt dann die Heilung von innen zustande. Während die Resultate der Wasservitalisierung wissenschaftlich belegt sind, ist die Wirkungsweise aus empirischer Sicht immer noch ein großes Fragezeichen.«

Roland Plocher ist es gelungen, mit seinen Produkten eine Reihe von Seen und Teichen in Mecklenburg, die so verschmutzt waren, dass sogar ein Badeverbot erlassen werden musste, wieder zu reinigen und zu vitalisieren. Er verwendete dazu so genannte »Energieröhren«, die auf Aluminiumfolien gespeicherte Schwingungsinformationen enthalten. Außerdem wurden einige Kilo Quarzpulver, dem ebenfalls spezielle Informationen aufgeprägt waren, in das Wasser gekippt.

Wenn mancher dieses scheinbar mysteriöse Informations- und Schwingungs-Getue belächelt, so ist doch Tatsache, dass es funktioniert! Plocher hat auch ein Kästchen konstruiert, das man problemlos an der Wasserleitung anbringen kann. Ich habe es noch nicht getestet, aber Benutzer versichern, dass sich dadurch Kalkablagerungen verringern, das Wasser besser schmeckt, Seifenallergien verschwinden und dass der Waschmittelverbrauch stark reduziert wird.

Es würde zu weit führen, an dieser Stelle alle maßgeblichen Wasserpioniere ausführlich zu würdigen. Etwa den Biologen Theodor Schwenk, der eine eigene Tropfenbildmethode entwickelte, mit der die Qualität eines Wassers anhand eines Wassertropfens bildlich dargestellt werden kann, oder den Basler Mediziner Hans Jenny, der nachgewiesen hat, wie z. B. Tonschwingungen das Wasser beeinflussen können, wie Klänge die Oberflächenspannung und damit die Dichte des Wassers verändern.

Lichtwässer und ihre Heilkräfte

Um gesund zu bleiben, sollte der Mensch als Faustregel pro Kilo Körpergewicht 30 ml Wasser pro Tag trinken. Aber nicht jedes Wasser ist wirklich ein Lebens-Mittel. Wasser ist nicht gleich Wasser. Das lässt sich heute durch eine spezielle Methode der Wasserfotografie sehr schön darstellen. So bildet das in ungestörter Natur gewonnene Wasser harmonische Kristallstrukturen. In verseuchten Gebieten sind diese Strukturen unsymmetrisch und chaotisch. Besonders zerstörerisch auf Wasser wirkt Elektromagnetismus.

In ihrem Buch *Lichtwässer und ihre Heilkräfte* erwähnt die Schweizer Autorin Gudrun Dalla Via ein erstaunliches Beispiel dafür, wie sensibel Wasser reagieren kann: »Unharmonische Rhythmen und Geräusche wirken störend, und sogar der Einfluss der Gedanken ist deutlich erkennbar in der unterschiedlichen Ausbildung der Wasserkristalle. Das menschliche Bewusstsein scheint einen besonders starken Einfluss auf die Kristallisationsfähigkeit des Wassers zu haben. ›Liebe und Dankbarkeit‹, ganz gleich in welcher Sprache ausgesprochen oder gedacht, sind Worte, auf die Wasser und lebende Strukturen wie Pflanzkeimlinge oder Sprossen ganz besonders gut ansprechen. Auch Gebete, vor allem, wenn sie von vielen Menschen gleichzeitig gesprochen werden, hinterlassen bleibende Spuren im Wasser.«

Gedanken und Sprache sind eben auch energetische Schwingungen.

Die italienische Wissenschaftlerin und Biologin Dr. Enza Maria Ciccolo entdeckte bereits in den achtziger Jahren, dass Wässer von bestimmten Wallfahrtsorten eine besondere Kraft haben. Sie nannte sie »Lichtwässer«, weil sie mit allen sieben Lichtfrequenzen in Resonanz treten. Die sieben Lichtfrequenzen ergeben zusammen das weiße Licht. Weißes Licht bricht sich, zum Beispiel im Regenbogen, in sieben Grundfarben.

Was heißt nun »in Resonanz treten«? Gudrun Dalla Via nennt Enrico Caruso als Beispiel. Er unterhielt seine Gäste häufig damit, dass er ein Kristallglas zum Bersten brachte, indem er kräftig hineinsang. Auch wieder ein Resonanzphänomen. Man kann also durch Resonanz, das heißt durch gleiche Wellenlänge/Frequenz, die Wirkung jeder natürlichen Schwingung anregen und verstärken.

Die Lichtwässer können, vereinfacht ausgedrückt, in Unordnung geratene Organe und Gewebe in eine Frequenz einschwingen, die ihrem gesunden Zustand entspricht. Gudrun Dalla Via: »In den meisten Fällen ›besinnt‹ sich das Organ oder Gewebe wieder auf seine ursprüngliche Wellenlänge und Frequenz. Es kann dann seinen normalen Funktionsrhythmus wieder aufnehmen, ohne dass ihm Stoffe verabreicht wurden, die unter Umständen unerwünschte Nebenwirkungen haben können.«

Als erstes Wasser untersuchte Dr. Enza Ciccolo das Wasser des berühmten südfranzösischen Wallfahrtsortes Lourdes. Sie war zunächst entsetzt, als sie sah, wie viele kranke, auch mit Hautleiden behaftete Pilger in ein und dasselbe Wasserbecken stiegen. Konnten sich die Leute da nicht erst recht gegenseitig anstecken?

Die Biologin nahm Wasserproben mit und ließ in verschiedenen Universitätslabors Tests durchführen. Das Ergebnis: Bakterien und andere Mikroorganismen verhielten sich im Lourdes-Wasser anders als in normalem Wasser – sie verloren ihre Aggressivität, wurden »harmlos«. Und noch etwas kam zu Tage: Dieses Wasser stand in Resonanz mit allen sieben Frequenzen des Lichtspektrums. Außerdem stellte sich heraus, dass dieses Wasser rechtsdrehend ist und dass es sich reproduzieren, »fortpflanzen« lässt, und zwar auf unbeschränkt viele »Generationen«.

In der Folge untersuchte Dr. Ciccolo Hunderte von Wasserproben, die ihr aus aller Welt zugeschickt wurden. Es stellte sich heraus, dass nicht alle Lichtwässer unbedingt etwas mit Religion zu tun haben müssen. Auch Wässer, die nicht aus Marienerscheinungsorten stammen, können ähnliche heilende Wirkungen haben. Allerdings konnte man feststellen, dass bestimmte Wallfahrtsorte Orte der Kraft sind und dass sich ihre Energie offenbar auf das dortige Wasser überträgt.

Das Erstaunliche an diesen »Lichtwässern« ist, dass sie sich dank ihrer energetischen Wirkung hervorragend für die verschiedensten Therapiemöglichkeiten eignen. Diese Wirkung kann man mit bestimmten hochempfindlichen Instrumenten messen. Das hat man an verschiedenen Universitäten getan, und die Ergebnisse waren jedes Mal identisch. Dabei machte man eine interessante Entdeckung: Die Wässer von Lourdes und Fatima haben dieselben Frequenzen wie die menschlichen Gehirnwellen. Man stellte dabei auch fest, dass Lichtwässer eine Rechtsdrehung haben und imstande sind, unharmonische Linksdrehungen auszugleichen.

An der Universität Bari wurde von dem Chemiker Prof. Dr. Angelo De Giglio die Energie der Lichtwässer in zahlreichen Versuchen erforscht. Sein Urteil: »Als Forscher bin ich fasziniert von einer besonderen Eigenschaft dieser Wässer, nämlich der, unter bestimmten Bedingungen unendlich reproduzierbar zu sein.«

Was heißt »reproduzierbar«? Es ist ähnlich wie bei der Homöopathie: Ich habe eine Ursubstanz, sagen wir die der Ringelblume. Davon nehme ich ein Tröpfchen, verdünne es, verschüttle das Ganze, nehme wieder ein Tröpfchen, verdünne es usw. Selbst in der stärksten Verdünnung steckt stets noch die heilende Information der Ringelblume.

Und so wird's gemacht...

Man nimmt von einem Fläschchen »Basiswasser«, z.B. dem von Lourdes oder einem anderen, das mit allen sieben Lichtfrequenzen in Resonanz steht, und gibt davon neun Tropfen auf einen Liter normales Trinkwasser – auf keinen Fall destilliertes Wasser, weil dieses energetisch schwach ist. Für jeden weiteren Liter noch einmal neun Tropfen. (Bezugsquelle für Basiswässer im Anhang). Dieses Mischungsverhältnis wurde von der Entdeckerin Dr. Enza Maria Ciccolo aufgrund zahlreicher Tests festgelegt. Nach mindestens 24 Stunden kann man das frisch angesetzte Lichtwasser weiter vermehren. Der beste Zeitpunkt für die Reproduktion ist laut Gudrun Dalla Via der Morgen zwischen 3 und 11 Uhr. Also wieder neun Tropfen von dem 24-Stunden-Lichtwasser auf einen Liter gutes Trinkwasser. Generationen lang lässt sich so das Lichtwasser reproduzieren und weiter vermehren.

Nach den mir vorliegenden Unterlagen wirken die Lichtwässer heilend bei Augenerkrankungen (Entzündungen, Verletzung, Gerstenkorn), Haut- und Haarproblemen (Akne, Abszesse, Ekzeme, Herpes, Fußpilz), Wunden und Verletzungen, Biss- und Kratzwunden, Insektenstichen, bei Infektionen wie Schnupfen und Grippe, bei Zahnbeschwerden, Magenverstimmungen, Übelkeit, Darmproblemen, Immunschwäche, Frauen- und Männerleiden, Knochen- und Gelenkschmerzen, Muskelerkrankungen und bei psychischen Problemen.

Bei all diesen Gesundheitsproblemen werden die Lichtwässer auf die verschiedenste Art benutzt, teils innerlich tropfen- oder glasweise, teils äußerlich als Wickel, Verbände, Bäder oder versetzt mit Crèmes, Ölen usw. Oft auch werden die fünf Basiswässer unterschiedlich kombiniert. Diese fünf sind, benannt nach ihrem Ursprungsort:

- Lourdeswasser
- Montichiariwasser
- Medjugorjewasser
- San-Damiano-Wasser
- Fatimawasser

Mit Lichtwässern kann man sich ohne weiteres zusätzlich zu den vom Arzt verordneten Mitteln behandeln. Meist braucht man dann stetig weniger Medikamente. Die Verträglichkeit von pharmazeutischen Arzneimitteln wird durch Lichtwässer erhöht, Nebenwirkungen werden reduziert. Homöopathische Mittel sollte man hingegen nicht gleichzeitig mit Lichtwässern einnehmen, sondern zu verschiedenen Zeitpunkten.

Um das hohe Schwingungspotential der Lichtwässer zu erhalten, sollte man nach dem Rat von Dr. Ciccolo keine Kunststoffgefäße verwenden, da diese nicht so gute Schwingungen besitzen, sondern Gläser. Auch Porzellan- und Tonkrüge haben ähnlich gute Schwingungseigenschaften wie Glas. Falls das Wasser einmal längere Zeit still steht, sollte es mehrmals umgegossen und dadurch gleichsam wieder »aufgeweckt« werden. Ein Vorgang, welcher der homöopathischen Schüttelung ähnelt.

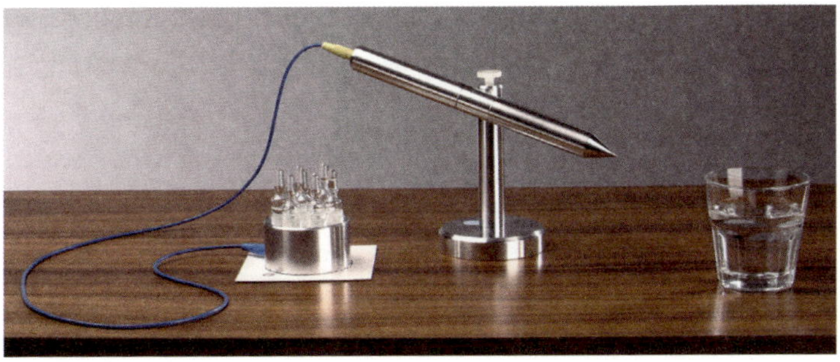

Herstellung von energievollem Wasser mit dem Orgongerät

Energievolles Wasser

Es gibt aber auch ohne Lichtwasser aus einem Wallfahrtsort die Möglichkeit, sich seinen täglichen Wassertrunk energetisch aufzubereiten, ohne viel Aufwand und ohne teure Geräte. Hier ein paar Tipps:

Die Körbler-Methode: Sie füllen einen Glaskrug mit gutem Wasser. Nun umkreisen Sie die Krugöffnung etwa zehn Mal mit der geöffneten rechten Hand (Linkshänder mit der linken Hand). Anschließend wedeln Sie mit der flachen Hand schnell etwa zwanzig Mal dicht über den Krug, so als wollten Sie eine Fliege wegscheuchen. Machen Sie vorher und nachher eine Prüfung mit Rute oder Pendel! Sie werden staunen, wie viel Power jetzt in dem Wasser steckt!

Durch das Hin- und Herbewegen der Hand wird dem Wasser nicht nur eine bessere Verträglichkeit aufgeprägt, auch sein Energiegehalt wird deutlich gesteigert.

Ich habe festgestellt, dass man mit diesem Trick und auch dadurch, dass man das Glas etwa eine Minute mit beiden Händen umklammert hält und positive Gedanken auf den Inhalt überträgt, aus einem mittelmäßigen Wein einen recht guten Tropfen zaubern kann.

Die Sonnen-Methode: Bevor Sie den Krug mit Wasser füllen, legen Sie ein paar Edelsteine oder Kräuter aus Ihrem Garten hinein. Es genügt auch ein schöner Bergkristall. Geben Sie Wasser darauf und stellen Sie den Krug ein paar Stunden in die pralle Sonne. Das Wasser nimmt die Schwingungen der Lebensspenderin Sonne, der edlen Steine und der Kräuter in sich auf und gibt sie als Energie an Sie ab.

Die Orgon-Methode: Sie bestrahlen Ihr tägliches Trinkwasser mit einem Orgonstrahler oder dem ABARIS-Pfeil. Ehe Sie noch bis zehn gezählt haben, ist das Wasser energetisch aufgeladen.

Außerdem gibt es, ebenfalls von der Firma MEDEA 7, Wasserplättchen, die man an der Hauptwasserleitung aufklebt. Sie müssen die

Wasserleitung einmal vollständig umschließen. Das Leitungswasser wird dadurch energetisiert und harmonisiert; energetische Störungen des Wassers können ebenfalls neutralisiert werden.

Für die Energetisierung größerer Wassermengen, z. B. für meinen Pool, verwende ich mit sehr gutem Erfolg den Bio-Aqua-Plus-Stab derselben Firma. Es handelt sich dabei um ein einfaches schwarzes Rohr, an beiden Seiten verschlossen, etwa 26 cm lang und 4 cm im Durchmesser. Im Inneren befindet sich ein modifizierter Orgonstrahler, außerdem ist die Röhre mit zahlreichen Informationsschwingungen programmiert. Diese helfen selbst verschmutztem Wasser, in ein natürliches Gleichgewicht zurück zu gelangen, indem sie Selbstheilungskräfte aktivieren. Das führt dazu, dass Naturvorgänge wieder natürlich ablaufen.

Legt man den Stab in ein Wasserfass, kann man damit Futtermittel energetisieren. Innerhalb weniger Sekunden wird das Wasser »aufgeladen« und kann dann auf die Futtermittel gesprüht werden.

In die Badewanne gelegt, erzeugt der Stab ein Power-Bad, Badezusätze werden verträglicher für die Haut, man fühlt sich wie neu geboren.

Die Chip-Methode: Stellen Sie ein Glas Wasser auf einen Harmony Chip (siehe folgendes Kapitel). Im September 2004 hat Dipl.-Ing. Joachim M. Wagner verschiedene Tests durchführen und fotografisch dokumentieren lassen. Von zwei Krügen mit normalem, gefiltertem Leitungswasser wurde einer auf einen Chip gestellt, der andere daneben. Die mikroskopischen Fotos zeigen, dass das »gechipte« Wasser wieder seine natürlichen Kristallformen bildet und hervorragend schmeckt, das andere jedoch matt und unharmonisch aussieht und auch so schmeckt. Auffallend ist, dass sich die Kraft des Chip-Wassers nach einiger Zeit sogar auf den daneben stehenden unbehandelten Krug überträgt und diesem Wasser die gleiche Lebendigkeit verleiht.

Wasser ist wie Blut ein besonderer Saft, mit dem wir sehr sorgsam umgehen sollten. Ich habe Ihnen einige Methoden vorgestellt, mit denen man durch feinstoffliche Schwingungen Wasser beleben kann. Jeder kann sich davon überzeugen, dass belebtes Wasser unserem Körper fehlende Energie zuführen kann. Manche Forscher behaupten, vitalisiertes Wasser könne dazu führen, dass sich die Menschen verstärkt jung fühlen.

Zwölftes Kapitel

Der Wunder-Chip

Dipl.-Ing. Joachim M. Wagner ist ein sanfter junger Mann, den ich bei Freunden auf Mallorca kennen lernte. Er sprach voll missionarischer Begeisterung von einem Chip, den er gemeinsam mit einem Techniker und einem Autodidakten erfunden hatte. Ich dachte, es geht um irgendwelche Computerdinger. Davon verstehe ich wenig, und das Wenige reicht mir vollauf. Hellhörig wurde ich allerdings, als das Wort »Gesundheit« fiel.

Wie bitte? Ein Chip, so groß wie eine Briefmarke, den man dort auf die Haut klebt, wo es weh tut, und die Schmerzen verschwinden? Mit großem Interesse verfolgte ich den Privatvortrag, dem sich ein lebhafter Gedankenaustausch anschloss.

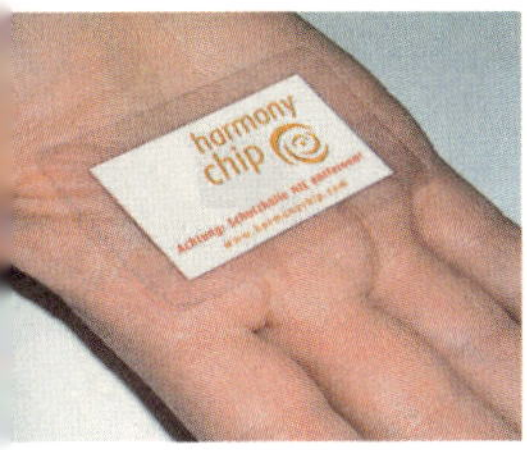

Harmony Chip

Dieser »Harmony Chip«, so erfuhren wir, wurde zunächst für technische Zwecke am Auto entwickelt. Tatsächlich bewirkte er dort u.a. einen geringeren Spritverbrauch, höhere Dynamik, bessere Beschleunigung und letztlich sogar eine Wirkungsverbesserung von bereits altersschwachen Stoßdämpfern. Dass der Chip auch die Gesundheit von Menschen und Tieren positiv beeinflussen kann, erwies sich nach vielen Versuchen.

Die Wirkung des Chips ist individuell verschieden. Bei manchen Menschen kann sich eine erste Reaktion binnen Sekunden bemerkbar machen, bei anderen kann es Tage bis hin zu mehreren Wochen dauern. Defizite werden ausgeglichen und Störungen gelöscht, sowohl körperlich als auch geistig-seelisch, erklärte uns der Erfinder.

Wenn sich zum Beispiel der Organismus in einem chaotischen Zustand befinde, sei es aufgrund von Elektrosmog, Stress, falscher Ernährung usw., dann stellt der Chip wie ein Dirigent bei einem dissonant spielenden Orchester wieder wohltuende Harmonie her.

»Mit Hilfe des Harmony Chips entwurzelt man einen Konflikt des Körpers und des Geistes. Diese Änderung oder Korrektur geschieht nicht gewaltsam oder durch einen Befehl, sondern durch die Anwendung der natürlichen Schwingungen, die alles Lebendige miteinander verbinden«, heißt es in einem Handbuch für Heilberufler von Karma Singh. Schwingungen? Aha! Also auch hier Orgonenergie?

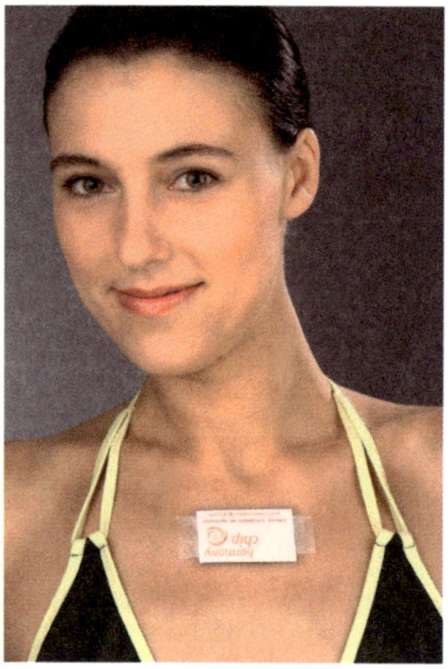
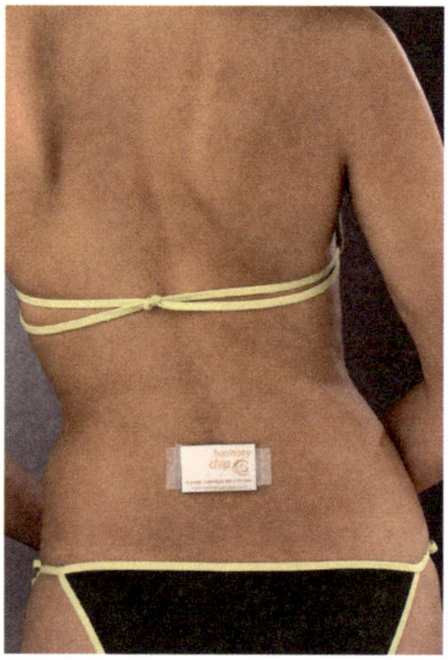

Platzierung des Harmony Chips

links: an der Thymusdrüse

rechts: am Min-Meng-Punkt

nächste Seite: am Punkt der Rückenstärke

Joachim M. Wagner: »Der Harmony Chip besitzt mehrere hundert feinste Antennen in Form von Schwingkreisen, die räumlich angeordnet und durch ein Netzwerk miteinander verbunden sind. Diese können natürliche Schwingungen empfangen und räumlich sowie zeitlich verfeinert wieder zurücksenden.«

Der Chip, so der Erfinder, vermag ungeordnete, chaotische Strukturen des Körpers und des Geistes neu zu ordnen, zu harmonisieren. Bei manchen Chip-Anwendern werden gleich zu Beginn Entgiftungsprozesse in Gang gesetzt, eine Art Erstverschlimmerung, wie sie aus der Homöopathie oder der Naturheilkunde als gutes Zeichen bekannt ist. Danach tritt fast immer Besserung ein.

Für die optimale Anwendung empfiehlt Dipl.-Ing. Joachim M. Wagner folgende fünf Stellen, auf denen der Chip, am besten mit einem leicht entfernbaren Pflaster, angebracht werden sollte:

Der Punkt der Klarheit: Fontanelle. Sie befindet sich oben auf der Schädeldecke, wo vier Knochenplatten zusammen kommen, etwa eine Mittelfingerlänge hinter der Stirn. Man lege den Chip auf die Stelle, schließe die Augen und sitze so aufrecht wie möglich. Wenn der Harmony Chip einen dauerhaften Kontakt zur Fontanelle hat, wird eine fortlaufende Klärung der Gedanken stattfinden. Dadurch werden selbstvernichtende Gedankenstrukturen und Gewohnheiten sanft, aber endgültig behoben.

Der Punkt der Energie: Thymusdrüse. Dieser wichtige Energiepunkt liegt etwa drei Zentimeter unterhalb des oberen Brustbeins.

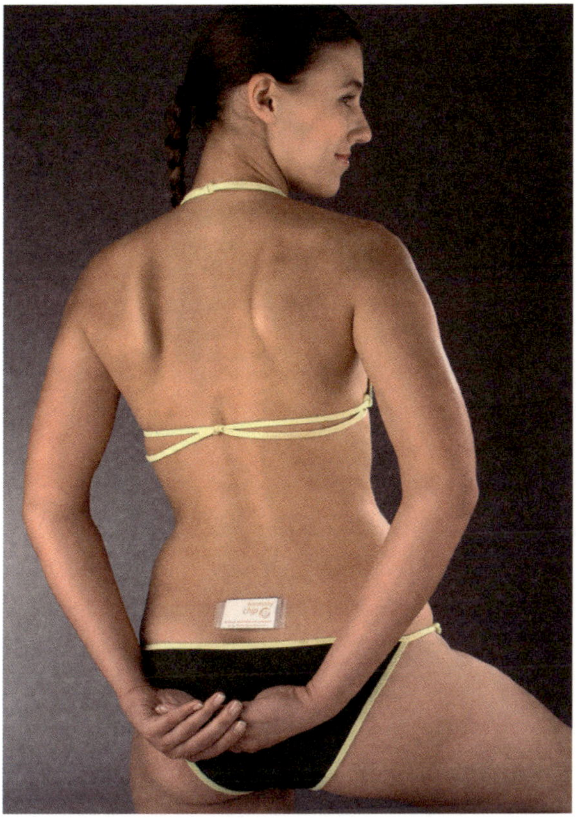

Darauf klebe man den Harmony Chip. Hilft sowohl bei Erschöpfung und chronischer Müdigkeit als auch bei emotionalen Verzwicktheiten.

Der Punkt der Vitalität: Solar Plexus. Hier wird der Chip auf die untere Spitze des Brustbeins geklebt. Das dahinter liegende Nervenzentrum bestimmt die Vitalität.

Der Punkt, der den Rücken stärkt: Kreuzbein. Das Gleichgewichtszentrum liegt in der Mitte des Kreuzbeins. Wenn man den Harmony Chip darauf klebt, wird die seelische und körperliche Balance gefördert. Man geht automatisch geradeaus durchs Leben. Man hat Rückgrat.

Der Punkt des Wohlbefindens: Min-Meng-Punkt. Dieser Punkt befindet sich auf der Wirbelsäule genau gegenüber dem Bauchnabel. Auch hier bewirkt der Chip eine Verbesserung körperlicher und psychischer Schwächen sowie eine deutliche Stärkung des körpereigenen Energiesystems. Man verdaut nicht nur im üblichen Sinn des Wortes besser, sondern hat die Fähigkeit, das Leben insgesamt besser zu verdauen und zu bewältigen.

Der Harmony Chip sollte nach dem Rat des Erfinders so lange getragen werden, bis Besserung eintritt und noch ein paar Tage darüber hinaus. Im Idealfall 24 Stunden am Tag und sieben Tage die Woche. Die Entfernung des Chips verringert keineswegs den bereits gewonnenen Nutzen, sie verzögert allenfalls den Eintritt weiterer Vorteile.

Ein wichtiger Hinweis der Hersteller: Bei einer bestehenden Therapie, auch auf schulmedizinischer Grundlage, ist der Harmony Chip keinesfalls als Ersatz zu sehen, sondern vielmehr als Förderung und Unterstützung dieser Therapie.

Erfahrungen mit dem Harmony Chip

Ich selbst konnte auf einer Reise plötzlich einsetzende starke Rückenschmerzen mit dem Chip über Nacht beseitigen. Ich klebte ihn einfach genau auf die schmerzende Stelle und vergaß ihn dann. Erst, als ich unter der Dusche stand, merkte ich, dass da etwas auf meinem Rücken klebte. Als ich den Chip entfernte, setzten die Schmerzen bald wieder ein, allerdings in weit geringerem Maß als zuvor. Also wieder drauf mit dem Wunderding. Ich ließ ihn dann einige Tage auf dieser Stelle, und diesmal waren die Probleme auf Dauer beseitigt.

Dr. med. Angelika Neureiter, Ärztin in Bad Saarow, bestätigt: »Ich hatte Beschwerden im Sprunggelenk. Durch eine alte Verletzung kam es immer wieder zu schmerzhaftem Umknicken. Ich steckte den Chip in den Strumpf auf die schmerzende Stelle. Damit war die Sache auch schon vergessen. Seither empfehle ich den Chip meinen Patienten mit chronischen Beschwerden. Nach meiner Erfahrung gibt es für eine nebenwirkungsfreie Linderung derzeit nichts Besseres als diese neue Technik.«

Katharine K. aus Hannover schleppte einen ganzen Tag lang Holz. »Am Abend spürte ich dann starke Schmerzen im Rücken. Durch die ungewohnte Arbeit war ich auch total erschöpft. Ich klebte mir den Chip auf die Stelle und ging ins Bett. Am nächsten Morgen war ich sehr überrascht, denn ich hatte keine Schmerzen mehr und fühlte mich total frisch und munter.«

Sigrid K., 60, Berlin: »Meine durch Arthrose stark geschwollenen, knotigen Knöchel sind durch den Harmony Chip wieder abgeschwollen, die Hände sind wieder schlank und beweglich, ich kann die Finger wieder gerade machen. Die gesamte Leistungsfähigkeit ist gestiegen.«

Carola D., 48: »Der Chip hat meine gesamte Leistungsfähigkeit verbessert. Ich war allergisch gegen Katzen, Milch, Nickel, Nüsse, Hausstaub. Jetzt kann ich meine Katze wieder knuddeln, ich vertrage alle Milchprodukte, meine Nase ist frei. Ich wende den Chip auch bei Kopfschmerzen und Migräne an. Schon nach 30 Minuten bin ich wieder beschwerdefrei.«

Thomas R., 43, aus Wietze hatte Rückenschmerzen seit seinem fünften Lebensjahr. »Mir wurden die verschiedensten Medikamente und Anwendungen verordnet, doch nichts half. Das Gehen wurde mir zur Qual. Ein Freund verschaffte mir den Harmony Chip, den ich auf den Punkt klebte. Ich beließ den Chip drei Wochen an dieser Stelle und bin seitdem absolut beschwerdefrei. Was Ärzte in 38 Jahren nicht geschafft hatten, erledigte der Chip in drei Wochen!«

Peter C., Berlin: »An einem Nachmittag im November 2003 fuhr ich von Berlin mit dem Auto nach Frankfurt/Main. Meinen Harmony Chip hatte ich vorsorglich auf das Kreuzbein geklebt. Früher musste ich spätestens nach zwei Stunden mit schmerzendem Rücken eine Pause machen. Diesmal konnte ich mit dem Chip sechs Stunden ohne Probleme durchfahren.«

Dean S., Virginia, USA: «Meine Frau war wegen eines Reitunfalls und vieler verpfuschter Operationen aufgrund von Schmerzen bettlägerig. Der Harmony Chip hat nicht nur ermöglicht, dass sie ein einigermaßen normales Leben führen kann, sondern hat auch ihre Medikamentenkosten drastisch reduziert.«

Und so wird's gemacht…

Bei Rheuma und Arthritis empfiehlt Joachim M. Wagner, den Chip abwechselnd auf folgende Stellen zu kleben: auf die Thymusdrüse oder auf den Unterbauch, knapp oberhalb des Schambeins. Es kann auch sein, dass sich sogar beschädigte Gelenke nach einigen Monaten erholen, wenn ein Harmony Chip dauernd darauf angebracht ist.

Bei Erkältung und Grippe sollte der Chip längere Zeit auf dem Hals-Chakra getragen werden. Dadurch wird der Körper rascher entgiftet und die Krankheitsdauer verkürzt.

Bei Kopfschmerzen sollte man folgendermaßen vorgehen. Treten die Schmerzen in den Schläfen auf, klebe man den Chip links und rechts auf die zwölfte Rippe, ebenso bei Schmerzen im Hinterkopf. Bei Schmerzen über oder hinter den Augen: Wenn zwei Harmony Chips vorhanden sind und jeweils einer auf die Mitte der Schlüsselbeine geklebt wird, lösen sich die Beschwerden relativ schnell. Schmerzen mitten auf dem Schädel können auf Wassermangel hindeuten. Wenn das Trinken eines Glases sauberen Wassers nicht hilft, dann lege man einen Chip auf die Fontanelle. Befreit vom Schmerz oft innerhalb weniger Minuten.

Bei Haarausfall werden die Chips hinten und vorne auf die Mitte der Leber geklebt. Diese Stellen sind am rechten unteren Brustkörper, eine Mittelfingerlänge von der rechten Kante des Brustbeins und vier Fingerbreit oberhalb der neunten Rippe liegend, zu finden, d.h. die Fingerspitze des kleinen Fingers auf die neunte Rippe legen; die Mitte des Chips kommt dorthin, wo die Zeigefingerspitze liegt. Direkt dahinter auf den Rücken wird der zweite Harmony Chip geklebt. Befestigen Sie den Harmony-Chip am besten mit mindestens zwei sich überkreuzenden Streifen guten Heftpflasters. Gerade wenn man ihn länger trägt, ist dies wichtig. (Auf den Fotos sehen Sie den Chip aus Gründen der Anschaulichkeit nur »angeheftet«. Bitte lassen Sie sich dadurch nicht täuschen.)

Selbst bei Impotenz/Frigidität und Unfruchtbarkeit ist der Harmony Chip effektiv.

Bei Altersbeschwerden heißt es: »Alt zu werden ist lediglich eine schlechte Angewohnheit. Um es zu werden, muss man dem Körper täglich immer mehr von der Lebensenergie verweigern, die er braucht. Der Harmony Chip kann eine Umkehrung auslösen. Die Stellen, an denen er angebracht werden sollte, sind die Füße direkt oberhalb des Spanns.«

Verblüffung am Auto

Auch im technischen Bereich kann der Harmony Chip wahre Wunder bewirken. Joachim M. Wagner: »Ich habe mein Auto, einen Diesel, beinahe von Anfang an mit dieser Technologie verwöhnt. Ich fahre seit 13 Jahren, der Tacho zeigt jetzt 565 000 km an; der letzte Ölwechsel war vor 150 000 km; die Bremsen schaffen regelmäßig ohne Austausch 200 000 km. Die Reifen halten auch bei zügiger Fahrweise 150 000 km im Durchschnitt. Ein defekter Stoßdämpfer hat sich durch die Anwendung der Technologie wieder »geheilt«. Das Auto ist jetzt zum echten Versuchsstück geworden und wird mit Schwingkreis-Technologie ›behandelt‹, bis es wirklich nicht mehr geht.«

Erstaunliche Wirkung nicht nur im Pool

Einen ungewöhnlichen Erfolg erzielte Frau Marina W. mit dem Chip bei ihrem Pool im Garten. »Mein Pool ist mit einer elektronisch gesteuerten Filteranlage ausgestattet. Diese misst den ph-Wert und den Chlorgehalt. Bei Bedarf wird automatisch die entsprechende Lösung zugeführt. Bei einem Beckeninhalt von 50 000 Litern verbrauchte ich in einer Badesaison ca. 150 Liter Chlorlösung. Herr Wagner empfahl mir, den Chip am Verbindungsrohr zwischen Pumpe und Quarzsandfilter anzubringen. Das Ergebnis: Die Pumpe lief wesentlich leiser und der Chlorverbrauch sank um 45 Prozent. Außerdem hat sich die Wasserqualität erheblich verbessert. Das Wasser war wesentlich weicher und roch fast nicht mehr nach Chlor.«

Fazit: Kleiner Chip – große Wirkung.

Andere Chip-Anwender bestätigen die unterschiedlichsten Dinge: Chip über Nacht im Wasserkocher vergessen, am Morgen war der Kocher entkalkt.

Eine Bachblüten-Mischung auf den Chip gestellt: »Ich spürte es sofort nach dem Einnehmen. Die Mischung wirkte viel transparenter, viel klarer auf mich. Ich spürte die Blüten unmittelbar.«

»Meinen Kaffee koche ich nur noch mit Wasser, das zuvor durch den Harmony Chip belebt wurde. Der Geschmack ist jetzt weicher und voller.«

»Bei Computerarbeit den Chip auf die innere Seite des Handgelenks kleben und die Beschwerden, die ich hier immer hatte, sind verschwunden.«

Mit Blick in die Zukunft meint Joachim M. Wagner selbstbewusst: »Was mit dem Chip alles werden kann, weiß ich nicht, ich weiß aber, dass mit dieser Technologie zur Energietransformation alles möglich ist, daher rechne ich mit sehr beachtlichen Verbesserungen und Quantensprüngen.«

Joachim M. Wagner und seine Mitarbeiter, die auch einen kostenlosen Beratungsdienst eingerichtet haben, garantieren: Wer den Harmony Chip bestellt hat und nicht davon überzeugt ist, kann ihn innerhalb von 90 Tagen einfach zurückschicken und erhält die volle Kaufsumme erstattet.

Dreizehntes Kapitel

Natürliche Mittel für ein Leben ohne Ärzte

»Lache und die Welt lacht mit dir, weine und du weinst allein«, heißt es in einem amerikanischen Sprichwort. »Kinder, die viel lachen, kämpfen auf der Seite der Engel«, sagte der Benediktiner Hrabanus Maurus (780–856). Kinder lachen mindestens zehnmal mehr als Erwachsene. Frauen lachen generell mehr als Männer. Psychologen haben herausgefunden, dass heitere Menschen unter Stress widerstandsfähiger und optimistischer sind als Miesepeter.

Der Immunologe Prof. Lee. S. Beck von der Medizinischen Hochschule in Los Angeles hat in aufwändigen Experimenten nachgewiesen, dass beim fröhlichen Lachen mehr Stoffe der körpereigenen Immunabwehr ausgeschüttet werden und dass Lachen seelische und körperliche Schmerzen lindern kann.

»Hunde wedeln mit dem Schwanz, Menschen lächeln«, behauptet der US-Psychologe Prof. Paul Elkman. Doch sei nur ein einziges unserer 18 Standardlächeln mit dem Schwanzwedeln vergleichbar: Das Lächeln als Ausdruck spontaner Heiterkeit. Elkman hat auch erforscht, dass man Lächeln schneller und aus größerer Entfernung erkennt – bis zu 90 Meter – als jeden anderen mimischen Gefühlsausdruck.

Es muss nicht immer schallendes Gelächter sein, das unsere Stimmung hebt, uns Sorgen und Kränkungen vergessen lässt. Ein stilles Lächeln kann schon bewirken, dass wir uns auf einmal besser fühlen. Das ist Ihnen doch auch schon passiert: Sie gehen auf der Straße, fahren mit der Bahn oder sitzen in einem Lokal, und Sie sehen ringsum nur verschlossene Gesichter. Jeder scheint von einer unsichtbaren Wand umgeben zu sein. Plötzlich, ganz unverhofft, lächelt uns jemand offen an. Wir erwidern dieses Lächeln spontan und fühlen uns mit einem Mal wohl und mit der Welt versöhnt.

Wenn Sie früh aufwachen: Lächeln Sie! Lächeln Sie ganz bewusst. Mit der Zeit wird es zum Reflex, der automatisch fröhlich macht und die Wolken verscheucht.

»Jedes Mal, wenn ein Mensch lacht, fügt er seinem Leben ein paar Tage hinzu«, erkannte der italienische Schriftsteller Curzio Malaparte.

Er hatte Recht, denn nach Untersuchungen des amerikanischen Psychiaters Prof. William Fry macht Lachen fit. »Wer lacht, macht Gymnastik, weil man beim Lachen alle Muskeln des Körpers beansprucht. Lachen ist inneres Joggen. Lachen und Laufen sind ähnlich wirksame Kreislaufmittel: Das Herz schlägt schneller, der Puls klettert von 60 auf 120.«

Nach einem Bericht der medizinischen Fachzeitschrift *International Journal of Medicine* bildet Lachen im Körper so genannte Immunglobuline. Das sind Wirkstoffe, die Krankheitserreger wie Bakterien und Viren bekämpfen und damit die Widerstandskraft des Körpers stärken. Durch das Lachen wird außerdem eine Substanz namens Betaendorphin ausgeschüttet, die sich positiv bei Depressionen, Kopfschmerzen, Allergieerkrankungen und Magengeschwüren auswirkt. Schließlich reinigt Lachen auch noch die Lunge. Wer schallend lacht, pumpt doppelt so viel Luft in seine Lungen wie bei der normalen Atmung. Dadurch dringt Sauerstoff bis ins kleinste Lungenbläschen. Ein ausgezeichnetes Training gegen Lungeninfarkt und zugleich ein Schutz vor Infektionen der Atemwege.

Heute setzt man bei seelischen Problemen häufig auf »Lachbehandlung«. Denn wenn die Seele krank ist, erkrankt auch bald der Körper. Lachen löst körperliche und seelische Spannungen. Es gibt im Laufe eines Tages sehr viele Gründe, um zu lachen. Suchen Sie sie!

Ich schließe diesen Abschnitt mit einem Ausspruch des britischen Philosophen Bertrand Russell:

»Lachen ist die billigste und effizienteste Wunderdroge – eine universelle Medizin.«

Emma Kunz und ihr Heilgestein AION A

Sie war schon eine erstaunliche Frau, diese Emma Kunz (1892–1963) aus dem schweizerischen Aargau. Als Kind einer neunköpfigen bettelarmen Familie zeigte sie schon früh außergewöhnliche Begabungen. Mit 18 Jahren hatte sie erstmals große Erfolge als Heilerin. Prompt zog sie den Neid der Ärzte auf sich, wurde schikaniert und musste wiederholt umziehen, ehe sie sich endlich in Appenzell als Heilpraktikerin und Forscherin niederlassen konnte.

Emma Kunz erkannte, dass man nicht die Krankheit, sondern den Menschen, der daran erkrankt ist, behandeln soll. Heilkraft war für sie Ausdruck einer allumfassenden Kraft im Universum.

Dass Emma Kunz auch eine anerkannte Malerin war, sei nur nebenbei erwähnt. Die uralte Symbolik, die sie in ihre streng geometrischen, großflächigen Bilder einbezog, »wird man erst im 21. Jahrhundert verstehen«, prophezeite sie.

1942 entdeckte sie das Heilgestein »AION A« (griech. *aion* = grenzenlos). Im selben Jahr heilte sie einen sechsjährigen, an Kinderlähmung erkrankten Knaben, dem die Ärzte nicht helfen konnten. Der Vater des Kindes erzählte später, wie die Heilerin zunächst ein Pendel über dem Kopf des Kranken kreisen ließ. Dann sagte sie: »Ich kann dir helfen. Dazu brauche ich aber ein spezielles Pulver, das ich in deiner unmittelbaren Umgebung finden werde.«

Mit dem Pendel suchte die hellsichtige Heilerin ein großes Areal ab, das dem Vater des gelähmten Jungen gehörte. In einem Steinbruch begann sich das Pendel heftig zu drehen. Emma Kunz rief überrascht, dass sie noch nie derart starke Strahlkräfte verspürt hat, und sie ließ dieses Gestein zu Pulver mahlen!

Der kleine Toni erhielt Umschläge mit Steinpulver um die Knie- und Fußgelenke, auf die Halswirbelsäule und die Schilddrüse. Nach wenigen Wochen konnte Toni an Krücken gehen, nach ein paar Monaten ohne Hilfsmittel laufen und springen. Die Leute sprachen von einem Wunder.

Emma Kunz ging nach diesem spektakulären Erfolg noch viele Male in den Steinbruch, um sich durch die energiereiche Ausstrahlung des Gesteins aufzuladen. Heute ist die Emma-Kunz-Grotte Pilgerstätte für Heilungs- und Kraftsuchende.

Der Muschelkalkstein im Römerbruch ist etwa vierzig Millionen Jahre alt. Die zu Pulver gemahlenen fossilen Muscheltiere enthalten unter anderem Kalziumkarbonat, Kieselsäure und viele Mineralstoffe. Man kann das Pulver in Wasser gelöst einnehmen oder wie eine Fangopackung mit einem Wickel auf die rheumageplagten Glieder legen. Es ist entzündungshemmend und gut hautverträglich.

Das Tibetische Heilmittel PADMA 28

Im Oktober 2004 sah ich den großartigen Dalai Lama in einer Sendung über tibetische Medizin die Kräuter-Heilmittel seiner Heimat anpreisen. Dabei wurde auch über das in Europa wohl bekannteste Mittel namens »Padma 28« gesprochen. Arterienverkalkung wird aufgelöst, hieß es, das Immunsystem, der Mineralstoffwechsel der Zellen und die Verdauung werden reguliert, chronische Entzündungen klingen ab – ohne schädliche Nebenwirkungen. Auch chronische

Leberentzündungen und immer wiederkehrende Atemwegsinfektionen konnten damit erfolgreich behandelt werden.

Hergestellt werden die Kräuterpillen an der exil-tibetischen Hochschule Dharamsala in Indien unter der Leitung von Dr. Tenzin Choedrak, Leibarzt des Dalai Lama, sowie im schweizerischen Zollikon (siehe Adressenliste). Der Name »Padma« bedeutet »Lotusblüte« und bezieht sich auf eine alttibetische Rezeptsammlung. Darin ist das Arteriosklerose-Mittel Rezept Nummer 28.

Zahlreiche medizinische Studien bestätigen die Durchblutung fördernde Eigenschaft von »Padma 28«. Eine dänische Studie bewies, dass Patienten, die wegen ihrer Durchblutungsstörungen gehbehindert waren, nach ein- bis viermonatiger Einnahme der Kräuterpillen wieder normal gehen konnten.

Andere Untersuchungen zeigen, dass »Padma 28« auch die Abwehrkräfte des Körpers mobilisiert. Der Immunologe Prof. Dr. Alfred Hässig von der Universität Bern erklärt dies mit bestimmten Bestandteilen der tibetischen Kräutermischung, den so genannten Heparinoiden. Sie regulieren Entzündungen und fördern die Neubildung gesunder Bindegewebssubstanz. Die Schulmedizin unterdrücke die Entzündung mit Hilfe von Kortisonpräparaten und schmerzlindernden Medikamenten, sagt Prof. Hässig, das sei jedoch keine Heilung. »Das uralte tibetische Pflanzenpräparat ›Padma 28‹ kann als Vorreiter einer bisher wenig beachteten, aber um so wichtigeren Gruppe von Heilmitteln betrachtet werden, welche die Selbstheilung von Entzündungen begünstigen und die Stressreaktionen des Organismus überwinden helfen.«

Andere wissenschaftliche Untersuchungen, durchgeführt an den Universitäten von Jerusalem und Kopenhagen, haben gezeigt, dass die Kräutermixtur auch die gefährlichen freien Radikale neutralisieren kann. Die pflanzlichen Antioxydantien von »Padma 28« können den freien Radikalen sogar noch stärker entgegen wirken als die Vitamine E, C und Betakarotin, erklärt Prof. Hässig. Und die entzündungshemmende Wirkung ist stärker als das, was die Pharmaindustrie bieten kann.

Prof. Dr. Israel Vlodavsky von der Universität Jerusalem konnte ferner nachweisen, dass das tibetische Pflanzenpräparat Wirkstoffe enthält, die eine Ausbreitung von Krebs (Metastasen) verhindern können, indem sie die Fähigkeit der Tumorzellen hemmen, sich an andere Zellwände anzuheften.

Anlässlich eines internationalen Symposiums über die Anwendungsmöglichkeiten der tibetischen Kräuterpillen in Kopenhagen ließ der Biophotonenforscher und Physiker Dr. Herbert Klima vom Atominstitut der Universität Wien mit einer Entdeckung aufhorchen: Er hatte den Einfluss von »Padma 28« auf die Lichtabstrahlung von Zellen gemessen. Dabei stellte der Forscher fest, dass das Mittel bis in das tiefste Innere der Zellen hinein wirken kann, indem es deren Lichtabstrahlung je nach gesundheitlichem Bedarf verstärkt oder drosselt.

Im Jürgen-Fliege-Buch *Sanfte Medizin* berichten Patienten von schier unglaublichen Wirkungen des Kräutermittels »Padma 28«. Eine unvermeidliche, höchst gefährliche Herzoperation stand bevor, da erfuhr der Herzpatient Wolfgang B. durch Zufall von dem tibetischen Heilmittel. Schon nach zwei Monaten regelmäßiger Einnahme verschwanden die Herzschmerzen, er konnte wieder größere Wanderungen unternehmen. Der Kardiologe kannte »Padma 28« nicht.

Die positiven Untersuchungsergebnisse wollte der Arzt nicht wahrhaben. Wolfgang B.: »Er fragte mich, ob ich meinen Zwillingsbruder geschickt hätte.«

Durch die Fliege-TV-Sendung über tibetische Medizin wurde der Herzpatient Hermann H. auf »Padma 28« aufmerksam, nachdem er bereits drei Herzinfarkte hinter sich hatte und am Ende seiner Kräfte war. Er besorgte sich das Heilmittel und spürte ebenfalls schon nach wenigen Wochen eine deutliche Besserung. »Die Ärzte wunderten sich über meine Blutwerte, die im optimalen Bereich lagen. Sie waren schwer davon zu überzeugen, dass »Padma 28« meine Gesundheit maßgeblich gefördert hat.«

Kann Ghee-Butter gehen?

Alle paar Monate stelle ich mir eine größere Menge Ghee her. Das ist geläuterte Butter, die in der ayurvedischen Küche eine wichtige Rolle spielt. Die Herstellung ist ganz einfach, erfordert aber viel Zeit.

Ghee ist reinstes Fett, das leichter verdaulich ist als andere Fette. Es enthält kein Cholesterin und hilft, den erhöhten Cholesterinspiegel zu normalisieren. In Indien wird Ghee nicht nur zum Kochen, sondern auch als Heilmittel verwendet. Es gilt als Lebenselixier und Verjüngungsmittel, es stärkt die Verdauungsorgane, regt bei Männern die Samenbildung an, macht die Stimme geschmeidig, verbessert Aussehen und Gedächtnis, beugt Alterungsprozessen vor und stärkt die Immunabwehr. Ghee hilft, Vergiftungen zu neutralisieren, indem es die Gifte bindet und dem Körper bei ihrer Ausscheidung hilft.

In der Küche macht Ghee die Speisen bekömmlicher und intensiviert ihren Geschmack. Man kann es zum Dünsten, Braten oder Backen verwenden; auch als Brotaufstrich schmeckt es köstlich. Man kann diese kulinarische Kostbarkeit in noch warmem Zustand auch mit verschiedenen Kräutern und Gewürzen mischen. Meine Lieblingsmischung: Knoblauch, weiße Zwiebel und Basilikum klein gehackt, dazu Steinsalz und Pfeffer nach Geschmack.

Und so wird's gemacht…

Die Herstellung von Ghee-Butter: Ich nehme einen großen Topf und fülle ihn mit etwa 5 Kilo frischer, ungesalzener Butter. Nachdem die Butter bei geringster Wärmezufuhr geschmolzen ist und ganz leicht köchelt, bildet sich allmählich ein weißer Schaum, den man von Zeit zu Zeit abschöpfen muss. Zwischendurch auch mal umrühren, damit sich nichts anlegt.

Wenn die wässrigen Anteile verdampft sind und die Butter goldgelb klar und durchsichtig ist, haben Sie pures Ghee. Der Vorgang kann, je nach Buttermenge, ein paar Stunden dauern. Lassen Sie das Ghee etwas abkühlen und füllen Sie es in Gläser.

Man kann die geläuterte Butter auch noch durch ein feines Tuch seihen. Das Aufbewahren im Kühlschrank ist nicht nötig, denn Ghee hält sich monatelang frisch.

Eine Gabe Gottes: Honig und Propolis

Viele Jahre lang war ich begeisterter Hobby-Imker. Der Hauptgrund, weshalb ich damit aufhörte: Die Bauern in der Umgebung spritzten mit riesigen Sprühmaschinen so viel Unkrautvertilgungsmittel auf ihre Felder und Äcker, dass sich die armen Bienen kaum noch nach Hause schleppen konnten. Zu Hunderten lagen sie tot herum, umgebracht von den Menschen, deren Obstbäume und blühende Feldgewächse sie jahraus, jahrein unermüdlich bestäubt hatten.

Greifen Sie unbedingt zu, wenn Sie das Glück haben, naturbelassenen Honig zu bekommen – es sei denn, Sie sind Diabetiker oder haben eine Allergie gegen Bienenprodukte. Hier nur ein paar Beispiele für die positiven Wirkungen des Bienenhonigs:

Er ist ein perfekter Energiespender, der sehr schnell vom Körper aufgenommen wird. Sportler z.B. müssten, meine ich, keine verbo-

Rezept

Erste Empfehlung des Kräuter-Pfarrers Hermann-Josef Weidinger

Honig und Lebertran zu gleichen Teilen gemischt als probates Heilmittel bei Hautabschürfung, eiternden Geschwüren und infizierten Schnittwunden.
Die Wunde damit bestreichen – auch den offenen Po eines Säuglings – und die Heilung erfolgt rasch.

Zweite Empfehlung des Kräuter-Pfarrers Hermann-Josef Weidinger

Hautunreinheiten verschwinden, wenn man sich eine Emulsion aus Honig, Milch und Zitronensaft zu gleichen Teilen herstellt.
Jeden Abend auf das Gesicht auftragen und Pusteln und Grindstellen verschwinden, der Teint wird zart und rein.

tenen Aufputschmittel schlucken, um besser durchzuhalten – mit Honig ginge es mindestens genau so gut. Das ist aber nur meine persönliche, nicht ganz ernst gemeinte Dopingempfehlung.

Honig wirkt beruhigend. Bei Einschlafschwierigkeiten hilft oft schon ein Glas warme Milch mit einem Esslöffel Honig. Dieses Getränk wirkt auch bei Leber-, Gallen- und Magenbeschwerden.

Ein beliebtes Hausmittel bei beginnender Erkältung: Man nehme fünfmal täglich einen Teelöffel Honig, denn der stärkt die Abwehrkräfte und hilft so dem Körper, die Krankheitserreger zu überwinden. Bei Heiserkeit und Schnupfen mischt man Wasser und Zitronensaft zu gleichen Teilen und süßt mit zwei bis drei Teelöffeln Honig.

Und noch ein Schnupfenmittel, das sich in meiner Familie bestens bewährt hat: Man besorge sich aus dem Reformladen oder direkt vom Imker Waben, in denen sich noch Honig befindet. Kauen Sie das Wachs, bis kein Honig mehr darin ist, dann spucken Sie es aus wie einen ausgelutschten Kaugummi. Sie werden staunen, wie schnell Sie wieder durchatmen können. Ist die Nase vom vielen Schnupfen wund, nehmen Sie ganz wenig Honig und massieren ihn sanft in und auf die Nase.

Die antibakterielle Wirkung des Honigs wurde nach einer Meldung der Fachzeitschrift *Medical Tribune* in einer Studie an der Universität von Nigeria eindeutig nachgewiesen. Allerdings muss es hundertprozentig echter, naturreiner Honig sein, dann tötet er rigoros Bakterien und Pilze ab.

Ein besonders wirksames Stärkungs- und Nervenmittel ist eine Kombination aus drei Teelöffeln Blütenpollen und drei Teelöffeln Honig mit Ginsengextrakt. Diese bewahrt vor allem ältere Menschen vor vorzeitigem Kräfteabbau.

Der berühmte amerikanische Naturarzt Dr. Jarvis schwört auf eine Mischung aus Apfelessig und Honig: je zwei Teelöffel Apfelessig und Honig auf ein Glas Wasser. Dies sei das ideale Mittel, um gesund alt zu werden.

Die Liste ließe sich noch lange fortsetzen, doch das mag als Anregung zunächst genügen. Bitte beachten Sie bei der Verwendung von Honig immer, dass er nicht über 40 Grad erhitzt werden darf, denn dann verliert er alle seine Heilkräfte und ist nur noch süßes Genussmittel. Um fest gewordenen Honig wieder zu verflüssigen, erwärmt man ihn am besten vorsichtig im Wasserbad.

Das Bienenkittharz Propolis habe ich bereits erwähnt. Ergänzt sei noch, dass dieses wunderbare Naturprodukt das beste natürliche Antibiotikum ist. Man kann es als Salbe oder in Alkohol gelöst für eine äußerliche Behandlung verwenden oder als Tropfen zum Einnehmen. Zur Tropfenherstellung mischt man 10 Gramm Propolis mit 90 Gramm gutem Obstbrand und lässt die Mischung zwei bis drei Wochen an einem warmen Platz stehen. Ich füge noch einen Esslöffel Honig zu, das mildert den strengen Geschmack. Zwischendurch die Flasche immer wieder durchschütteln. Wenn sich Kittharz und Honig aufgelöst haben, nehmen Sie täglich ein bis zwei Teelöffel zu sich und Sie haben ein wirksames Mittel gegen Grippe, Herpes (Bläschenausschlag, meist auf den Schleimhäuten) und andere Viruserkrankungen. Man kann bei diesen Erkrankungen die Dosis auch erhöhen und noch einige Tage nach Abklingen der Krankheitssymptome beibehalten, damit kein Rückfall eintritt.

Das Haustier als Medizin

Dass Haustiere das Wohlbefinden und die Gesundheit der Menschen steigern, kann ich aus jahrzehntelanger Erfahrung nur bestätigen. Ich kann mir ein Leben ohne meine Katzen und Hunde nicht mehr vorstellen. So wie mir geht es wohl den meisten meiner Leser. Das beweist schon die Statistik: In Deutschland leben rund 21,5 Millionen Tiere in Privathaushalten, davon sind rund 6,5 Millionen Katzen,

4,7 Millionen Hunde und 4,7 Millionen Ziervögel. Die Tendenz ist nach einer Meldung des Internet-Gesundheitsservice »Lifeline« steigend. Denn immer mehr Menschen erkennen, dass ihnen das Zusammenleben mit Tieren gut tut.

Warum das so ist? Weil Tiere die besseren Menschen sind, könnte man überspitzt sagen. Aber bleiben wir sachlich. Zahlreiche Studien belegen, dass Haustiere den Alltagsstress mildern und wie ein Beruhigungsmittel wirken. Blutdruck, Cholesterin- und Blutfettwerte werden messbar niedriger.

Das *Robert-Koch-Institut* berichtet, dass das Versorgen von Tieren die Selbstachtung und das Selbstvertrauen fördert. Heimtierbesitzer achten auch mehr auf ihre Bedürfnisse und sorgen für sich selbst besser als Menschen ohne Tiere. Nach dieser Untersuchung helfen Hund, Katze & Co. das Alleinsein besser zu bewältigen. Tiere lieben bedingungslos, man kann ihnen alle Sorgen anvertrauen.

Tiere erleichtern auch den Kontakt zu anderen Menschen. In einer Befragung berichteten 40% der Hundehalter und 46% der Katzenbesitzer, dass ihre Sozialkontakte nach der Anschaffung des Tieres deutlich zugenommen hätten.

Und noch ein positiver Aspekt: Chronisch Kranke, die Heimtiere haben, brauchen weniger Medikamente und gehen seltener zum Arzt als Menschen ohne Haustiere.

Der russische Dichter Maxim Gorki hat einmal gesagt: »Nach manchem Gespräch mit einem Menschen hat man das Verlangen, einen Hund zu streicheln, einem Affen zuzunicken und vor einem Elefanten den Hut zu ziehen.«

Kleidung ist unsere zweite Haut

Der schon mehrfach erwähnte Architekt und Strahlenforscher Prof. Paul Artmann, der mit Ärzten eng zusammenarbeitete, hat herausgefunden, dass selbst scheinbar unbedeutende Dinge wie die Bekleidung unser Wohlbefinden entscheidend beeinflussen können. Eine entscheidende Rolle spielen dabei die Kunstfasern.

Eine Krankenschwester, die einen Mantel aus Kunststoff trägt, ist nach Meinung des Forschers »verladen«. Durch ihre falsche elektrische Ladung wird auf den Kranken, den sie eigentlich pflegen soll, ein negativer Einfluss ausgeübt, der die Heilungschancen verringert. Artmann empfiehlt für die Kleidung natürliche Produkte, in erster Linie Leinen und Baumwolle. Doch auch hier muss man darauf achten, dass die Textilien nicht mit giftigen Chemikalien imprägniert oder eingefärbt sind, wie das bei vielen Billigprodukten, vor allem aus dem asiatischen Raum, sehr häufig der Fall ist.

Meine Frau konnte einige Zeit sehr schlecht schlafen, obwohl alle nur denkbaren störenden Einflüsse eliminiert worden waren. Als Ursache machte ich schließlich den Wildseiden-Kopfkissenüberzug aus. Die Rute drehte stark nach links. Nachdem der offenbar mit irgendwelchen Chemikalien präparierte Überzug ausgewechselt war, stand einem gesunden Schlaf nichts mehr im Weg.

Wenn Sie Ihre Kleider aus der chemischen Reinigung abholen, sollten Sie diese erst einmal einige Stunden – natürlich ohne die Kunststoffhülle – an die frische Luft hängen, damit die schädlichen Dämpfe entweichen können. Ich empfehle Ihnen außerdem, Ihre Kleidungsstücke grundsätzlich mit Orgonenergie zu bestrahlen, besonders solche, die direkt auf der Haut getragen werden. Ihr Körper wird es Ihnen durch mehr Wohlbefinden danken!

Power durch PC-Muskeltraining

Eine wichtige Möglichkeit zur Entspannung und Immunstärkung bietet die spielend leicht durchzuführende Übung des Biochemikers Gerhard H. Eggetsberger. Im Institut für Biokybernetik und Feedbackforschung in Wien, das er leitet, machte er 1995 zunächst die Entdeckung, dass die menschliche Sexualenergie, die eine enorm starke Lebensenergie darstellt, gemessen und somit wissenschaftlich nachgewiesen werden kann. In seinem Buch *Power für den ganzen Tag* beschreibt er, wie er im Zuge dieser Untersuchungen auf den PC-Effekt aufmerksam wurde. Er entdeckte die Verbindung zwischen dem Pubococcygeusmuskel (PC-Muskel), der im unteren Beckenbereich liegt, und dem Gehirn. Wird dieser in einer bestimmten Körperhaltung wiederholt angespannt, fließt Lebensenergie durch den Rückenmarkskanal und verbreitet sich im gesamten Nervensystem. Auch eine immer stärker werdende Aufladung des Gehirns konnte durch diese Übung festgestellt werden.

Es klingt schier unglaublich, was das Training eines unscheinbaren Beckenmuskels für Vorteile bringt. Der Forscher nennt u.a. jugendliche Spannkraft, Konzentration, sexuelle Kraft, Wohlbefinden durch die Produktion von Glückshormonen, mehr Ausstrahlung und Erfolg durch bessere Durchsetzungskraft.

Ich habe als Medizinjournalist schon öfter über dieses PC-Phänomen geschrieben – und ich glaube, ich konnte vielen damit helfen. Also: Um diese geheimnisvolle Kundalini-Energie aus dem Becken über das Rückenmark ins Gehirn aufsteigen zu lassen, brauchen Sie nichts weiter zu tun, als den PC-Muskel zu trainieren. Sie kennen ihn, er wurde Ihnen nur noch nicht richtig vorgestellt: Es ist der Muskel, den Sie zusammenkneifen, wenn Sie – Männlein wie Weiblein – Ihren Harndrang unterdrücken wollen.

Und so wird's gemacht...

Die Übung: Ihre Wirbelsäule muss gerade gestreckt sein, egal ob im Stehen, Liegen oder Sitzen, sonst funktioniert es nicht. Sie kneifen also dieses Muskelchen zusammen, das etwa in der Dammgegend liegt, anfangs etwa drei Sekunden, dabei atmen Sie ein. Beim Ausatmen entspannen Sie den Muskel, wieder drei Sekunden lang. Dann wiederholen Sie die Übung, zunächst etwa zehn Minuten lang, später, mit zunehmender Kraft des Wundermuskels, dehnen Sie das Training so lange aus, wie es Ihnen Spaß macht. Bald schaffen Sie es locker auf fünfzig Mal am Stück, und das mehrmals am Tag.

Dieser Wechsel zwischen Spannung und Entspannung ist sehr wichtig für den Erfolg. Auf diese Weise pumpen Sie, eindeutig messbar, Energie über das Rückenmark in Ihr Gehirn. Auf einmal gehören Abgeschlafftheit und Konzentrationsschwäche der Vergangenheit an. Und einen Sonderbonus kriegen Sie auch noch dazu: Das PC-Training macht aus Ihnen eine tolle Geliebte und einen Super-Lover!

Die Übungen sind immer und überall durchführbar – im Büro, im Auto, in der Straßenbahn, in der Küche – und natürlich lässt sich der PC-Muskel auch sehr gut vor dem »PC« trainieren.

Das PC-Training leistet Hilfe bei Energielosigkeit, Depression, Immunschwäche, zur Regeneration und bei sexuellen Problemen.

Und wieder stoßen wir auf eine Variante der universellen Heilenergie Orgon, der schöpferischen Lebens- oder Schlangenenergie. Nach uralter indischer Geheimlehre befindet sich im Beckenbereich jedes Menschen diese geballte Energie, in sich ruhend, zusammengerollt wie eine Schlange. Von westlichen Wissenschaftlern wurde das Vorhandensein dieser Energie stets bestritten, weil sie angeblich nicht messbar und in ihrer Wirkung nicht wiederholbar sei. Erst als der Wiener Forscher diese Anschauung durch handfeste Beweise widerlegte, änderte sich das Bild. Eggetsberger: »Viele Wissenschaftler und Mediziner konnten den PCE-Versuchen in unserem Institutslabor beiwohnen und das Verfahren selbst testen. Ferner sind sie zu der Überzeugung gelangt: Kundalini, die Schöpfungsenergie, die Sexual- und Lebensenergie, ist nicht nur messbar, sondern auch für die Menschen der westlichen Welt aktivierbar geworden.«

Gerhard Eggetsberger stellte fest, dass nur dieser unscheinbare PC-Muskel imstande ist, solch eine phantastische Wirkung zu erzielen. Er hatte bei seinen Versuchen alle möglichen Muskeln angespannt und wieder entspannt – nichts, kein Aufladeeffekt. Einzig und allein der PC-Muskel setzte diese Energie frei. Wichtig ist, dass die Wirbelsäule dabei gerade ist, nur dann kann die Energie ungehindert fließen.

Eggetsberger erkannte, dass man diesen Effekt für die Sexualtherapie nützen könne, indem Menschen mit Orgasmusproblemen lernen, Energie durch Anspannen des PC-Muskels ins Gehirn zu bringen, so dass ein Orgasmus möglich wird. Diese Energie sei identisch mit der Sexual- und Lebensenergie der östlichen Weisen. Der PC-Muskel, als eine unserer wirksamsten Kraftquellen im Körper, ist beteiligt am höchsten Schöpfungsakt, zu dem Menschen fähig sind. Die Energie, die Leben erschafft, ist auch die Energie, die das Leben erhält.

Impfungen – Nicht die Masse macht's

Nur wenige Heilberufler wagen es, auf die Gefahren von Impfungen hinzuweisen, denn Pharmaindustrie und Schulmediziner, für die das ein höchst einträgliches Geschäft ist, sind mit Drohungen und Klagen schnell bei der Hand. Dr. Wolfgang Grünzweig, dessen Buch *Grünes Licht* ich Ihnen nur empfehlen kann, ist einer dieser Wenigen. Er schreibt: »Die derzeitige Strategie beim Thema Impfen geht in Richtung Mehrfachimpfungen. Im Moment wird in Österreich die Sechsfachimpfung verabreicht, das Ziel ist, wie ich höre, die Achtfachimpfung. Mit dem Argument, Kinder nicht mehrmals stechen zu müssen, wird völlig übersehen, dass natürlich gerade durch die Verabreichung mehrerer Impfungen gleichzeitig die Überforderung des Immunsystems ja beinahe schon vorprogrammiert ist.«

Alle Ärzte, die in der Lage seien, mit energetischen Testmethoden (Rute, Pendel, Kinesiologie) zu arbeiten, könnten diese Behauptung jederzeit überprüfen. »Immer mehr Kinder leiden an den Folgen von Immunschwächen und Irritationen des Immunsystems, ausgelöst durch Impfungen.«

Auch die beiden Homöopathen Carola und Ravi Roy warnen in

ihrem Buch *Das Immunsystem stärken durch Homöopathie* vor den Gefahren durch Impfungen. Heute sei die Mehrzahl der Ärzte über die Impfrisiken nicht ausreichend informiert. Die Menschheit verdanke der ungebremsten Impffreudigkeit über einige Generationen hinweg eine Reihe neuer Krankheiten, die es vor den Impfungen nicht gegeben habe. Heute sei fast jedes geimpfte Kind in irgendeiner Weise beeinträchtigt. Besonders belastet seien Menschen, die Mehrfachimpfungen erhalten haben.

Ich möchte Impfungen nicht grundsätzlich in Frage stellen. Das wäre vermessen. Sinnvoll angewandt, können Impfungen sehr hilfreich sein und vor schlimmen Krankheiten bewahren, wie etwa vor Polio, Pocken, Typhus, Paratyphus, Tetanus usw.

Doch woher kommt die unbotmäßige Impfwut einiger Schulmediziner? Die beiden Autoren zitieren einen Arzt, der sich in einem Rundschreiben darüber auslässt, dass zu wenig geimpft wird: »Diese Unterlassung führt zu einem Honorarverlust in einem einzigen Regierungsbezirk von Bayern in Höhe von 1,7 Millionen DM. Daraus resultiert die Aufforderung an jeden Kollegen: Impfen Sie mehr!« – Kommentar überflüssig.

Doch es gibt Hoffnung für Impfgeschädigte, sagen Ravi und Carola Roy: »Mit der Homöopathie kann man einiges, oft viel mehr als erwartet, rückgängig machen.«

Brauchen wir Ängste?

Kennen Sie, liebe Leser, jemanden, der keine Angst hat? Wir haben Angst vor Einsamkeit, Jobverlust, sozialem Abstieg, Versagen, Krankheit, Kriminalität, Enttäuschungen, Schmerzen, Liebesentzug, Krieg, vor dem Verlust eines geliebten Menschen, vor Trennung, vor dem Älterwerden, vor dem Tod, um nur einige Ängste zu nennen.

Weil diese Themen so wichtig geworden sind, führe ich für Sie die wichtigsten Heilmethoden bei Ängsten auf. Bevor Sie einen Psychologen aufsuchen, schlage ich vor, dass Sie versuchen, sich selbst zu helfen. Ohne Arzt! Angst blockiert uns auf allen Ebenen, körperlich, geistig und seelisch. Damit Sie sich davon befreien können, empfehle ich Ihnen die Blütentherapie mit folgenden Blüten:

Rock Rose (Gelbes Sonnenröschen). Diese Blüte hilft in Fällen, in denen es scheinbar keine Hoffnung mehr gibt, sowie bei plötzlicher Krankheit, Unfällen und Panikattacken. Gibt Ruhe und verstärkt das Selbstwertgefühl.

Mimulus (Gefleckte Gauklerblume). Das ist die Blüte für Menschen, die von immer neuen Ängsten geplagt werden, vor allem von der Angst vor Krankheit. Die Essenz gibt Kraft und lässt erkennen, wo die wirklichen Gefahren sind.

Cherry Plum (Kirschpflaume). Hilft bei starker Angst, gepaart mit einem Gefühl der Hilflosigkeit. Gibt neues Selbstvertrauen, baut Blockaden ab, auch im sexuellen Bereich.

Aspen (Espe). Hilft bei Ängsten, die man sich nicht recht erklären kann. Verleiht ein Gefühl der Sicherheit.

Red Chestnut (Rote Kastanie). Für Menschen, die Angst davor haben, einem nahestehenden Menschen könne etwas passieren. Sie rechnen stets mit dem Schlimmsten. Die Blüte verhilft zu mehr Gelassenheit, befähigt dazu, loszulassen.

Aus dem Bereich der Homöopathie empfehle ich aus der Fülle der Präparate:

Argentum nitricum (Silbernitrat) in einer niedrigen Potenz, z.B. D6. Hilft bei den verschiedensten Ängsten und Phobien (Prüfungsangst, Angst vor Versagen, Erwartungsangst, irrationale Ängste usw.)

Phosphorus (Phosphor). Menschen, die dieses Mittel brauchen, sind durch vage Ängste oft erschöpft, nervös, angespannt, leiden an Schlaflosigkeit. Phosphor in der Potenz C6 kann ihnen die nötige Ruhe geben.

Arsenicum album (Weißes Arsenik). Dieses Mittel hilft Menschen, die sich Sorgen um ihre Gesundheit machen, die Angst vor materiellem Verlust haben, häufig gestresst und unruhig sind. Die Potenz C6 entspannt, verleiht Sicherheit.

Auch in der Orgonschwingungstherapie gibt es wunderbare Möglichkeiten. Allein für die verschiedensten Ängste gibt es über 50 Schwingungsraten. Das reicht von der Angst vor Ablehnung, vor den verschiedensten Krankheiten, vor Leistungsdruck, vor Überforderung usw. bis zu Angstneurosen.

Vierzehntes Kapitel

Unsichtbare Helfer

Mein Vater erzählte mir einmal eine Geschichte, die mich als Kind sehr beeindruckt hat. Ein Freund, ebenfalls junger Pfarrer, wachte in der Nacht auf, weil er glaubte, eine Stimme gehört zu haben: »Schieb' dein Bett weg!« Was für ein blöder Traum!, dachte er und schlief weiter. Doch die Stimme kam wieder, eindringlicher: »Schieb' dein Bett weg!« Jetzt wurde es dem jungen Geistlichen doch ein wenig unheimlich. Er machte Licht und schob seine Bettstatt auf die andere Seite seines Schlafzimmers. Kaum hatte er sich wieder niedergelegt, brach ein Teil der Zimmerdecke mit Getöse ein, genau dort, wo der Mann noch Minuten zuvor geschlafen hatte!

Wie sich später herausstellte, waren die Deckenbalken des alten Hauses vom Holzwurm total zerfressen. Hätte der Pfarrer nicht auf seinen Schutzengel gehört, wäre er zweifellos von dem schweren Gebälk erschlagen worden.

Es ist immer noch ein dünnes Eis, auf das man sich begibt, wenn man über das so gar nicht fassbare Phänomen der Engel spricht, und ich hatte eine lange Pro-und-Kontra-Diskussion mit meinem Verleger, ob dieses Kapitel in das Buch aufzunehmen sei. (Die gesellschaftliche Toleranz und Akzeptanz ist ja noch nicht sehr weit entwickelt.) Doch wie Sie lesen, habe ich den Diskurs gewonnen.

Emil Stejnar gilt in Esoterik-Kreisen weltweit als einer der bekanntesten Engel-Experten. Wir sind seit Jahren befreundet, deswegen habe ich ihn gebeten, mir für mein Kapitel über Schutzengel sein Wissen zur Verfügung zu stellen – was er gern getan hat. Für Leute, die er nicht gut kennt, ist es schwer, wenn nicht unmöglich, an ihn heran zu kommen. Wer ihn näher kennt, schätzt ihn als klugen, humorvollen Zeitgenossen, der nichts mehr verachtet als die Dummheit und die Ignoranz der Menschen. Ich habe Emil Stejnar gebeten, mir handfeste, nachvollziehbare Tipps ohne viel Mystik und Magie zu geben, wie meine Leser von ihren Schutzengeln Hilfe erlangen können.

Ich glaube, es gibt wohl nur wenige unter uns, die noch nicht erlebt haben, dass sie in einem entscheidenden Moment ihres Lebens von einer höheren Macht geführt und beschützt wurden. Mich hat mein

Schutzengel schon mehrfach vor einer Katastrophe bewahrt. Daher wollte ich auch Ihnen den Weg zu dieser wunderbaren, nie versagenden Hilfe nicht vorenthalten.

Stejnars erste Aussage: »Deine Leser sollen wissen: Die Engel lieben die Menschen, und jeder kann sie rufen!« Und: »Die guten Mächte können bewusst gerufen werden!«

Die Welt der Engel ist auch die Welt der Menschen, sagt der Experte. Die beiden Welten sind nur scheinbar voneinander getrennt. »Jeder Mensch hat in seinem physischen auch einen feinstofflichen Körper, der den Regionen der Engel angehört. Jeder Mensch ist daher ständig von den verschiedensten unsichtbaren Wesen umgeben, die er zwar nicht sehen kann, die ihn aber doch, ohne sein Wissen, beschützen.«

Es gibt die verschiedensten Arten von Engeln: Engel, die trösten, beschützen, heilen, inspirieren, stärken oder beruhigen. Es gibt Engel, die zuständig sind für Liebe, Frieden, Technik, Medizin, Ehe, Schule oder Prüfungen. Selbst Bereiche wie Politik, Wissenschaft, Religion haben jeweils ihren Vertreter auf der unsichtbaren Ebene. Gedankenbilder und Gefühle sind für die Engel genau so sichtbare Wirklichkeit wie für den Menschen die irdischen Dinge. Die Annäherung an einen Engel geschieht daher immer durch gedankliche und gefühlsbetonte Zuwendung.

Umgekehrt spricht auch der Engel auf dieser Ebene zum Menschen. Die ersten Kontakte finden meist im Schlaf statt, ohne dass man sich bewusst daran erinnert, wenn man erwacht. Stejnar: »Kein Wunder, ist doch die Welt der Träume die Eingangspforte in die Welt der Engel.«

Beschäftigt sich ein Engel tagsüber mit einem Menschen, geschieht das ebenfalls ohne spektakuläre Begleitumstände. Eine Inspiration, unmerklich zart aus deinem Inneren, gibt dir ein: Tu dies! Mach das! Es ist oft so, als ob du selbst zu dir sprechen würdest: Warte noch! Bleib ruhig! Oder: Geh jetzt und handle! Und du fühlst sogleich einen Strom der Ruhe oder Stärke. Ganz kurz kann das sein, ein Augenblick nur, in dem dich die unsichtbare Hand deines Schutzengels berührt und leitet.

»Der Mensch soll sein Glück suchen«, sagt Stejnar, »und er wird es mit Hilfe der Engel finden, wenn er es nicht auf Kosten anderer erreichen will und wenn er bereit ist, auch andere an seinem Glück teilhaben zu lassen. Wer das Gute in sich wach ruft, ist mit den Engeln im Bunde.«

In einer Kantate von Johann Sebastian Bach (BWV 19) heißt es:

»Bleibt, ihr Engel, bleibt bei mir!
Führet mich auf beiden Seiten,
dass mein Fuß nicht möge gleiten,
aber lehrt mich auch allhier
euer großes Heilig singen
und dem Höchsten Dank zu bringen!«

Der Engel-Experte

Nun wird es doch ein wenig mystisch, denn Emil Stejnar behauptet, er habe den Schlüssel gefunden, wie Menschen mit Engeln Kontakt aufnehmen können. Sein *Schutzengel-Buch – Wie erlangt man Kontakt mit den höheren Wesen* ist ein faszinierendes Werk, in welchem der Autor nicht nur die Namen der einzelnen Engel aufzählt, sondern auch die zu ihnen gehörenden geheimnisvollen Siegel, die er Glyphen nennt. Mit Hilfe dieser Symbole könne man, gleichsam wie mit einer Kennkarte, direkt mit dem jeweiligen Engel in Verbindung treten.

Seine jahrzehntelangen Engel-Forschungen haben ihm diese Art von Eingebung verschafft.

Emil Stejnar sieht meinen skeptischen Blick. Schmunzelnd führt er mich zu Kisten, überquellend von Briefen. Sie kommen aus aller Welt und bezeugen voll Dankbarkeit, wie den Absendern durch seine Engel-Amulette geholfen werden konnte. Oder es sind Briefe von Menschen, die in ihrer Verzweiflung keinen anderen Ausweg mehr wissen und sich an den Engel-Experten um Hilfe wenden.

Er beantwortet jeden dieser Briefe. Der gelernte Goldschmied, in dessen Pass die Berufsbezeichnung »Astrologe« steht, fertigt die Amulette selbst an, wobei das Metall – Gold, Silber, Kupfer, Zinn – und auch das jeweilige Horoskop eine wichtige Rolle spielen. Man kann es kaum glauben, aber Tatsache ist, dass die Amulette wirken. Kranke werden gesund, scheinbar nicht zu bewältigende Probleme lösen sich in Luft auf, aus Liebeskummer wird Liebesglück, Erfolg stellt sich plötzlich ein und Ähnliches mehr.

Ein paar Beispiele:

Eine Frau schreibt an Emil Stejnar: »Seit ich Ihr Amulett trage, gelingt mir plötzlich alles wie von selbst. Das letzte Brot beim Bäcker bekomme ich und nicht die Kundin vor mir. Ich habe den Schirm mit, wenn es regnet, und das Hotel im Sommer war nach drei misslungenen Ferien ein wahrer Glücksfall. In mein Büro ist statt der intriganten Kollegin ein neuer netter Kollege eingezogen und meine Nachbarin ist wie ausgewechselt. Hat sie früher über den Lärm meiner Kinder geschimpft, so bekamen sie gestern eine Tafel Schokolade von ihr. Langsam glaube ich an ein Wunder!«

Doch es gab auch einen Fall, von dem Emil Stejnar selbst sagte, er habe da kaum Hoffnung gesehen. Der Mann einer jungen Frau tötet als Fernlastfahrer bei einem Unfall einen Menschen. Er wird freigesprochen, fühlt sich dennoch schuldig und beginnt zu trinken. Dann lernt er eine andere Frau kennen, kommt kaum noch nach Hause. Er verliert seinen Job, das verschuldete Eigenheim muss verkauft werden. Der 13-jährige Sohn wird bei einem Diebstahl verhaftet. Die Frau verzweifelt, bekommt Krebs, eine Brust muss ihr abgenommen werden, ihre gesamten Ersparnisse sind aufgebraucht, sie hat keine Zukunftshoffnung mehr. Doch sie schreibt an Stejnar und fragt, ob ihr Leben noch einen Sinn habe.

Er erklärt ihr das Gesetz vom Karma und der Kraft des positiven Denkens, außerdem schickt er ihr ein spezielles Engel-Amulett. Nach einiger Zeit schreibt sie ihm zurück: »Ich hatte keine Wunder erwartet, aber als nach sieben Monaten noch immer keine Änderung meiner Lage eintrat, begann ich zu zweifeln, ob es für mich noch eine Rettung gibt. Doch dann geschah das Wunder! Wir bekamen von der Fürsorge eine neue Wohnung zugeteilt. Der Kaufmann an der Ecke, wo wir hinzogen, ist heute mein zweiter Mann. Er ist Witwer und wir lieben uns, als ob wir 20 Jahre alt wären!«

Eine 24-jährige Kellnerin schrieb: »Ich gerate immer an den falschen Mann. Es muss doch auch für mich einen Partner geben, der nicht nur ein Abenteuer sucht und dann geht.«

Stejnar gibt ihr ein Amulett mit dem Symbol eines Liebes-Engels. Bald darauf schreibt ihm die junge Frau: »Mein Egon ist kein Traumprinz, aber wir haben geheiratet und führen gemeinsam eine kleine Gastwirtschaft, und ich bin glücklich, wie es ist.«

Eine Studentin, deren Verlobter sie mit ihrer besten Freundin betrogen hatte, wandte sich an den Engel-Experten. Er schickte ihr ein Amulett, welches zu ihr und ihrem Problem passte. Ihre Worte: »Als ich das Amulett bekam, war mir mit einem Schlag leichter. Es war, als ob ein guter Freund mir seinen Arm um die Schultern legt und mich an sich drückt. Der Krampf in meinem Hals und Magen löste sich. Ich bin wieder guten Mutes.«

Dass es sich bei der Hilfe durch Engel-Amulette nicht um Einbil-

Engel-Symbole

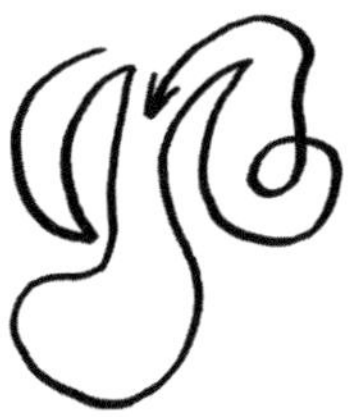

Forteston –
hilft bei sexuellen Problemen

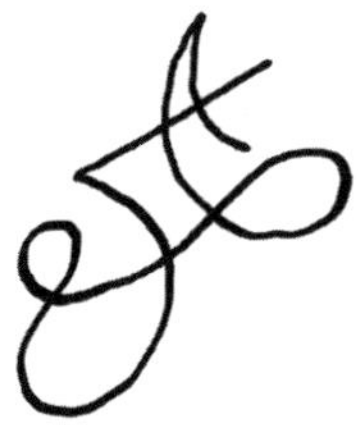

Rigolon –
fördert Liebe und Sympathie

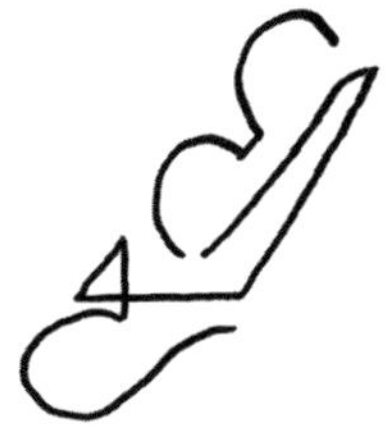

Namiros –
schützt vor Naturgewalten

dung handelt, beweist auch ein Erlebnis von Frau Käthe G.: »Nachdem ich das Amulett zum Bett meines kranken Jungen gehängt hatte, wurde er sofort ruhiger und schlief ein. Auch ich legte mich auf die Couch in seinem Zimmer, um bei ihm zu sein, sobald er wieder weint. Da erwachte ich plötzlich durch einen kühlen Luftstrom und wollte das Fenster schließen. Zu meiner Überraschung war es gar nicht offen, aber um das Bett des Kindes war ein sonderbares Leuchten, das sich immer mehr zu einem strahlenden Licht verdichtete, und aus dem Licht wuchs eine große Gestalt, die ruhig am Fußende des Bettes stand. Merkwürdigerweise hatte ich überhaupt keine Angst, obwohl ich sonst sehr ängstlich bin. Langsam löste sich dann alles wieder auf. Am nächsten Morgen war das hohe Fieber meines Sohnes weg und er aß zum ersten Mal seit Wochen wieder ein Frühstück.«

Der Arzt Dr. Walter verwendet schon seit Jahren die Siegel einiger Engel für seine Patienten. Er war einer von Stejnars ersten Kunden, und er ließ damals für seine Mutter ein Amulett gegen ihr Augenleiden anfertigen. Sie wurde wieder gesund. Seither konnte er unzähligen Kranken helfen, indem er mit Hilfe der Engel auch Leiden heilte, bei welchen die heutige Schulmedizin nicht helfen konnte.

Aus Spanien liegt ein Brief vor: »Als wir von einem Spaziergang zurück kamen, mussten wir zu unserem Entsetzen feststellen, dass Diebe den Zeltplatz heimgesucht hatten. Die anderen Familien, mit denen wir den Platz teilten, haben Kameras, Geld und Pässe eingebüßt. Unser Zelt war als einziges völlig unberührt. Wie Sie es mir geraten haben, Herr Stejnar, hatte ich das Siegel des Engels Namiros auf die Zeltstange gehängt.«

»Namiros schützt auch vor Naturgewalten«, erzählt Emil Stejnar ein eigenes Erlebnis. »Er hat mich selbst einmal vor einem Hagelschaden bewahrt. Es war im Sommer 1983. Ich war mit meiner Familie auf dem Heimweg aus den Ferien und hielt an einer Tankstelle, um Benzin zu kaufen. Ein Gewitter braute sich zusammen und wir wollten so rasch wie möglich in den nächsten Ort, um dort zu nächtigen. Aber als ich starten wollte, sprang der Motor nicht an, obwohl er sonst immer tadellos funktionierte. Er ließ sich einfach nicht starten. Der Tankwart versuchte mir zu helfen, konnte jedoch keinen Fehler entdecken. In der Zwischenzeit aber entlud sich das Unwetter mit einer Gewalt, die ich noch nie erlebt hatte. Hühnereiergroße Hagelkörner zertrümmerten die Scheiben und die Dachziegel des Wohnhauses neben der Tankstelle. Als wir weiterfuhren, sahen wir, dass sämtliche Autos auf der Straße arg beschädigt waren. Uns hat das massive Dach über der Tankstelle geschützt. Der Motor sprang problemlos an, als das Unwetter vorbei war. – Ein Glück, dass ich das Amulett von Namiros bei mir hatte!«

Wer Angst vor einem Überfall hat, sollte das auf Metall gravierte Siegel des Engels Kiliosa bei sich tragen. Er kann dann sicher sein, dass ihm nichts passiert.

Zwei handfeste Beweise dafür erlebte ein guter Freund von mir. Er hat oft in New York zu tun, und nachdem er dort zweimal überfallen wurde, reist er jetzt nur noch mit diesem Amulett. Dabei hatte er folgendes Erlebnis: Auf seiner letzten Reise wurden in der U-Bahn die sieben Fahrgäste des Waggons von zwei halbwüchsigen Gangstern mit Pistolen bedroht und um ihr Geld erleichtert. Nur an ihm gingen sie vorbei, als ob er gar nicht anwesend wäre. Er wurde deshalb sogar kurz der Mittäterschaft verdächtigt und von der Polizei verhört.

Zwei Tage später ging dieser Freund trotz Warnung nach 21 Uhr durch den berüchtigten Central Park, um seinen Weg abzukürzen. Er fühlte sich sicher durch das Amulett. Plötzlich kam ein Farbiger auf ihn zu und zückte ein Messer. Aber bevor mein Freund noch richtig reagieren konnte, drehte der Kerl ebenso plötzlich um und lief weg – direkt in die Arme einer zufällig vorbeikommenden Polizeistreife. Beim Verhör sagte der total verwirrte Gangster, er habe den Überfall nicht ausgeführt, weil plötzlich wie aus dem Nichts zwei große Gestalten hinter meinem Freund gestanden hätten.

Ich weiß, dass sich Emil Stejnar seit frühester Jugend wissenschaftlich forschend mit Kontakten zu geistigen Kräften beschäftigt. Dennoch: Wie ist es möglich, dass seine Amulette wie Zauber wirken?

Dazu Stejnar: »Ich möchte kein Geheimnis daraus machen. Die Amulette und die Glyphen, die so viel Einfluss auf die Menschen ausüben, sind nicht meine Erfindung. Es sind geistige Mächte, mit denen ich in Kontakt stehe und von denen ich all diese Geheimnisse erfahren habe.«

Stejnar weist auf den Magier Abraham von Worms hin, der im 12. Jahrhundert gelebt hat. Auch er wusste aufgrund seiner Forschungen, dass es geistige Mächte gibt, die man als Genien oder Engel bezeichnen kann. Sie sind jederzeit für den Kontakt mit Menschen offen. Es handelt sich um feinstoffliche Wesenheiten, die für verschiedene Aufgaben zuständig sind. Emil Stejnar studierte und entschlüsselte die Aufzeichnungen dieses Magiers und seiner wichtigsten Nachfolger, fand in 15-jähriger Arbeit Fehler, merzte sie aus und gelangte so ans Ziel: »Jetzt kann ich endlich die richtigen Namen der Engel allen Interessierten weitergeben. Ich übertrage ihre Kräfte auf meine Amulette, die nichts anderes sind als Verbindungsglieder zu den helfenden unsichtbaren Wesenheiten. Ich mache das, was auch Priester machen: Ich stelle den Kontakt zu den geistigen Wesen her. Im Unterschied zu Priestern oder Schamanen arbeite ich jedoch allein und lebe mit meiner Familie völlig zurückgezogen.«

Positive Gedanken

»Leider wird heute die Anrufung der Engel mit der Beschwörung von Geistern verwechselt und völlig missverstanden«, bedauert Emil Stejnar. »Eigentlich ist jedes Gebet magisch. Wer zu seinem Gott betet: ›Vater unser, der du bist im Himmel‹, ruft damit die höchste und mächtigste Intelligenz, die für einen Menschen vorstellbar ist. Ebenso ist es jedem Menschen möglich, ohne ›magische‹ Fähigkeiten mit Engeln in Kontakt zu treten.«

Dabei solle man sich vor Augen halten, dass man selbst ein feinstoffliches Wesen ist und dass jederzeit auf der Ebene der Gefühle und Gedanken eine Begegnung mit dem Engel, den man ruft, stattfinden kann.

In seinem Buch beschreibt der Engel-Experte ausführlich die Hierarchien der Engel sowie ihre jeweilige Zuständigkeit für die verschiedenen Probleme der Menschen. Er gibt praktische Anleitungen zu Meditation und Gebet sowie zu positivem Denken. »Positiv denken bewirkt frohes Fühlen. Frohes Fühlen ermöglicht wirkungsvolles Handeln und so den Erfolg. Immer und jederzeit sollst du daher nur jene Gedanken wählen, die dir gut tun. Sie werden, wenn du daran festhältst, die Gedanken, die dir schaden können, sofort verdrängen.

Zeichne immer wieder in der geistigen Ebene mit Gedankenbildern auf, was du in Wirklichkeit auf der physischen Ebene erwartest. Mit diesen lebenden Bausteinen gestalten die helfenden Engel deine Zukunft. Du musst mitarbeiten, wo du kannst, und ihren Inspirationen folgen.«

Ein Amulett bezeichnet Emil Stejnar als Empfangsgerät und Speicher für positive Kräfte. Es kann Unerwünschtes fernhalten und das Angestrebte herbei ziehen. Es schützt, stärkt und hilft, irdisches Glück zu schaffen. Stets wirkt aber ein unsichtbares Wesen durch ein Amulett – und nicht etwa irgendeine blinde Kraft.

Wir erinnern uns an Erich Körbler und seine Neue Homöopathie. Auch da spielen Gedankenkräfte sowie Symbole und geometrische Formen eine wichtige Rolle. Mir fällt auch wieder ein, dass Erich Körbler bei einem seiner Seminare den Vortrag unterbrach und schmunzelnd sagte: »Sie sind da und hören uns zu!« Er meinte Wesenheiten aus der anderen, jenseitigen Welt. Für ihn eine Selbstverständlichkeit, für mich damals noch etwas befremdlich.

Emil Stejnar geht noch einen Schritt über die Körbler-Symbole hinaus: »Universalsymbole wie etwa das Kreuz, das Pentagramm, ein Herz sind kosmische Resonanzfelder in der sichtbaren Welt, welche die betreffenden Wesen besonders ansprechen. Ein Wesen fühlt sich angezogen von den Symbolen und Siegeln, also von der graphischen Darstellung seiner Eigenschaft. Angerufen wird es jedoch durch den Glauben, der dieses Siegel strahlend macht, sowie durch Gebete.

Ich selbst habe Tausenden Menschen mit einem Amulett helfen dürfen, aber noch nie dafür geworben. Und doch hat jeder, dem geholfen werden durfte, den Weg zu mir gefunden.«

Wissenschaftliche Studien belegen, dass gläubige Menschen – egal welcher Religion – seltener krank und schneller gesund werden. Gläubige Menschen neigen weniger zu Depressionen und brauchen weniger Schmerzmittel. Sie haben einen niedrigeren Blutdruck und sind besser gegen Herz-Kreislauf-Erkrankungen gewappnet.

Ein interessanter Fakt: Je höher die Schulbildung, desto stärker ist die Bereitschaft, sich nicht-alltäglichen Kraftquellen zu öffnen. So scheint sich das alte Sprichwort zu bestätigen: Der Glaube versetzt Berge. Woran man auch immer glaubt. Vielleicht an die Liebe. Glaube ist auch Liebe und Liebe ist auch Glaube. Wer in ihnen sein Glück findet, lebt nicht nur zufriedener und harmonischer, sondern lebt tiefer.

Diese tiefe Harmonie ist ein gutes Fundament für ein gesundes Leben, auch ohne Ärzte.

Ich möchte dieses Buch schließen mit einer Erkenntnis, die ich, wahrscheinlich nicht zufällig, in einem Büchlein des Schweizer Autors René Egli gefunden habe. Er spricht von der einzig wahren universellen Kraft, die immer und alle Zeit für uns gültig ist:

»Liebe ist unbegrenzte Energie.
Liebe ist die stärkste Macht im Kosmos.
Liebe ist stärker als Kampf.
Liebe gibt absolute Sicherheit.
Liebe ist Einheit, nicht Trennung.
Liebe ist die Antwort auf alle Fragen.
Liebe ist die Lösung für alle Probleme.«

Wir alle sind Engel mit nur einem Flügel. Um fliegen zu können, müssen wir einander umarmen.

Fünfzehntes Kapitel

Das kleine Pendel-Einmaleins

Im gesamten vorliegenden Text komme ich immer wieder auf das Pendeln zu sprechen. Mancher mag neugierig geworden sein. Das war meine Absicht.

Wenn Sie diesen letzten Teil des Buches genau lesen, dann werden Sie bald merken, wie wichtig es ist, pendeln zu können. Ich gebe Ihnen damit gleichsam den Schlüssel zu einer Welt voller neuer faszinierender Erkenntnisse in die Hand. Sollten Sie mehr wissen wollen, können Sie sich immer noch von einem erfahrenen Pendler unterweisen lassen. Im Anhang empfehle ich einige Bücher, die Ihnen darüber hinaus weiterhelfen werden.

Die Kunst des Pendelns hat eine Jahrtausende alte Tradition. Dokumente aus dem alten China zum Beispiel beschreiben einen Seher, der mittels eines schwingenden Ringes an einem Seidenfaden gute und schlechte Ereignisse voraussagte. Und im Atlasgebirge fanden französische Forscher 8000 Jahre alte Wandmalereien mit der Darstellung eines Mannes, der mit Hilfe eines Pendels Wasseradern sucht.

Es gibt Berichte von sensitiven Menschen, die mittels eines Pendels oder einer Wünschelrute unterirdische Wasserquellen, Mineralien, Erdstrahlen, verborgene Schätze, verlorene Gegenstände oder vermisste Personen gefunden haben. Auch Sie werden durch das Pendeln spannende Überraschungen erleben!

Ich behaupte: Fast jeder Mensch kann pendeln, es gehört nur ein wenig Übung dazu. Es ist wie mit dem Schwimmen oder Rad fahren. Wenn man's einmal kann, verlernt man es nie wieder. Und es funktioniert immer, denn der Mensch ist nun einmal das sensibelste Instrument, genauer als der kostspieligste Computer. Ich bin überzeugt, dass der Mensch seit Beginn seines Erdendaseins die Fähigkeit besaß, kleinste Schwingungen wahrzunehmen.

Radiästhesie (wörtlich: Strahlenfühligkeit) hat nichts mit übersinnlichen Phänomenen zu tun. Die »geheimnisvolle« Kraft, die Pendel und Rute zum Schwingen bringt, geht einzig und allein von Ihnen selbst aus. Alles auf dieser Erde sendet aufgrund seiner atomaren Grundkonstruktion Schwingungen aus. Untersuchungen u.a.

in Russland, in den USA, aber auch in Deutschland haben gezeigt, dass die Pendel- bzw. Rutenbewegungen durch kleinste unwillkürliche Muskelkontraktionen verursacht werden. Unser Nervensystem nimmt die feinstofflichen Schwingungen auf, die von dem untersuchten Objekt ausgehen, sendet sie an unser Gehirn, von dort werden sie weiter über die Hand auf das Pendel oder die Rute übertragen und sichtbar gemacht.

Weniger kompliziert sagt es der Schweizer Pater Prof. Dr. Cunibert Mohlberg, ein begnadeter Pendler: »Die Radiästhesie ist der Aufbruch des Geistes zur Überwindung der Materie.«

Kein Geringerer als Johann Wolfgang von Goethe stellte fest: »Der Mensch an sich, insofern er sich seiner gesunden Sinne bedient, ist der größte und genaueste physikalische Messapparat, den es geben kann. Es ist das größte Unheil der neuen Physik, dass man die Experimente gleichsam vom Menschen abgesondert hat und bloß in dem, was künstliche Instrumente zeigen, die Natur erkennen kann.«

Sie brauchen kein teures Pendel aus Gold oder Edelstein. Für den Anfang genügt ein Ring, den Sie an einem etwa 15 bis 20 Zentimeter langen Faden befestigen. Locker und entspannt halten Sie jetzt das Fadenende mit Daumen und Zeigefinger fest. Das Handgelenk ist leicht gebeugt. Wichtig ist, dass Sie sich ganz leer machen, tief durchatmen und auf die innere Stimme lauschen. Warten Sie einfach geduldig ab, was passiert. Den Ellbogen kann man auf die Tischplatte stützen, dadurch vermeidet man wildes Herumfuchteln. Den überschüssigen Faden wickelt man am besten um den Zeigefinger.

Wenn Sie im Stehen pendeln, halten Sie das Pendel etwa eine Handbreit vor dem Bauch. Die linke Hand dient als Antenne. Man hält sie am besten leicht gespreizt über das Objekt, das man untersuchen will. Die Füße sollen vollständige Bodenberührung haben, also geerdet sein. Außerdem empfehle ich Ihnen, alle Metallgegenstände abzulegen, auch Quarz-Armbanduhren. Metalle können Pendelergebnisse verfälschen.

Manche Pendelexperten raten, mit dem Rücken nach Norden und dem Gesicht nach Süden zu pendeln. Ich halte das für überflüssig. Wichtiger erscheint mir eher der Hinweis, nicht in der Nähe von Computern, Fernsehbildschirmen oder anderen elektronischen Geräten zu pendeln.

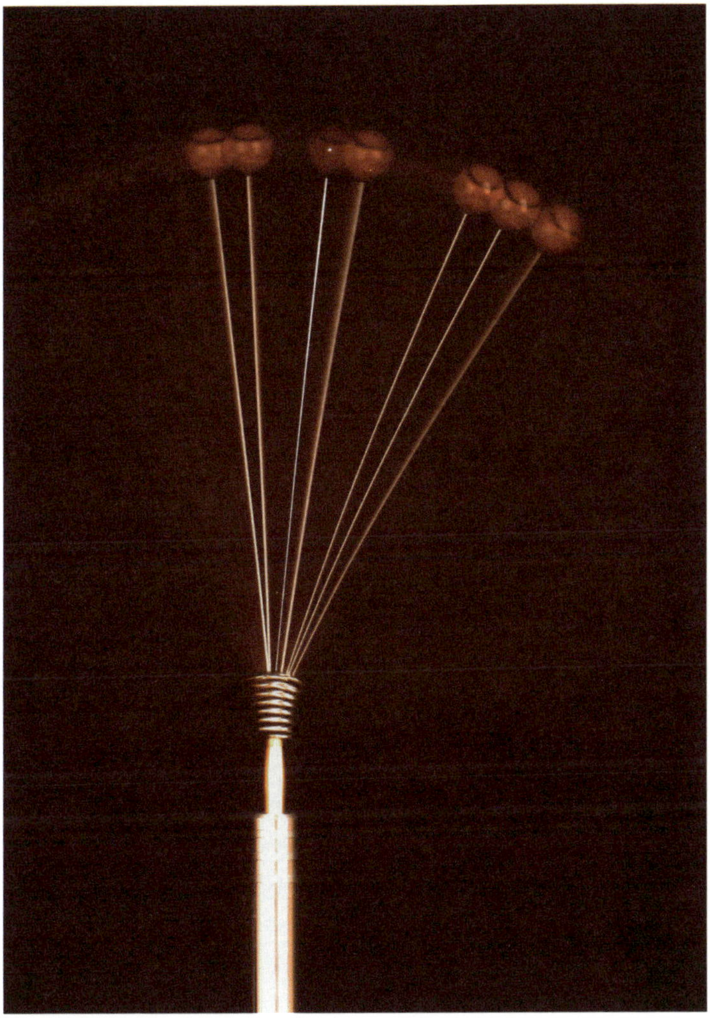

Beispielhafte Darstellung eines starken Ausschlages bei einer Einhandrute

Testen mit der Einhandrute

Die Einhandrute, auch Tensor genannt, ziehe ich persönlich dem Pendel vor, weil die Arbeit damit weniger ermüdet als das Pendeln. Ansonsten gilt alles, was ich zu den Verhaltensregeln beim Pendeln sagen werde, auch für die Rute, d.h. rotiert die Rute rechtsherum, also im Uhrzeigersinn, bedeutet das in der Regel »positiv«, linksherum hingegen »negativ«.

Der Arm ist nicht ganz gestreckt, die Hand hält den Griff der Einhandrute locker und unverkrampft. Fragen Sie z.B. nach der Bekömmlichkeit eines Nahrungsmittels, halten Sie den Rutenkopf (meist ein Metallring oder eine kleine Kugel aus Holz oder einem Edelstein am Ende des schwingenden Rutendrahtes) zwischen Ihre freie Hand und das Testobjekt. Die Rute beginnt nach wenigen Sekunden zu schwingen, entweder waagerecht hin und her (»gut«) oder senkrecht auf und ab (»schlecht«). Je stärker der Ausschlag, desto eindeutiger die Aussage.

Bei Ihren ersten Pendelversuchen sollten Sie möglichst allein sein, denn die Anwesenheit anderer Personen, die womöglich neugierig um Sie herum stehen, lenkt ab und führt meist zu falschen Ergebnissen. Überlassen Sie Ihr Pendel oder Ihre Rute auch nicht anderen. Wenn Sie es doch einmal getan haben, geben Sie diesen empfindlichen Instrumenten Ihre persönliche Schwingung wieder, indem Sie sie behauchen.

Die Anfängerfehler beim Umgang mit Rute oder Pendel sind:

- Man wünscht sich ein bestimmtes Ergebnis, möchte es gleichsam erzwingen.
- Man ist zu ungeduldig.
- Man ist zu müde oder zu verkrampft und verspannt.
- Man hat nicht die nötige Ruhe. (Andere schauen zu, der Fernseher plärrt, ein Kind weint, der Teekessel pfeift usw.)
- Die Fragestellung ist nicht eindeutig. (»Soll ich die blaue Krawatte nehmen oder lieber die rote?«)
- Man lässt sich von selbstsüchtigen Motiven leiten. (Pendeln der Lottozahlen; Fragen, um etwas über andere herauszufinden, usw.)
- Man darf sich nicht für unfehlbar halten. Das Pendel ist kein Orakel.

Das Pendel – ein Alleskönner

Man kann mit dem Pendel oder mit der Einhandrute nahezu alles erfragen. Geben Sie nicht auf, wenn es nicht gleich klappt, haben Sie Geduld. Ein typischer Anfängerfehler ist, dass man unbedingt ein Resultat erzielen will und sich verkrampft. Wenn Sie das spüren, legen Sie das Pendel weg, schütteln Sie die Hände aus, atmen tief durch und fangen nach einer Weile noch einmal an.

Vermeiden Sie jegliches Wunschdenken. Schalten Sie nur Ihre »Software« ein, die mentale Übereinkunft, welche Drehrichtung für Sie persönlich »ja« und welche »nein« bedeutet. Stellen Sie die Frage immer so, dass nur diese beiden Möglichkeiten in Frage kommen. Beobachten Sie genau, wie sich das Pendel bewegt.

Und so wird's gemacht...

Nehmen Sie nun einen gesunden Apfel und eine Zigarette. Legen Sie beides auf einen Tisch. Lassen Sie Ihr Pendel jetzt abwechselnd über diesen zwei Gegenständen schwingen und dabei fragen Sie laut oder nur mental: »Ist das gut für mich?« Beobachten Sie, was passiert. Die Schwingungen werden bei den beiden Objekten völlig unterschiedlich sein. Im Allgemeinen wertet man die Kreisdrehung nach rechts, im Uhrzeigersinn, als positives Zeichen. Drehung nach links, also entgegen dem Uhrzeigersinn, bedeutet negativ. Das Schwingen des Pendels auf Sie zu kann ebenfalls besagen, dass Sie zu dem Objekt eine gute Beziehung haben. Schwingt das Pendel wie ein Kopfschütteln von links nach rechts, bedeutet das Ablehnung. Beim Apfel wird sich das Pendel oder die Rute höchstwahrscheinlich in Rechtskreisen, also im Uhrzeigersinn, drehen, über der Zigarette mit aller Wahrscheinlichkeit nach links.

Es ist auch eine interessante Übung, wenn Sie zwei gleiche Testobjekte, z.B. zwei Gläser mit demselben Wasser, ca. 40 cm auseinander auf den Tisch stellen und jetzt die Einhandrute oder das Pendel dazwischen halten. Sie werden beide gerade hin und her schwingen. Statt Wasser können Sie auch zwei Behältnisse mit Zucker oder Salz usw. nehmen. Sie werden immer das gleiche Ergebnis erzielen, und zwar stets dann, wenn beide Testobjekte identisch sind.

Eine schon etwas fortgeschrittene Übung ist folgende: Sie suchen nach einer verlegten Brille, Geldbörse, Kamm usw. Die Fragestellung muss dabei so eindeutig und klar sein, dass es darauf nur die Antwort »Ja« oder »Nein« gibt.

Fangen wir also an. Sie sitzen oder stehen wieder ganz entspannt und halten das Pendel locker in der beschriebenen Weise. Sie fragen: »Befindet sich die Brille hier im Haus?« Das Pendel schwingt daraufhin in Rechtskreisen, das bedeutet »ja«. Mit der nächsten Frage schränken Sie den Raum ein, in dem die Brille sein könnte: »Ist die Brille im Schlafzimmer?« Antwort Linksdrehung, also »nein«. Wir engen die Möglichkeiten weiter ein, gehen die einzelnen Zimmer durch. Bei »Wohnzimmer« schwingt das Pendel endlich im Uhrzeigersinn, d.h. »ja«. Wir wollen es noch genauer wissen: »Ist die Brille auf der Anrichte?« Antwort: »Ja.« Sie werden sehen, es funktioniert!

Vergessen Sie nie, dass die Art und Weise sowie der ganze Charakter der Fragestellung sich auf die Art und Weise der Antworten auswirkt.

Stellen Sie verworrene, nebelhafte und verschwommene Fragen, werden die Antworten ebenso verworren und unklar sein. Machen Sie vor allem nicht den so häufig zu beobachtenden Fehler, dass Sie so genannte Oder-Fragen stellen, z. B.: ›Soll ich morgen mit dem Bus zur Arbeit fahren oder mit dem Fahrrad?‹ Auf eine solche doppelsinnige Frage kann weder ein Ja noch ein Nein zur Antwort gegeben werden.

Sind Sie sich nicht ganz klar darüber, ob Sie zum Treffen mit einer bestimmten Person gehen sollen? Ihre innere Stimme sagt es Ihnen mit Hilfe des Pendels. Sie fragen: »Soll ich gehen?« Das Pendel dreht links herum. Bleiben Sie besser zu Hause! Ihr Unterbewusstsein hat immer Recht. Auch das hat nichts mit Mystik zu tun, sondern mit Ihrer zunehmenden Fähigkeit, Ihrer Intuition zu folgen. Das besonnene Pendeln ist eine lehrreiche und nützliche Beschäftigung, die nicht nur zu erstaunlichen Ergebnissen führen kann, sondern auch unsere Beobachtungsgabe, unseren Instinkt, unsere Konzentrationsfähigkeit und Geduld trainiert.

Ehe Sie sich an das Austesten von Medikamenten, Chakren, Blütenessenzen, Erdstrahlen, Akupunkturpunkten usw. wagen, sollten Sie unbedingt immer wieder mit den unterschiedlichsten Objekten üben. Stellen Sie dabei stets die mentale oder auch laut ausgesprochene Frage: »Gut für mich?« Mit der Zeit werden Sie beispielsweise frische, gesunde Nahrungsmittel von ungesunden unterscheiden können, selbst wenn die Proben von einem Tuch abgedeckt sind. Je stärker die Schwingung, desto sicherer kann man sein: Dies eine ist gut, das andere ist schlecht für mich. Das Pendeln wird auf diese Weise allmählich für Sie zu einer so selbstverständlichen Alltagstätigkeit wie Waschen oder Zähneputzen.

Sogar bei menschlichen Beziehungen kann das Pendel sehr hilfreich sein. Man stellt sich in etwa einem halben Meter Abstand vor die Person, die man testen will, und hält das Pendel ungefähr in Bauchhöhe. Schwingt es gerade von einem zum anderen, ist das Verhältnis ungetrübt. Je stärker die Schwingung, desto inniger ist die Sympathie. Baumelt das Pendel jedoch zwischen den beiden wie eine Trennlinie hin und her, dann Vorsicht! Man kann das Ganze auch mit einem Foto probieren. Aber das ist bereits höhere Radiästhesie, an die man sich erst heranwagen sollte, wenn man das normale Pendeln beherrscht. Auch wenn Sie jemandem gesundheitlich radiästhetisch helfen wollen, stellen Sie sich grundsätzlich diese beiden Fragen:
»Kann ich helfen?« und »Darf ich helfen?«

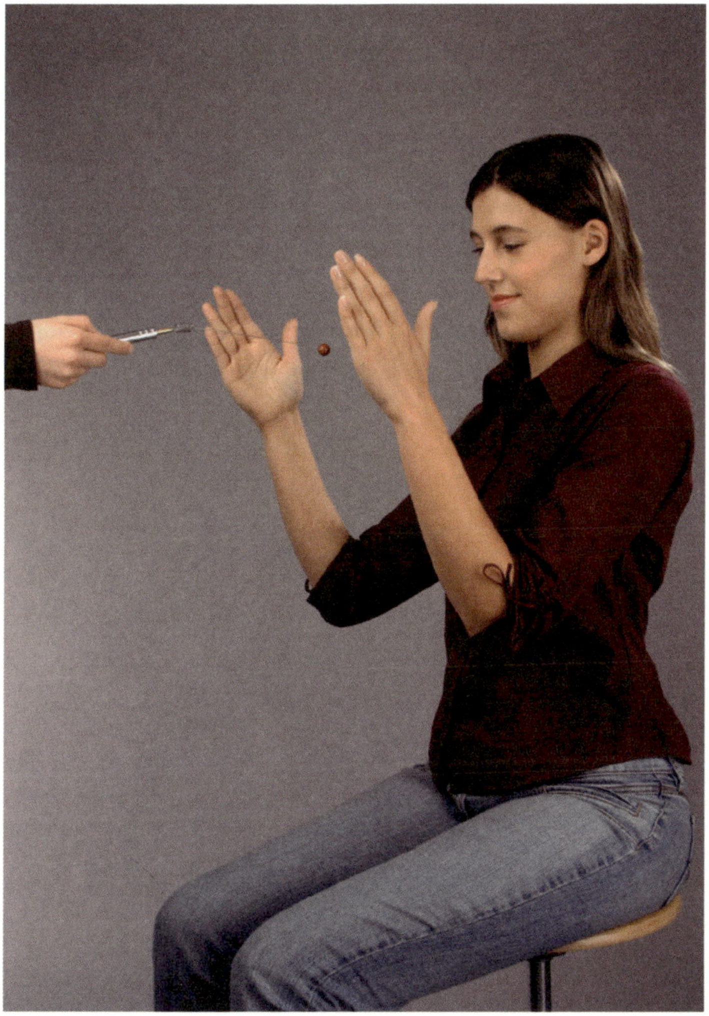

Wie mit anderem Menschen gependelt wird

Hier eine einfache Übung, die immer gelingt. Damit können Sie sich ein Bild über den Gesundheitszustand eines Menschen machen. Die Versuchsperson steht oder sitzt vor Ihnen und hält die Handflächen in einem Abstand von etwa 40 Zentimetern parallel zueinander. Halten Sie nun Ihr Pendel oder die Einhandrute dazwischen. Sie werden feststellen, dass sich Pendel und Rute hin und her bewegen. Je gesünder die Person ist, desto stärker der Pendelausschlag in horizontaler Richtung. Wenn Sie jetzt den Gemessenen mit der freien linken Hand berühren, verstärkt sich die Schwingung.

Wenn die Versuchsperson ein Orgongerät auf eine Handfläche richtet, wird der Pendelausschlag besonders heftig. Der Grund: Ihre Bioenergie wird aufgeladen.

Machen wir noch ein Experiment. Legen Sie verschiedene Lebensmittel, die Sie gerade eingekauft haben oder die Sie aus dem Kühlschrank holen, auf den Tisch: Brot, Eier, Milch, Fleisch, Obst, Gemüse. Und jetzt halten Sie Ihr Pendel oder Ihre Einhandrute über jedes dieser Produkte. Vermutlich werden Sie unterschiedlich starke Ausschläge erhalten, je nachdem wie frisch die einzelnen Lebensmittel sind, das heißt, wie viel Bioenergie sie enthalten. Dabei werden Sie oft Ihre Wunder erleben, denn scheinbar knackig frische Tomaten oder Äpfel bringen das Pendel nur zu einem ganz schwachen Schwingen, möglicherweise sogar zu einer Linksdrehung, was – wie wir inzwischen wissen – ein Zeichen für »negativ« ist. Diese Lebensmittel kommen aus dem Glashaus, wurden gespritzt, begast, bestrahlt oder sonst irgendwie auf gesundheitsschädigende Weise haltbar gemacht.

Machen Sie diesen Test mit einem dieser fetttriefenden »Burger« oder einer Mahlzeit aus der Mikrowelle: Sie werden die Linksschwingung Ihres Pendels kaum bändigen können. Das sollte Ihnen zu denken geben!

Sie können auch Ihre eigene momentane körperliche Verfassung testen, indem Sie in einer Hand Rute oder Pendel halten, die freie Hand halten Sie ca. 10 cm vor Ihren Magen. Ihr radiästhetisches Messinstrument wird nun, entsprechend dem Zustand dieses Organs, das Zeichen für positiv – Rechtskreise oder horizontaler Ausschlag – oder negativ – Linkskreise oder vertikaler Ausschlag – geben. So können Sie nach und nach alle Körperstellen, Herz, Leber, Lunge, Zähne, Kopf, Augen, Geschlechtsorgane, Wirbelsäule usw. testen.

Auf diese Weise können Sie so ziemlich alles auf Gottes Erde überprüfen. Beim Möbelkauf, um nur ein Beispiel zu nennen, tippen Sie mit der freien Hand auf das verlockende Sofa, das kuschelige Bett, den formvollendeten Schreibtisch, die traumhafte Kücheneinrichtung usw. Die unbestechliche Rute wird Ihnen sagen, ob das Ding chemieverseucht oder sonst irgendwie für Sie unpassend ist oder ob Sie es guten Gewissens kaufen können.

Das Gleiche gilt für Textilien. Überprüfen Sie nur einmal Ihr Kleid oder Ihr Sakko, das Sie gerade aus der chemischen Reinigung geholt haben. Sie werden entsetzt sein, wie ablehnend Rute und Pendel reagieren.

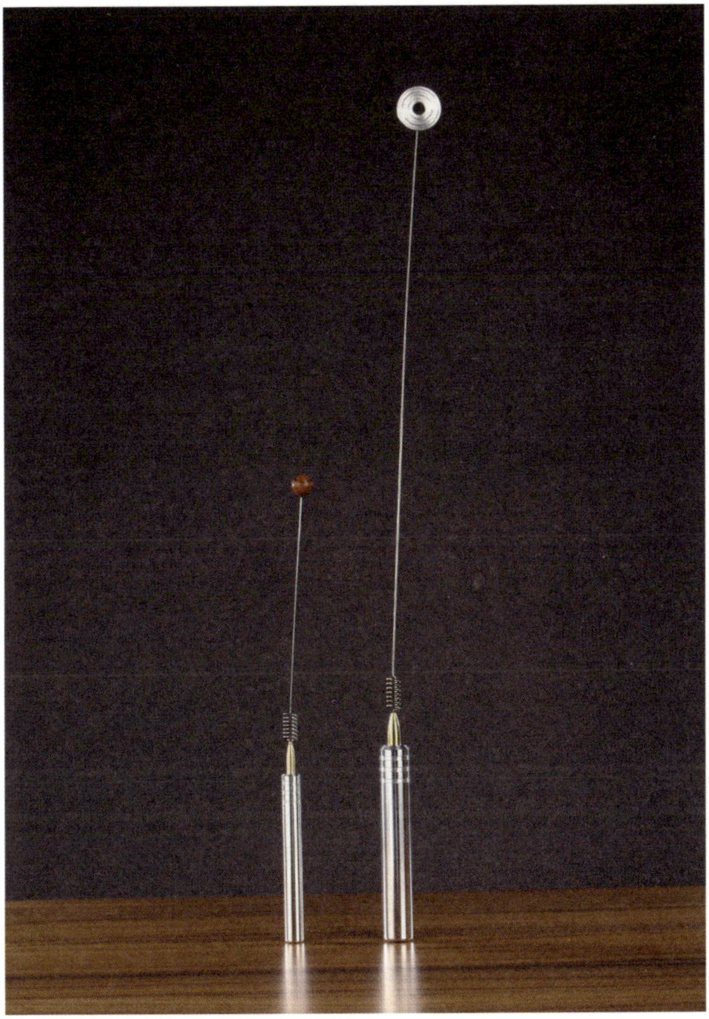

Verschiedene Einhandruten

Welches Pendel, welche Rute?

Die Urform des Pendels ist das Senkblei der Maurer. Davon gibt es zahllose Varianten aus den verschiedensten Materialien: Pendel aus Halbedelsteinen, Elfenbein, Glas, Holz, Kupfer, Gold, Silber, Blei, Messing usw. Die Formen sind ebenso vielfältig: kugel-, tropfen-, patronen- oder zylinderförmig, Spiralpendel und Hohlpendel, in die man eine Probe des Materials geben kann, nach dem man sucht. Das Gewicht variiert von 5 bis 150 Gramm.

Sie sollten in Ruhe mehrere Pendel aus verschiedenem Material und mit unterschiedlichem Gewicht ausprobieren, ehe Sie sich zum Kauf entschließen. Ich empfehle Anfängern Pendel von 20 bis ca. 50 Gramm aus Messing. Diese Legierung aus Kupfer – minuspolig – und

Zink – pluspolig – ist am neutralsten und reagiert nach meiner Erfahrung am stärksten auf die Pendelkraft des Menschen.

Nicht ganz so variantenreich sind die Einhandruten. Sie bestehen meist aus einem Handgriff aus Metall, Kunststoff, Holz und einem schwingenden Draht oder Graphitstab, an dessen Ende ein Metallring oder eine kleine Kugel aus Holz oder Halbedelstein befestigt ist. Auch hier rate ich, in den einschlägigen Läden auszuprobieren, welche Rute Ihnen am sympathischsten ist.

Doch egal, womit Sie pendeln – tun Sie es einfach! Je öfter Sie es in allen Lebenslagen tun, desto deutlicher werden Sie erkennen, was für eine wunderbare Hilfe Sie dadurch erlangen. Zum Beispiel bei der Erhaltung Ihrer Gesundheit.

Dr. Hajo Kreitz, einer von vielen Pendel-Experten, sagt: »Wer kennt sich noch aus im Tohuwabohu unserer Medikamente, die zu verschiedenen Zeitpunkten bei verschiedenen Menschen unterschiedlich wirken? Warum pendeln die Menschen nicht mehr? Dann wüsste jeder Arzt, welches Medikament in welcher Dosis richtig ist. Man könnte geeignete Nahrungsmittel oder Getränke auspendeln. Es gibt einige sehr erfolgreiche Ärzte, die pendeln. Ein Pendel gehört in jeden Haushalt!«

Der österreichische Arzt Dr. Wolfgang Grünzweig scheut sich nicht, in seinem hervorragenden Gesundheitsratgeber mit dem Titel »Grünes Licht« seine Leser immer wieder aufzufordern, den Umgang mit Pendel, Rute oder die Kinesiologie zu erlernen. Seines Erachtens ist es wirklich sinnvoll und wichtig, sich um derartige Dinge zu kümmern. Denn das Erlernen einer oder mehrerer energetischer Testmethoden führt Sie tatsächlich in neue Bereiche Ihres Lebens und Ihres Verständnisses für vielerlei Zusammenhänge.

Wie jedes Handwerk braucht auch das Pendeln ein wenig Lehrzeit.

Haben Sie Geduld und verzagen Sie bitte nicht, wenn sich nicht sofort der gewünschte Erfolg einstellt. Wenn man es dann aber kann, verlernt man es nie wieder. Üben Sie jeden Tag ein bisschen und schon bald werden Sie gleichsam einen sechsten Sinn erlangen und anderen überlegen sein, die diese Kunst nicht beherrschen.

Sie werden diese wunderbare Hilfe nicht mehr missen wollen. Sie werden sensibler, konzentrationsfähiger, ideenreicher sein. Dank Ihrer neuen Begabung erfahren Sie blitzschnell, ob etwas gut für Sie ist oder nicht. Dieses Können wird Ihnen eine heitere Gelassenheit verleihen, die Ihnen helfen wird, die Widrigkeiten des Alltags lockerer zu meistern als bisher.

Und sollten Sie einmal beim Pendeln gar nicht weiter wissen, biete ich Ihnen meine Hilfe an.

»Wir brauchen nicht
so fortzuleben,
wie wir gestern
gelebt haben.
Machen wir uns
von dieser
Anschauung los
und tausend Möglichkeiten
laden uns
zu neuem Leben ein.«

Christian Morgenstern
(1871–1914)

Anhang

Adressen

Orgon-Energie
(Seminare, Kurse, Geräte, Bücher usw.)

Herbert & Breves Bioaktiv GmbH & Co. KG
Am Neugraben 10
D-91598 Colmberg
Tel. +49(0)9803/9111-0

Orgon-Selbsthilfegruppen

Manfred Groos
Weilburger Str. 15
D-35759 Driedorf

Helga Castellano
Spreestraße 1
D-67574 Osthofen

Bettina Zimmermann
Carl-Kistner-Str. 54
D-79115 Freiburg

Dagmar Kleeb
Heubachstr. 46
CH-8810 Horgen

Rita Seefeldt
Postsack 13161
Windhoek Namibia
Farm Silversand

Christel Schambach
Mähgasse 5
D-67547 Worms

Gisela Trödtmann
Goethestr. 11
D-78073 Bad Dürrheim

Remo Hohler
Re. Bricco Bosetti 85
I-14050 Cassinasco/Asti

Pina Trentini
Ciso Rosmini 80/A
I-38068 Rovereto

Heilpr. Karl F. Dehn
Hauptstr. 75a
D-66424 Homburg-Einöd

Orgon-Mediziner

Orgonkörpertherapie
Dr. med. Heike Buhl
Leonorenstr. 24
D-12247 Berlin
Tel. 030/7716819
www.orgonmedizin.de
heike.buhl@orgonmedizin.de

Dr. med. Jorgos Kavouras
Buchenstr. 19
D-96123 Litzendorf
Tel. 09505/1050

Manfred Dlouhy
Kluftingerstr. 12 B
D-87730 Bad Grönebach
Tel. 08334/6106
manfred.dlouhy@web.de

Dr. med. Peter Bohlscheid
Brunnenstr. 181
D-10119 Berlin
Tel. 030/28049955
www.kpt-mitte.de
peter.bohlscheid@dgn.de

Dr. med. Dorothea Fuckert
Im Bräunlesrot 20
D-69429 Waldbrunn
Tel. 06274/929377
www.fuckert.de

Dr. med. Manfred Müschenich
Syndikatgasse 4–5
D-48143 Münster
Tel. 0251/6203700

Erich Körbler
(Seminare, Geräte, Baumblüten usw.)

naturwissen GmbH & Co.
Ausbildungszentrum KG
Geltinger Str. 14e
82515 Wolfratshausen
Tel. 08171/4187-60
www.natur-wissen.com

Elektrosmog

Bundesverband gegen Elektrosmog
Festerbachstr. 16
D-65329 Hohenstein

Bürgerwelle
c/o Siegfried Zwerenz
Lindenweg 10
D-95643 Tirschenreuth

Elektrosmog-Messung
und -Entstörung
Baubiologie und Umweltanalytik
Maes
Schorlemmerstr. 87
D-41464 Neuss

Helmut Wigelbeyer
Hackingerstraße 32 a/19
A-1140 Wien
Tel. +43/1/9115701

Paul Schmidt

Rayonex Schwingungstechnik GmbH
Sauerland-Pyramiden 1
D-57368 Lennestadt
www.rayonex.de
info@rayonex.de

Harmony-Chip

Harmony United Ltd.
c/o Joachim M. Wagner
Geiwitzenweg 26
D-91085 Weisendorf
Tel. 09135/727715
www.heilen.buch.getinharmony.com
office@harmonyunited.com

Naturmedizin / Homöopathie / Alternativmedizin

Dr. med. Veronika Carstens
Natur und Medizin e.V.
Am Deimelsberg 36
D-45276 Essen
Tel. 0201/5630556

Bundesverband Patienten für Homöopathie e.V.
Burgstraße 20
D-37181 Hardegsen
Tel. 05505/1070

Deutscher Zentralverein homöopathischer Ärzte e.V.
Am Hofgarten 5
D-53113 Bonn
Tel. 0228/2425330
dzvhae@t-online.de

Homöopathische Klinik Bad Imnau
72401 Haigerloch-Bad Imnau
Tel. 07474/699360

Naturheilpraxis mit u.a. Photonen-Therapie
Karl-Heinz Hanusch
Ingwerweg 8a
D-65191 Wiesbaden-Sonnenberg
Tel. 0611/561323
Fax 0611/9570808
www.kh-hanusch.de
info@kh-hanusch.de

Eine Heiler-Datenbank bietet
Dr. Harald Wiesendanger
Zollwaldstraße 28
D-69436 Schönbrunn
Tel. 06271/72233
www.psi-infos.de
wiesendanger@t-online.de

Erfahrungsberichte von Ärzten für Naturheilverfahren, Heilpraktikern und Naturheilkundlern sowie erprobte Rezepte mit Schüsslersalzen, Bachblüten und Teerezepten
Kostenloser Newsletter
www.naturheilpraxis-am-wald.de

Klopf-Akupunktur

Dipl.-Psych. Rainer Franke
Llucmayor / Mallorca
Tel. +43/971/120579

Energiespirale / Energiehülsen

Hans Robus
Kleiner Anger 168
D-99869 Sonneborn
Tel. 036254/71581
Fax 036254/86871
Hans.Robus@gmx.de

OPC

Auskunft unter
info@gesundplus.info

Ärztepfusch

DPSB – Deutscher Patientenschutzbund
Schlossstrasse 37
D-41541 Dormagen
Tel. 02133/46753

Literaturhinweise
Bücher

Allgeier Kurt, Die Heilkraft der Bäume, Heyne Taschenbuch, München, 1986

Bachler Käthe, Erfahrungen einer Rutengängerin, geobiologische Einflüsse auf den Menschen; Veritas Verlag AG, Linz-Wien-Passau, 1977

Bauer Birgit, Erfolgreich heilen, Streicheln statt Stechen, Pichler Verlag,Wien, 1999

Bergsmann O., Risikofaktor Standort, Facultas Universitätsverlag, Wien, 1990

Beringer Alice, Aloe Vera, Wilhelm Heyne Verlag, München, 1999

Breves Silvia, Das große Handbuch zum MEDEA-7-Orgonstrahler und Schwingungspotenzierer – Der richtige Umgang mit feinstofflichen Heilenergien, Medea Verlag, Colmberg, 1994

Brusius Hedy, Die Magie der Edelsteine, Ariston Paperback, Zürich, 1996

Clark Dr. Hulda Regehr, Heilung ist möglich, Eine revolutionäre Technik zur Behandlung chronischer Erkrankungen, Verlag Knaur, 1997

Coleman Dr. Vernon, Wie Sie Ihren Arzt davon abhalten, Sie umzubringen, Jochen Kopp Verlag Rottenburg, 2005 (deutschspr. Ausgabe)

Dalla Via, Gudrun, Lichtwässer und ihre Heilkräfte, AT Verlag Aarau, 2. Aufl. 2003

DeMeo James, Der Orgonakkumulator, Verlag Zweitausendeins, Franfurt/M., 1994

Dorcsi Prof. Dr. Mathias, Handbuch der Homöopathie, Orac Verlag, Wien, 1986

Ebel Gottlieb, Gesundheit aus der Bienen-Apotheke, Ariston Verlag Genf, 1994

Eggetsberger Gerhard, Power für den ganzen Tag, Orac Verlag Wien, 1995

Egli Rene, Das LOLA-Prinzip, Editions d'Olt, 1999

Emoto Masaro / **Fliege** Jürgen, Die Heilkraft des Wassers, Koha Verlag, Burgrain, 2004

Endrös, R., Die Strahlung der Erde, Paffrath Verlag, Ulm, 1978

Felder, A., Mensch zwischen Kosmos und Chaos, lebensspendende oder todbringende Strahlen, Veritas Verlag AG, Passau-Linz-Wien, 1981

Fliege Jürgen, Sanfte Medizin bei Fliege, Verlag Bio Ritter, München, 2002

Garfield Leah Maggie / **Grant** Jack, Geistheiler, Goldmann-Verlag, München, 1989

Graves Tom, Radiästhesie, Hermann Bauer Verlag, Freiburg, 1978

Grimm Hans-Ulrich, Die Suppe lügt nicht, Knaur Verlag München, 1999

Grün Willi H., Erdstrahlen, Ullstein Sachbuch, 1986

Grünzweig Dr. Wolfgang, Grünes Licht, Lilliverlag Hartmann Keg, Wien, 2003

Hanusch Karl-Heinz, Immuntherapie, Jopp/Oesch Verlag, Zürich/Wiesbaden, 2003

Harnisch Dr. Günter, Die Dr. Schüßler-Mineraltherapie, Turm-Verlag Bietigheim, 1996

Harnisch Dr. Günter, Orgon-Energie – geballte Lebenskraft, Turm Verlag Bietigheim, 1993

Hartmann E., Krankheit als Standortproblem, Haug-Verlag Ulm, 1976

Heede Dr. Karl-Otto, Millionen könnten geheilt werden, Verlag Peter Jentschura, Münster, 2003

Heimes Dietmar, Bioresonenz nach Paul Schmidt, Spurbuchverlag Baunach, 2004

Herbert & Breves, Schwingungsratenbuch der Pflanzen, Bioaktiv GmbH, Colmberg, 2002

Hirschi Gertrud, Mudras, Bauer Verlag, Freiburg, 2001

Hirschmann Ferry, Heilende Blüten, Econ Verlag, Düsseldorf, 1994

Hirschmann Ferry, Strahlen die gesunde Energie – Strahlend gesund durch gesunde Strahlen, Goldmann Verlag, München 1987
Honauer Urs, Wasser, die geheimnisvolle Energie, Irisiana Verlag München, 1998
Kinadeter Harald, Heilung – Dimensionen einer neuen Medizin, Goldmann München, 1998
King Serge Kahili, Erd-Energien, Verlag Alf Lüchow, Freiburg Br., 1995
Krämer Dietmar, Esoterische Therapien, Ansata Verlag, Schweiz, 1993
Kreitz Hanjo, Wasseradern und Erdstrahlen, Quintessenz Verlag München 1991
Kronberger Hans, Auf der Spur des Wasserrätsels, Uranus Verlag, Wien, 1995
Lakhovsky, Georges, Das Geheimnis des Lebens VGM Verlag Essen, 1981
Leadbeater C. W., Die Chakras, Bauer Verlag Freiburg, 1984
Lethbridge T. C., The Power of the Pendulum, Routledge & Kegan Paul, London, 1983
Maurer Norbert, Energetische Medizin – Heilen mit Schwingungen, Pichler Verlag, Wien, 1995
Mayer/Winklbaur, Der Mensch im Strahlungsfeld von Kosmos, Erde und Umwelt, Verlag Orac Pietsch Wien, 1983
Medea 7 Ratenbuch, Herbert & Breves Bioaktiv GmbH & Co. KG, Colmberg, 2004
Medea 7 Schwingungsratenbuch der Pflanzen, Herbert & Breves Bioaktiv GmbH & Co. KG, Colmberg, 2002
Mendelsohn Robert S., Trau keinem Doktor, Verlag Mahajiva, Holthausen, 1990
Merz Blanche, Orte der Kraft, Institut de Recherches en Geobiologie, Chardonne, 1984
Methusalem Edition, Das Große Lexikon der Heilsteine, Düfte und Kräuter, Methusalem Verlagsgesellschaft, Neu-Ulm, 1996
Mlaker Rudolf, Geistiges Pendeln, Verlag Richard Schikowski, Berlin, 1974
Mohlberg L. C., Radiästhetische Studien, Arkana-Verlagsges. Heidelberg, 1970
Motoyama Hiroshi, **Brown** Rande, Chakra-Physiologie, Aurum Verlag, Freiburg, 1980
Müller-Wohlfahrt Dr. Hans Wilhelm, So schützen Sie Ihre Gesundheit, Verlag Zabert Sandmann, München, 2003
Neumann Halima, Stop der Azidose, Allergien und Haarausfall, Fürhoff-Verlag Starnberg, 1994
Nussbaumer Rita, Düfte für Körper und Seele, Midena Verlag Küttingen/Aarau, 1996
Oberbach, J., Feuer des Lebens, dein Bioplasma, die Wunderkraft des Menschen, DBF-Verlag, Grünwald, 1980
Orgon-Energie – praktische Nutzung und Anwendungserfahrungen Verein zur Förderung der Orgonenergie (Hrsg.) Jahrg. 1996–2003, Granit-Verlag, Viernheim
Pogacnik Marko, Wege der Erdheilung, Knaur Taschenbuch, 1997
Preuschoff Gisela, Die heilende Kraft der Bäume, Knaur Taschenbuch, München, 1994
Reger K. H. , Hildegard Medizin, Goldmann Verlag, München, 1987
Reichenbach Karl von, Odisch-magnetische Briefe, Baumgartner-Verlag, Hannover, 1953
Rossbach Sarah und Lin **Yun,** Feng Shui, Farbe und Raumgestaltung, Knaur Verlag, 1996
Roy Carola und Ravi, Das Immunsystem stärken durch Homöopathie, Goldmann Verlag München, 2000
Schmidt Paul, Das Bio-Mosaik, Rayonex GmbH, Lennestadt, 1983
Schmidt Paul, Symphonie der Lebenskräfte, Rayonex GmbH, Lennestadt, 1986
Schneider Herbert, Orgon-Akupunkturatlas, Granit-Verlag Viernheim, 2003
Simons Anne, Alexander Rucker, Gesund länger leben durch OPC, Maya Media Verlag, Coburg, 2000

Spiesberger Karl, Die Aura des Menschen, Bauer Verlag, Freiburg, 1973
Stangl, A., Der Energiesensor, Econ Verlag, Düsseldorf, 1989
Stejnar Emil, Das Schutzengelbuch, Eigenverlag A-1030 Wien, Kalmanstraße 77
Tansley David, Energiekörper, Kösel Verlag München, 1985
Tansley David, Radionik, Synthesis Verlag, Essen, 1989
Thusnell-Read Jane, Wie Erdstrahlen unser Leben beeinflussen, Goldmann, München, 1997
Tompkins Peter, Christopher Bird, Das geheime Leben der Pflanzen
Uyldert Mellie, Verborgene Kräfte der Metalle, Hugendubel Verlag, München, 1984
Waldemar, Charles, Jung durch Bioenergie, Bioenerget. Forschungsanst. Vaduz, 1985
Weidinger Hermann-Josef, Hing'schaut und g'sund g'lebt, Verlag Freunde der Heilkräuter, Karlstein/Thaya, 1995
Sammelband, Die Sprache der Natur verstehen lernen. Das Lebenswerk Erich Körblers, Ehlers Verlag GmbH, Wolfratshausen

Literaturhinweise
Zeitschriften

Orgon Welt
Offizielles Organ des VFO –
Verein zur Förderung
der Orgonenergie
Granit-Verlag
D-68519 Viernheim
Sandstraße 17
Postfach 13 01

Schweizerische Zeitschrift für Radiästhesie, Geopathie, Strahlenbiologie (RGS),
Verlag RGS
CH-9001 St. Gallen
Postfach 944

Österreichischer Verband für Radiästhesie und Geobiologie
A-1080 Wien
Florianigasse 43/1/12

Fliege – Die Zeitschrift
Evangelischer Presseverband
für Bayern e. V.
Birkerstraße 22
D-80636 München
Tel. 089/12172-0

raum & zeit
Ehlers Verlag-GmbH
Geltinger Straße 14e
D-82515 Wolfratshausen
Tel. 08171/4184-60

Pulsar
Bach Verlag KEG
A-8072 St. Ulrich
Wutschdorf 89
Tel. 03135/809020

P. M.
Verlag Gruner + Jahr
AG & CO KG
Weihenstephaner Straße 7
D-81673 München
Tel. 089/415200

Esotera
Verlag Hoks Medien Dienst
Postfach 73 00 23
D-10265 Berlin
info@esotera.de

Sachregister

Personenregister

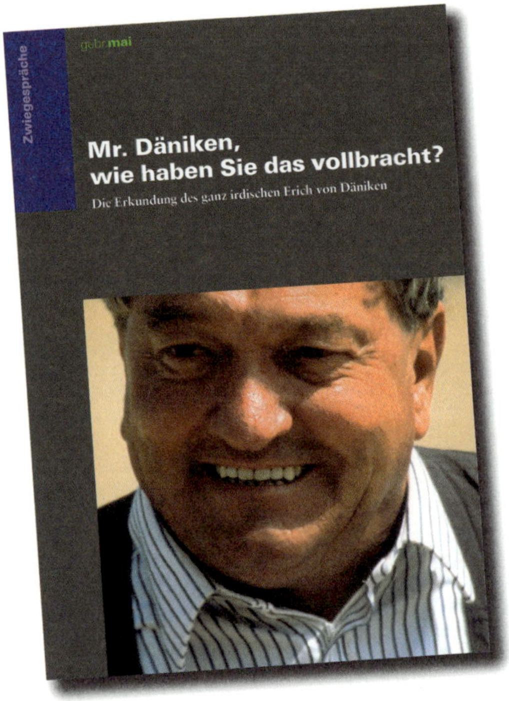
gebr.mai
Zwiegespräche
Mr. Däniken,
wie haben Sie das vollbracht?
Die Erkundung des ganz irdischen Erich von Däniken

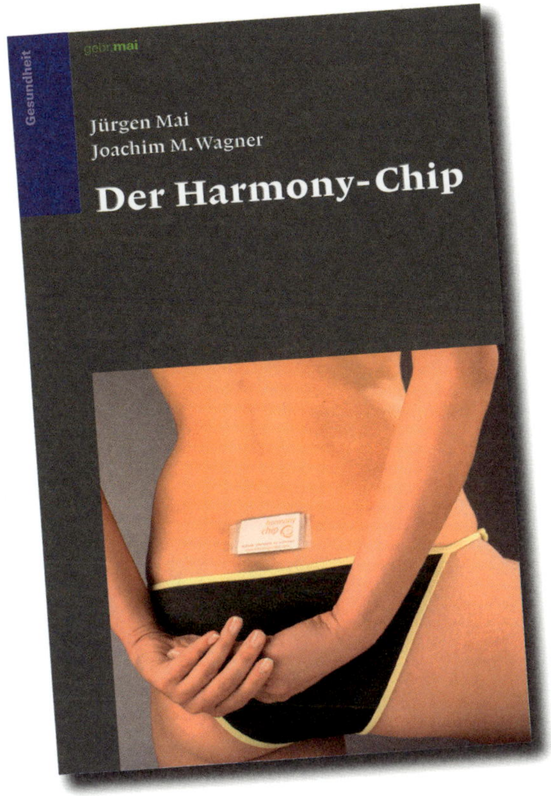

Jürgen Mai
Joachim M. Wagner
Der Harmony-Chip

Der in »Leben ohne Ärzte« vorgestellte Harmony Chip wird in diesem Buch ausführlich von der Idee über seine Entwicklung bis zu heutigen Stand seiner Nutzung beschrieben. Umfassend werden alle seine Einsatzmöglichkeiten und Wirkungen auf die menschliche Gesundheit dargestellt sowie die praktische Anwendung erläutert.

Der Erfinder Joachim M. Wagner und Autor Jürgen Mai finden einen Stil, der fern jeder trockenen Beschreibung, nicht nur bildliche Schilderung ist, sondern sich auch vergnüglich lesen lässt.

Zahlreiche Abbildungen, teilweise farbig.
erscheint im Frühjahr 2007